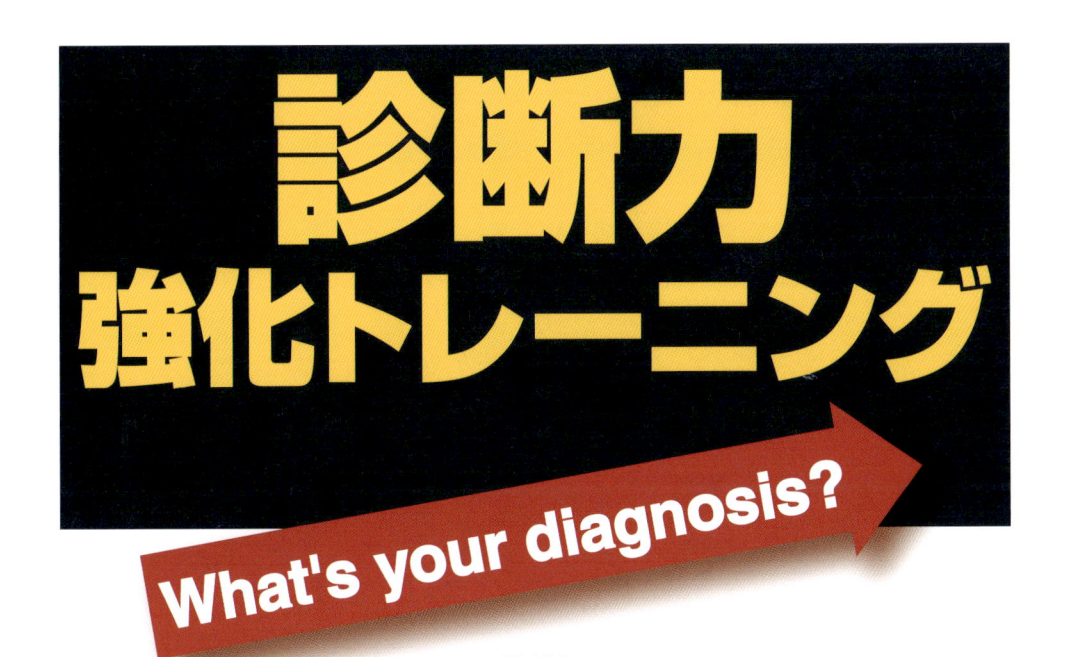

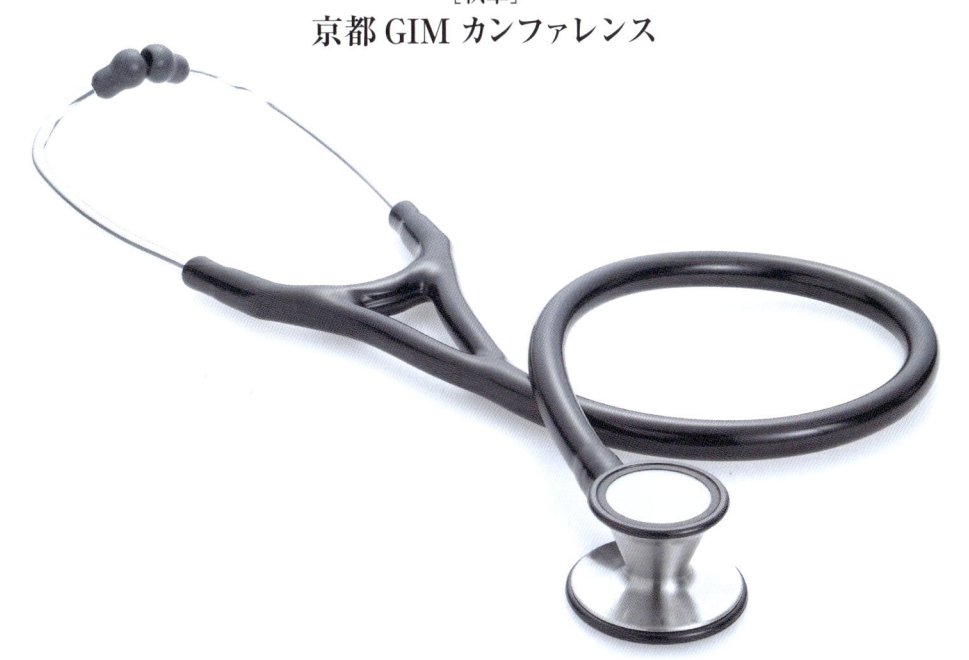

診断力強化トレーニング

What's your diagnosis?

[編集]
松村理司
洛和会総長／洛和会京都厚生学校学校長

酒見英太
洛和会音羽病院副院長／洛和会京都医学教育センター所長

[執筆]
京都 GIM カンファレンス

医学書院

診断力強化トレーニング─What's your diagnosis？		
発　行	2008年11月15日	第1版第1刷Ⓒ
	2016年6月15日	第1版第5刷
編　集	松村理司・酒見英太	
執　筆	京都GIMカンファレンス	
発行者	株式会社　医学書院	
	代表取締役　金原　優	
	〒113-8719　東京都文京区本郷1-28-23	
	電話　03-3817-5600(社内案内)	
印刷・製本　横山印刷		

本書の複製権・翻訳権・上映権・譲渡権・公衆送信権(送信可能化権を含む)は(株)医学書院が保有します．

ISBN978-4-260-00647-7

本書を無断で複製する行為(複写，スキャン，デジタルデータ化など)は，「私的使用のための複製」など著作権法上の限られた例外を除き禁じられています．大学，病院，診療所，企業などにおいて，業務上使用する目的(診療，研究活動を含む)で上記の行為を行うことは，その使用範囲が内部的であっても，私的使用には該当せず，違法です．また私的使用に該当する場合であっても，代行業者等の第三者に依頼して上記の行為を行うことは違法となります．

JCOPY 〈出版者著作権管理機構　委託出版物〉
本書の無断複製は著作権法上での例外を除き禁じられています．複製される場合は，そのつど事前に，出版者著作権管理機構(電話 03-3513-6969，FAX 03-3513-6979，info@jcopy.or.jp)の許諾を得てください．

執筆者一覧（50音順）

青松　棟吉	名古屋大学医学部附属病院総合診療部
東　　光久	福島県立医科大学白河総合診療アカデミー/福島厚生連白河厚生総合病院総合診療科
飯岡　　大	天理よろづ相談所病院血液内科
猪飼　　宏	京都大学大学院医学研究科社会健康医学系医療経済学分野
石丸　裕康	天理よろづ相談所病院総合診療教育部
井関　太美	京都大学大学院医学研究科医学教育推進センター
磯野　　理	京都民医連第二中央病院神経内科
井上　賀元	京都民医連中央病院集中治療科
上田　剛士	洛和会丸田町病院救急・総合診療科
植西　憲達	藤田保健衛生大学病院救急総合内科
大谷　　良	独立行政法人国立病院機構京都医療センター神経内科
小田垣孝雄	独立行政法人国立病院機構京都医療センター総合内科
金地　研二	京都桂病院一般内科
鹿野　新吾	京都民医連中央病院外科
川上　　剛	高山赤十字病院内科
川島　篤志	市立福知山市民病院総合内科
川城　麻里	(社)地域医療振興協会地域包括ケアセンターいぶき
川端　　浩	京都大学大学院医学研究科血液・腫瘍内科学
神田　千秋	京都民医連中央病院腎臓内科・透析
菊川　　誠	医療法人親仁会米の山病院総合内科
北村　　綾	健和会大手町病院内科・総合診療部
金　　容壱	聖隷浜松病院緩和医療科
倉田　　圭	公立陶生病院 腎・膠原病内科
郡　　義明	天理よろづ相談所病院副院長/白川分院院長
小谷　凡子	国立がんセンター中央病院内科
小山　　弘	独立行政法人国立病院機構京都医療センター総合内科
齋藤　　彩	洛和会音羽病院総合診療科
榊原　美果	名古屋記念病院総合内科
酒見　英太	洛和会音羽病院副院長/洛和会京都医学教育センター所長
佐藤　泰吾	諏訪中央病院内科総合診療部
佐藤　秀人	宇治徳洲会病院内科
佐藤まり子	諏訪中央病院内科総合診療部
椎木　創一	沖縄県立中部病院内科
島田　利彦	洛和会音羽病院総合診療科
新保　卓郎	一般財団法人太田綜合病院附属太田西ノ内病院病院長
鈴木　富雄	大阪医科大学地域医療科学寄附講座
鈴木和歌子	愛知厚生連海南病院糖尿病・内分泌科

須藤　　章	財団法人結核予防会福岡県支部福岡結核予防センター
曽我　圭司	亀田メディカルセンター緩和ケア科
高木　幸夫	公益社団法人京都保健会上京診療所
高橋　　理	聖ルカ・ライフサイエンス研究所臨床疫学センター
谷口　洋貴	洛和会音羽リハビリテーション病院
谷澤　朋美	名古屋大学医学部附属病院総合診療部
玉木　千里	京都協立病院内科・家庭医療
次橋　幸男	天理よろづ相談所病院総合診療教育部
富成伸次郎	独立行政法人国立病院機構大阪医療センター免疫感染症科
中尾佳奈子	立川相互病院内科
中村　　恵	地方独立行政法人大阪府立病院機構大阪府立急性期総合医療センター耳鼻咽喉・頭頸部外科
中山　明子	洛和会音羽病院総合診療科
錦織　　宏	京都大学医学研究科医学教育推進センター
二宮　　清	洛和会丸太町病院病院長
丹羽　陽児	大阪府立急性期総合医療センター麻酔科
野口　善令	名古屋第二赤十字病院救急・総合内科
橋本　典諭	東海大学医学部付属八王子病院血液腫瘍内科
八田　和大	天理よろづ相談所病院総合診療教育部
福井　次矢	聖路加国際病院院長
藤本　卓司	田附興風会医学研究所北野病院総合内科主任部長
藤原　靖士	奈良市立月ヶ瀬診療所
増田　浩三	総合クリニックドクターランド船橋院長
松村　理司	洛和会総長/洛和会京都厚生学校学校長
松本　拓也	名古屋大学医学部附属病院総合診療部
三島　信彦	名古屋逓信病院病院長
宮川　卓也	京都民医連第二中央病院総合診療・家庭医療
三宅浩太郎	市立堺病院内科
宮下　　淳	洛和会音羽病院総合診療科
山中　和明	公立学校共済組合近畿中央病院泌尿器科
山西　　卓	京都民医連洛北診療所所長
山本万希子	亀田メディカルセンターリウマチ膠原病科
梁　　知身	大阪厚生年金病院内科・救急部
湯地雄一郎	舞鶴共済病院内科
横川　直人	ペンシルバニア大学医学部リウマチ科
米本　千春	市立岸和田市民病院呼吸器科
脇坂　達郎	独立行政法人国立病院機構名古屋医療センター総合内科

序

　この本は，医学書院発行のプライマリ・ケア／総合診療のための月刊誌である『JIM（Journal of Integrated Medicine）』に2003年1月から毎月連載されている「What's your diagnosis?」の症例を集めたものである．ただし，過去に書いたものを単に集めたわけではなく，単行本化にあたってはかなりの改訂作業が必要になった．書式の整理・統一に始まり，内容の刷新や文献の見直しに及ぶので，書き下ろしに近くなった原稿があるかもしれない．

　この連載は，近年は洛和会音羽病院で毎月第1金曜日に開かれている"京都GIMカンファレンス"に提示された症例の中から選ばれている．毎回午後6時から9時近くまで約3時間をかけて3症例が検討されるので，連載にはカンファレンス提示症例全体の1/3しか載せられない．各回の出席者は老若男女数十人に及び，勤務医が圧倒的に多いが，最近は開業医も散見される．いずれも総合診療や家庭医療の同好の士である．症例提示者は常連の7つの病院の研修医や若手総合診療医にほぼ限られるが，参加者全体の勤務先病院はぐっと多数になり，その設置場所も京都府以外のいくつかの都道府県にまたがる．

　"京都GIMカンファレンス"の最大の特徴は，全く予備知識なしのぶっつけ本番であることである．正診は，症例提示側だけしか知らない．まず病歴だけ，次に身体所見，次いで初期検査所見が示され，各段階で参加者が鑑別診断を考えながら自由に質問し合い，実際の臨床の流れに沿った形で診断を絞ってゆく醍醐味を味わう．参加者は遠方からわざわざ集まってくるので，「典型的症候を呈する日常的な疾患」の提示というわけにはゆかない．どうしても「興味ある症例」の提示になりやすく，「日常的な疾患だが，非典型的症候を呈する場合」とか，「典型的症候を呈するが，比較的珍しい疾患・病態」の検討が主体になる．中には「非典型的症候しか呈さないかなり珍しい疾患」が提示されることがあり，錚々たる面々の口調が滑らかでなくなることもある．

　長幼の序へのこだわりはなく，自由な議論が売りである．何せ参加者の人数も多く，出身背景も広く，医師経験年数も異なり，要は誰が何者だかよくわからない．洛和会音羽病院に滞在中の"大リーガー医"が飛び入り参加することもある．

　さて，話題を広げよう．装いも新たに新医師臨床研修制度が発足して4年以上が経過したが，まだまだ足りないものの一つに「診断推論の徹底した訓練」があげられる．病歴はhistory，身体診察はphysical examinationだから，英語では"H&P"とよくいわれる．"H&P"こそ医学の基本なのであり，診断推論の訓練には"H&P"を土台に据えるべきである．諸検査の手前でもっともっと検査前確率の推定にこだわりたいものである．

　鑑別診断は，決して病歴と身体所見と検査所見を込みにして行わない．鑑別診

断の第一歩は，まず病歴だけで行う．病態生理の出番であるが，幅も深さも不可欠である．そして，疾患頻度の重み付けをする．つまり，第1に何，第2に何…，逆に考えにくいものは何，考えられないものは何，というふうに展開する．同じ症候を呈していても，疾患頻度は「診療の場」によって多少，時には大きく変わる．重症度や緊急度の重み付けも大切である．つまり，少々考えにくくても，重篤な疾患や緊急性のある病態なら存在感が大きくなる．

　鑑別診断の第2歩は，身体所見の追加による整理である．身体診察では，眼底検査や直腸診も省略せず，「頭のてっぺんから足の爪先までの全身診察」を合言葉にする．系統だった身体診察法の修得は，日頃の訓練なしにはあり得ない．同時に，それに支えられた臨機応変な対応，いわば「きらりと光る身体診察」も，忙しい臨床現場では欠かせない．なお，身体所見に関しては，「検者の想定内のものしか見えず，聞こえない」といわれる．つまり，視診や聴診による異常所見も，病歴上での鑑別診断に即して初めて把握できるというわけである．「身体診察前確率」の推定が重要だともいえる．

　その後に初めて，「したがって，どういう検査をする意義があり，どういう検査は意味がないか」が検討される．検査特性の優劣も論じられる．必要最小限の初期検査所見に照らして検査後確率を解釈するのが，「What's your diagnosis？」という按配である．

　この症例集は，"京都GIMカンファレンス"参加病院の総合診療科に集まってきた患者を総合診療医が主体的に診断・治療したものばかりである．類書は少ないと思われる．50症例しか選べなかったが，『JIM』に連載できなかった症例のうち28症例をコラムの形で追加することができた．

　ここで，"京都GIMカンファレンス"の沿革について述べたい．2008年8月に第122回を迎えるこのカンファレンスの第1回は，1998年4月に京都大学医学部総合診療部で開かれた．私が1998年3月に京都大学総合診療部臨床教授に就任した機会に，医学生の学外実習以外の活動にも取り組みたいと申し出たのである．京都大学総合診療部が開設されてすでに4年が経過しており，私も当初から非常勤講師陣に加えてもらっていたが，老舗の名門医学部での新設科の臨床的展開はかなり波乱含みに思われた．「先生，せっかくの総合診療の臨床教授なので，一般内科が主体の当院(市立舞鶴市民病院)の症例を京大の研修医や医学生たちに提示させてもらえませんか」と私．「それは願ってもないことですね」との快諾の主は，総合診療部教授の福井次矢先生(現聖路加国際病院院長)．

　数カ月後に国立京都病院(現京都医療センター)の酒見英太医師が参加するようになると，知識と議論の水準が一段と高くなった．そして，市立堺病院，天理よ

ろづ相談所病院，京都民医連中央病院の面々が，次々と参加するようになった．提示症例の幅が広がり，臨床経験談の厚みも増加した．"京都 GIM カンファレンス"という命名は，『JIM』連載開始の時期と呼応している．カンファレンスへの参加者はその後もさらに増加したが，京都大学総合診療部の組織改変に伴い，2006 年 4 月に開催場所を洛和会音羽病院に移している．

酒見君の功績の第 2 は，連載記事の現在の体裁を発案したことである．各論文の「変わったタイトル」を間接的ながら誘導したことも含まれる．なお Red Herring（燻製ニシン）は狐狩り用の猟犬の嗅覚を鍛えるために使われたので，「鼻ごまかし」とでも訳されるべきものであるが，日本語の体裁上「めくらまし」とさせていただいたとの由である．そして，功績の第 3 が，この本の編集の水準維持に大きく関わってくれたことである．

診断推論には，正統な仮説演繹法以外に，教育用の徹底的検討法（VINDICATE＋P），アルゴリズム法，老練者（？）用のパターン認識などがある．袖振り合う老若の参加者がぶっつけ本番で議論する"京都 GIM カンファレンス"で，各種の診断推論法が混在するのは避け得ない．混沌の整理は，次代を開く青壮年医師の肩にかかる．最近の連載論文のなかには，EBM の手法や用語がかなり自然に盛られている文体がみられ，新たな胎動を感じる．

2008 年 10 月

松村理司

CONTENTS

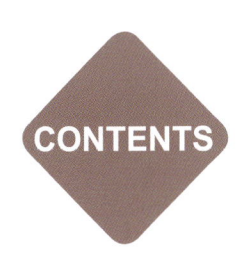

執筆者一覧……III
序……V

救急外来

Case 1 血液培養のタイミングにご用心！　松村理司・横川直人・金地研二……3
Case 2 二相性の急性胃腸炎？　谷口洋貴・佐藤秀人・酒見英太……7
Case 3 救急室でのスナップ診断？　松村理司・佐藤泰吾・佐藤まり子……11
Case 4 たかが高血圧，されど高血圧　錦織　宏・倉田　圭……15
Case 5 懲りずに3度！　谷口洋貴・井関太美・酒見英太……19
Case 6 打ち身にご用心　石丸裕康・八田和大・郡　義明……23
Case 7 忘れた頃にやってくる　川城麻里・川島篤志・藤本卓司……27
Case 8 本当にあった怖い話　山中和明・川島篤志・藤本卓司……31
Case 9 腰が抜けた！　飯岡　大・石丸裕康・郡　義明……35
Case10 神出鬼没な所見と行動は…　松村理司・宮下　淳・山本万希子……39
Case11 古傷が痛む　植西憲達・二宮　清・松村理司……43
Case12 肴が象徴　上田剛士・富成伸次郎・酒見英太……46

Bullet

1. **2人ともガスの犠牲に**　酒見英太……10
2. **開眼に支障あり**　酒見英太……18
3. **血液系ダブル**　酒見英太……26
4. **赤ズキンは狼だった！**　酒見英太……30
5. **当たり？　ハズレ！　やっぱり当たり！**　酒見英太……34
6. **脾臓まで取ったのに！**　酒見英太……50
7. **こたえはたなごころのうちに**　高木幸夫……56
8. **しびれます**　高木幸夫……60
9. **もう立ち上がれません**　高木幸夫……64
10. **初秋の農婦の赤い目**　松村理司……72

一般外来

- **Case13** 原因不明の腎不全？　島田利彦・新保卓郎・神田千秋……53
- **Case14** ベリーベリー・ショート　石丸裕康・東　光久・郡　義明……57
- **Case15** 疑わないとわからない　鹿野新吾・北村　綾・高木幸夫……61
- **Case16** 食べられない人は救います！　川島篤志・猪飼　宏・藤本卓司……65
- **Case17** 異文化コミュニケーション　島田利彦・新保卓郎・野口善令……69
- **Case18** よく見るけれども，診たことない　高木幸夫……73
- **Case19** 旅行者下痢症？　松村理司・榊原美果……77
- **Case20** 勝手に手が動きます！　玉木千里・高木幸夫……81
- **Case21** Mはどこ？　井上賀元・磯野　理・高木幸夫……85
- **Case22** 臍から汁　須藤　章・小田垣孝雄・小山　弘……89
- **Case23** なくても，ある　山西　卓・井上賀元・高木幸夫……93
- **Case24** 目覚めはブラックコーヒーで？　米本千春・川島篤志・藤本卓司……97
- **Case25** 正攻法！　中村　恵・川島篤志・藤本卓司……101
- **Case26** 何かが足りない　石丸裕康・橋本典論・小谷凡子……105
- **Case27** 混ぜればわかる！　齋藤　彩・上田剛士・川端　浩……109
- **Case28** "会話困難"は診断困難で治療困難？　上田剛士・酒見英太……113
- **Case29** 僕だけじゃ，十分じゃなかったのね…!?　増田浩三・谷澤朋美・松本拓也……117
- **Case30** 厚！　井上賀元・玉木千里・高木幸夫……121
- **Case31** TBの前にエコーはいかが？　上田剛士・中山明子・酒見英太……125
- **Case32** 医師も患者も意識朦朧!?　青松棟吉・増田浩三……131

Bullet

- **11.** 腹痛と貧血をつなぐ仕事　松村理司……76
- **12.** お腹の中の落とし穴？　松村理司……88
- **13.** 薬剤性肝腫瘤？　植西憲達……92
- **14.** もう大人ですけど　植西憲達……96
- **15.** お「固い」人？　小田垣孝雄……104
- **16.** 冬の雷鳥　川上　剛・新保卓郎……108
- **17.** Typical presentation　島田利彦……112
- **18.** 肺が痛い　猪飼　宏……130
- **19.** もう歳ですし，あきらめます…　中尾佳奈子……140
- **20.** 骨折り損のくたびれもうけ　石丸裕康……144

紹介受診

- Case33 マレーシア産の肺炎？　酒見英太・谷口洋貴・井関太美……137
- Case34 Common disease？　小山　弘・梁　知身・福井次矢……141
- Case35 男はつらいよ　猪飼　宏・川島篤志・藤本卓司……145
- Case36 軽いうつ？　金　容壱・野口善令・福井次矢……149
- Case37 Blind　石丸裕康・八田和大・郡　義明……153
- Case38 終わりなき高熱？　松村理司・椎木創一・湯地雄一郎……157
- Case39 Not only "striated" but "smooth"…　谷口洋貴・曽我圭司・酒見英太……161
- Case40 術後の痛み？　梁　知身・高橋　理・新保卓郎……165
- Case41 ひどい肩こり　石丸裕康・郡　義明・藤原靖士……169
- Case42 ウイルス on…？　酒見英太……173
- Case43 こんな結果でええんか？　菊川　誠・錦織　宏・鈴木富雄……177
- Case44 肝臓もじっとしてない？　富成伸次郎・井関太美・酒見英太……181
- Case45 偽の冠をかぶって首が痛い　東　光久・丹羽陽児・八田和大……185
- Case46 One in million　富成伸次郎・大谷　良・酒見英太……189
- Case47 どこかがつまっている　宮川卓也・井上賀元・高木幸夫……193
- Case48 四つ目で診断　三宅浩太郎・川島篤志・藤本卓司……197
- Case49 熱く痛い足，冷たく痛い足　次橋幸男・石丸裕康・郡　義明……201
- Case50 去る恋人を待ち続け　鈴木和歌子・脇坂達郎・三島信彦……205

索引……209

Bullet

- 21. 手口から見破れ　石丸裕康……148
- 22. 頬がしびれたら　石丸裕康……152
- 23. Pitfall　石丸裕康……164
- 24. 空から来た海の男　石丸裕康……168
- 25. 3本の指　藤本卓司……176
- 26. Tissue may not be the issue!?　藤本卓司……184
- 27. どちらにしようかな？　One common disease　藤本卓司……188
- 28. K-1よりスゴイ！　藤本卓司……204

装丁・デザイン　貫太郎事務所

救急外来

What's your diagnosis?

救急外来における診断の心得

谷口洋貴

1 一般外来と異なり，「医療面接」→「身体所見」→「検査」というプロセスを踏めないことが多い．そもそも，話ができない状態（意識障害など）や，自分の足で歩けない状態（救急車で来院）の患者も多いので，救急外来独特のアプローチの仕方を心得るべきである．

2 診察や検査よりも先に治療行為を優先させることがあるのも，救急外来の特徴．意識，気道・呼吸・循環は大丈夫か？ これらを安定させてから診察や検査をしよう．

3 「動きながら考える」…救急外来では立ち止まって考えている余裕はないかもしれない．これも一般外来と異なることである．この"ながら診療"は訓練で獲得できる．

4 診断の基本は，"重症なものから考える"．walk-inの急性心筋梗塞，急性大動脈解離，くも膜下出血，軽症にみえる外傷患者…など，最初は予想もしなかった重症疾患を持っていることがある．walk-inだからといって，甘く見るな！

5 重症や緊急であればあるほど，頭が真っ白になってしまう．これに対する対処には慣れるしかない！ 逃げるな，踏みとどまって上級医とともに対処しよう！

6 重症患者は「ABC-OMI」〔ABCとは気道（A），呼吸（B），循環（C）のチェック，OMIとは酸素投与（O），心電図モニター装着（M），静脈路確保（I）〕．重症そうでなくとも，**4**の精神から，やはり準じて実行するようにしよう．一人で歩いてきたアナフィラキシーショックで高度の上気道狭窄を呈していた患者もいた．

7 もはやBLS，ALSは研修医の常識，どころか必須要素．G2015に基づく心肺蘇生行為はできるようにしておこう．

8 救急車来院時は，できるだけ救急車まで出迎えよう．外傷患者や重症患者では当然である．また，救急隊員とは良好なコミュニケーションをとっておこう．後日その救急隊員と会った時には，その時の患者がどうなったのか，診断はなんだったのか，などをフィードバックしてあげよう．

救急外来

Case 1

血液培養のタイミングにご用心！

患者● 52歳，男性．それまで元気に仕事（電気工事会社経営）をしていた．

主訴● 発熱，悪寒戦慄，頭痛，悪心，意識障害．

現病歴● 2日前に仕事から帰宅後に，悪寒を伴う39.7℃の発熱をきたした．目が回って少し見えにくい様子で，終日臥床していた．昨日には悪寒戦慄をきたし，頸部痛，頭痛と軽度の悪心も認めている．バファリン®を1回内服したのみで，食事が入らない．本日トイレに行こうとふらふらと立ち上がった際に，家族が自動車に強引に乗せて，救急室を受診した．質問には見当違いの返事しかできない．

既往歴● 高血圧，痛風，尿路結石，右鷲手の手術（4カ月前）．

生活歴● 飲酒：ビール大びん1本/日．喫煙：なし．

身体所見● 意識レベル JCS 3，体温 39.8℃，脈拍 120/分 整，血圧 110/60 mmHg．**頭部**：瞳孔左右不同なし，対光反射正常．**頸部**：項部硬直あり．**胸部**：大動脈弁領域で収縮期駆出性雑音（Levine Ⅱ/Ⅵ）を聴取．**腹部**：異常なし．**神経**：眼球の追視運動不能，視覚刺激に反応なし，言動異常あり，四肢の自発運動には左右差なし，右尺骨神経麻痺（術後）．

検査所見● Hb 16.0 g/dl，Ht 45.7%，WBC 12,510/μl (myelo 1%，meta 11%，stab 9%，seg 75%)，Plt 11.9×10^4/μl，BUN 26.5 mg/dl，Cr 1.4 mg/dl，CPK 258 IU/l，Na 130 mEq/l，K 3.0 mEq/l，Cl 87 mEq/l，CRP 39.7 mg/dl．

尿検査：蛋白 (3+)，RBC 10～19/HPF，変形赤血球 (+)，WBC < 1/HPF．

動脈血ガス分析（経鼻酸素 2l/分）：pH 7.495，PaCO$_2$ 37.9 Torr，PaO$_2$ 79.9 Torr，HCO$_3^-$ 28.9 mEq/l．

髄液検査：性状 無色微塵，圧 14 cmH$_2$O，蛋白 75 mg/dl，糖 86 mg/dl，細胞数 16/3 μl（好中球優位），塗抹細菌 (-)．

胸部X線：異常なし．

腹部エコー：異常なし．

頭部CT：異常なし．

What's your diagnosis ?

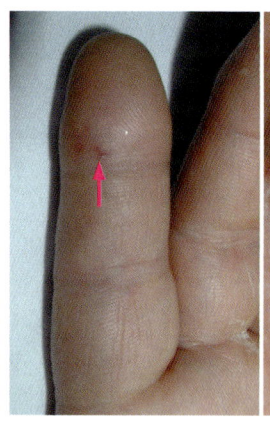

図1 右小指末節指腹
圧痛を伴う Osler 結節を認める.

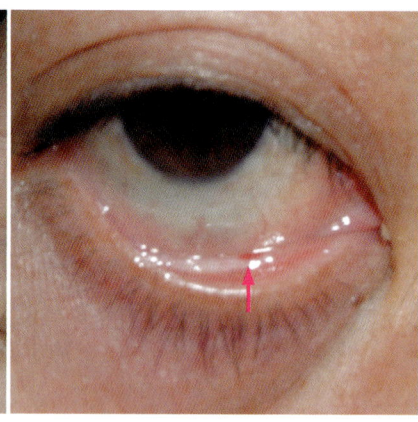

図2 右眼瞼結膜
点状出血を認める.

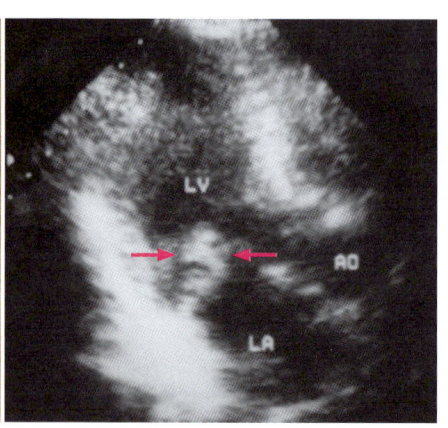

図3 経胸壁心エコー検査（長軸断層像）
僧帽弁後尖の巨大疣贅を認める. LA は左房, LV は左室, AO は大動脈を示す.

Diagnostic Tests

- 髄液検査：第2病日；性状 橙色濁, 細胞数 364/3 μl（neut 76%, lym 22%）. 第3病日；性状 無色微塵, 蛋白 58 mg/dl, 糖 85 mg/dl, 細胞数 77/3 μl（neut 59%, lym 30%）.

第2病日の MRI で右小脳半球に T_1 強調像で低信号域, T_2 強調像で高信号域の所見を認める. 第3病日に両手指指腹（左母指基節, 示・環指末節, 右中・環・小指末節）に圧痛を伴う結節（Osler 結節）が多数生じた（図1）. 第4病日の眼底カメラでは, 左眼底に複数の小出血斑がみられた. 第5病日には収縮期逆流性雑音と右眼瞼結膜点状出血（図2）を認めた. 第6病日の経胸壁心エコー検査の長軸断層像では, 第3病日には認めなかった僧帽弁後尖の巨大疣贅（25 × 15 mm, 図3）と僧帽弁閉鎖不全がみられた. なお, 第9病日の MRI では, 右小脳半球の信号は消退しつつあったが, 造影 MRI では新たな多発性病変が認められた.

正解 ▶ 感染性心内膜炎

Clues（手がかり）

- 病歴上：発熱, 頭痛, 悪心, 意識障害.
- 身体所見上：項部硬直, Osler 結節, 収縮期逆流性雑音, 眼瞼結膜点状出血.
- 検査所見上：核の左方移動, CRP 高値, 髄液所見, 尿所見, 眼底小出血斑, MRI での多発性病変.

Red Herring（めくらまし）

病歴と身体所見から, 細菌性を含む髄膜脳炎が最も強く疑われた. そこまではよいのだが, 日曜日の混み合う救急室であり, 抗菌薬投与を急ぐあまり, 血液培養が後手にまわってしまった.

Clincher（決め手）

- 心エコー上の僧帽弁後尖の巨大疣贅.
- Duke の診断基準[1]，修正診断基準[2] ともに大項目1個，小項目3個（発熱，血管病変，免疫異常）を満たすので，確実（definite）である.

本症例の経過と解説　救急室では，細菌性を含む髄膜脳炎が最も強く疑われた．頭部 CT 検査では異常なし．抗菌薬（セフトリアキソン）を点滴しつつ髄液検査を施行．血液（静脈血）培養はその後に行われた．髄液検査結果は前述の如くだったので，単純ヘルペスウイルスによる無菌性髄膜脳炎の可能性も考えられ，アシクロビルが追加された．その後に病棟で血圧 80 mmHg 以下となりドパミンを開始．第2病日にはグリセオール®を追加．敗血症性ショックと考え，ゲンタマイシンを追加し，以後，感染巣の究明に努力した．第3病日より，意識も血圧も改善．その後の経過については前述した．結局，起炎菌不明の感染性心内膜炎に対して，バンコマイシン・セフトリアキソン・ゲンタマイシンを併用．その後に新しい塞栓症状は認めなかったが，27×12 mm とさらに巨大化した疣贅に対して他院で手術が施行された．

　救急室での血液培養も，第4，15病日の血液培養もそれぞれ2セットずつ行ったが，結果はすべて陰性であった．抗菌薬投与は急がねばならず，また，たまたま日曜日で救急室が混み合っていたためもあり，血液培養が後手にまわってしまったのが悔やまれる．きわめて急性の臨床像や神経系合併症の存在からは，黄色ブドウ球菌性心内膜炎の可能性が高いが，髄液所見は化膿性髄膜炎の形をとっていない．Osler 結節も，亜急性のものにみられやすいとされる．髄液の塗抹・培養結果もすべて陰性であり，起炎微生物については何とも断定できない．

　髄液所見から髄膜炎は存在したと考えられる．では，意識障害は髄膜脳炎によったのかというと，むしろ脳症の可能性のほうが高いと思われる．その原因とされる感染性微小脳塞栓[3]が MRI で確認されているからである．「感染性心内膜炎＋敗血症性ショック＋脳症・髄膜（脳）炎」が最終診断である．

　化膿性髄膜炎を疑う場合は，30分〜1時間以内に抗菌薬投与を開始すべきである．遅れると，予後がきわめて悪くなるからである．血液培養と抗菌薬投与の順序に関しては，必ず前者を先行させないと，血液培養陽性率が有意に低下する[4]．動脈血である必要はなく，静脈血でよいので，2セット以上の血液（静脈血）培養を先行させる．抗菌薬投与と髄液検査の順序に関しては，髄液検査を先行できれば理想だが，手間取りそうな場合は抗菌薬投与を先行させる．抗菌薬の髄液移行に一定の時間がかかるので，手順の影響は少ない．実地臨床では頭部 CT 検査をすることが多いが，髄液検査よりも先行させるのは限られた状況だけである．その具体的状況[5]を表1に示すが，これら以外では頭部 CT 検査は原則的には不要である．頭部 CT 検査などにより頭蓋内圧が著明に上昇していると判断されたら，髄液検査は行わない．脳ヘルニアをきたす危険があるからである．脳ヘルニアの徴候（昏睡，瞳孔不同，片麻痺など）がすでにあれば，髄液検査はもちろん行わない．いずれにせよ，髄液検査や頭部 CT 検査に手間取ってしまい，

表1　頭部 CT 検査を髄液検査に先行させる状況　　　　　　　　　　（文献5より）

- 60歳以上
- 免疫不全状態
- 中枢神経疾患の既往
- 1週間以内の痙攣の既往
- 神経学的異常所見（意識障害，2つの連続した質問に適切に答えられない・2つの連続した指示に従えない，注視麻痺，視野異常，顔面神経麻痺，上肢や下肢の偏位，言語障害）

抗菌薬投与の開始が遅れるようなことがあってはならない．「血液培養→抗菌薬投与↔（頭部CT検査）↔髄液検査」となる．

感染性心内膜炎の20～40％[3,4,6～10]に，巣症状を伴う脳卒中，脳症，髄膜炎といった神経系合併症が起きる．黄色ブドウ球菌による場合が多い．意識障害の鑑別診断＝AIUEO TIPS（2番目のI, infection）に感染性心内膜炎も含めるべきである．

Osler結節や眼瞼結膜点状出血は，いわば「全身の皮膚や粘膜に飛び散った所見」である．これらは，感染性心内膜炎の存在を想定していないとなかなか見えてこないものである．想定していても，容易に見逃されることも多い．Osler結節は有痛性であり，無痛性のJaneway病変と区別できる．ただし，両者のいずれが感染性塞栓なのか，それとも免疫学的機序が絡む血管炎なのかは，必ずしもはっきりしていない[11]．

Clinical Pearls
- 血液培養は，必ず抗菌薬投与の前に行う．感染性心内膜炎の場合も例外ではない．静脈血採取でよい．
- 感染性心内膜炎の身体所見（Osler結節，Janeway病変，心雑音，眼瞼結膜点状出血，眼底小出血斑）は，容易に見逃されやすい．「昨日はなくても，今日はある．今日はなくても，明日はある」という類のものである．
- Osler結節は痛く，Janeway病変は痛くない．

■文献
1) Durack DT, et al : New criteria for diagnosis of infective endocarditis — utilization of specific echocardiographic findings. Am J Med **96** : 200-209, 1994.
2) Li JS, et al : Proposed modifications to the Duke criteria for the diagnosis of infective endocarditis. Clin Infect Dis **30** : 633-638, 2000.
3) Kanter MC, et al : Neurologic complications of infective endocarditis. Neurology **41** : 1015-1020, 1991.
4) 久松良和, 他 : 市中総合病院における感染性心内膜炎症例の検討. 感染症学雑誌 **74** : 51-56, 2000.
5) Hasbun R, et al : Computed tomography of the head before lumber puncture in adults with suspected meningitis. N Engl J Med **345** : 1727-1733, 2001.
6) Jones HR, et al : Neurological manifestations of infective endocarditis — review of clinical and therapeutic challenges. Brain **112** : 1295-1315, 1989.
7) Roder BL, et al : Neurologic manifestations in Staphylococcus aureus endocarditis — a review of 260 bacteremic cases in nondrug addicts. Am J Med **102** : 379-386, 1997.
8) Heiro M, et al : Neurologic manifestations of infective endocarditis — a 17-year experience in a teaching hospital in Finland. Arch Intern Med **160** : 2781-2787, 2000.
9) Mylonakis E, et al : Infective endocarditis in adults. N Engl J Med **345** : 1318-1330, 2001.
10) Spelman D, et al : Complications and outcome of infective endocarditis. UpToDate 16.1.
11) Orient JM : Osler's nodes and Janeway lesions, Sapira's Art & Science of Bedside Diagnosis, 2nd ed. p486, Lippincott Williams & Wilkins, Philadelphia, 2000.

（松村理司・横川直人・金地研二）

救急外来

Case 2

二相性の急性胃腸炎？

患者●39歳，女性．事務所勤務．

主訴●高熱，下痢．

現病歴●京都に観光に来て昼食で弁当（詳細は不明）を摂取するも，この時は異常を認めず．夕方より悪心・嘔吐があり，夜間に頻回の水様下痢と40℃の発熱が出現したため，翌朝に当院救急外来を受診した．下痢は，頻回の水様性下痢で，便意が出現してからトイレに間に合わないほどであり，少しの体動でも流出してしまうような激しいものであった．嘔吐も伴った．血圧低下もみられたためICUに入院となった．

既往歴●7歳：リウマチ熱．10歳：虫垂炎（手術はせず）．22歳：サルモネラ敗血症，骨髄炎→外科的ドレナージ施行．輸血（＋）．32歳：関節リウマチ（RA）．3年前より内服治療（後述）．半年前より関節痛悪化，左肩・右肘・両膝関節・左手MP関節にステロイド関注．

生活歴●夫と2人暮らし．**飲酒**：機会飲酒．**喫煙**：なし．**渡航歴**：半年以内にはなし．**動物との接触**：なし．**妊娠・出産歴**：なし．

内服薬●メトトレキサート（半年前より），オーラノフィン（3年前より），金チオリンゴ酸ナトリウム（3年前より），ジクロフェナク，テプレノン，葉酸，アルファカルシドール．

家族歴●特記すべきことなし．

身体所見●意識清明．体温40.2℃．脈拍100/分 整．臥位血圧73/34 mmHg．SpO$_2$ 91%（室内気）．やせ型．**頭頸部**：両球結膜下出血あり，黄染なし，顔面紅潮あり．リンパ節；触知せず．**胸部**：心雑音なし，呼吸音正常，肺雑音なし．**腹部**：平坦軟，腸グル音低下．**背部**：腰椎上に手術瘢痕あり．**四肢**：右手首，右肘，左足関節に軽度拘縮あり．**皮膚**：皮疹なし．**神経**：巣徴候なし．

検査所見●Hb 11.9 g/dl，WBC 17,000/μl，Plt 19.7×10^4/μl，MCV 88.1 fl，Glu 97 mg/dl，FDP 9.7 μg/dl，TP 5.8 g/dl，BUN 34 mg/dl，Cr 1.7 mg/dl，AST 18 IU/l，T-Bil 0.5 mg/dl，ALT 13 IU/l，LDH 144 IU/l，AMY 169 IU/l，CPK 85 IU/l，Na 135 mEq/l，K 4.1 mEq/l，Cl 100 mEq/l，Ca 6.9 mg/dl，CRP＞10.0 mg/dl．
尿検査：比重1.010，蛋白（1＋），糖（－），潜血（2＋），RBC 1〜4/HPF，WBC（－）．
便検査：潜血（ヒトHb法）（－），WBC（－）．**胸部X線**：正常．**腹部X線**：腸管ガス多め，ニボーなし．**心電図**：正常範囲内．

入院後経過●入院後，ドパミン，アルブミン製剤に加え，抗菌薬（メロペネム）が開始された．しかし改善がみられないため，静注用免疫グロブリン（IVIG）も投与された．そのためか，解熱・胃腸症状の改善をみた．その後，両膝関節痛・熱感・圧痛・腫脹が出現．RAの再燃と考え，ステロイドを投与した．すると，再び40℃を超える発熱・全身倦怠感・1日10回を超える水様下痢・顔面の紅潮が出現．血圧70/35 mmHgと血圧低下もみられた．ステロイドを急激に減量，抗菌薬のempiric投与を開始した．

What's your diagnosis?

Diagnostic Tests
- S状結腸鏡検査：水様下痢便貯留，偽膜(−)，出血(−)，粘膜面正常．
- 便培養：病原性菌(−)，CDトキシン(−)．
- 血液培養：陰性(×4セット)．

正解 ▶ 毒素ショック症候群

Clues（手がかり）
- 病歴上：RAにて頻回のステロイド関節内注射の既往(黄色ブドウ球菌の感染の可能性)．
- 身体所見上：顔面紅潮，両側結膜下出血，特記すべき皮膚所見(図1)．
- 検査所見上：便潜血(−)，WBC(−)．

Red Herring（めくらまし）
- 感染性胃腸炎を示唆する病歴や身体所見．

Clincher（決め手）
- 手掌・手指の落屑(desquamation)．
- 培養されたMRSAからのTSST-1(toxic shock syndrome toxin-1)，エントロトキシンB, C検出．

本症例の経過と解説　与えられた情報だけで，毒素ショック症候群(TSS；toxic shock syndrome)に結びつけるのはかなり至難の業であろう．ただ，気がついていただきたいことは，食中毒(感染性胃腸炎)を示唆する病歴と発熱，白血球上昇・CRP上昇の割に，便潜血(−)，WBC(−)であることである．これは通常，腸管侵襲型の感染性腸炎ではありえない．しかし，前述のように，われわれもすぐこの時点で

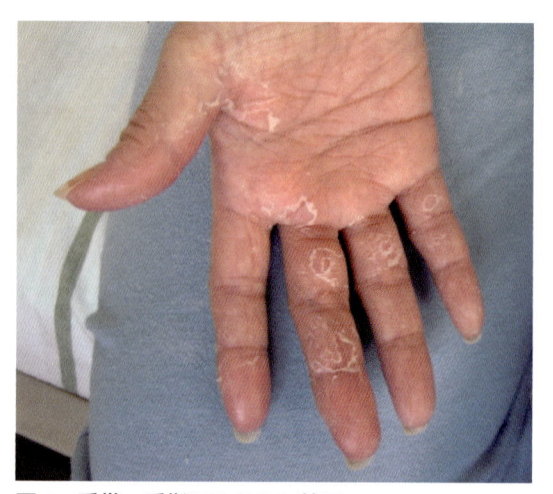

図1　手掌・手指にみられた落屑

TSSにたどり着いたわけではなかった．入院後16日目にして写真のような皮膚所見が出現し，入院時の顔面紅潮も合わせてTSSを疑うに至った．CPK上昇は経過中若干上昇したのみであった．下痢は，TSSで最も頻度の高い症状の一つであり，留意しておく必要がある[1]．

では，TSSの原病巣はどこであったか？"UpToDate"には，あらゆる黄色ブドウ球菌の感染源でTSSを起こしうると書かれている[2]．入院後，両膝関節が腫脹し関節可動域（ROM）低下，圧痛出現，膝蓋骨のballottement（浮球感）が出現．患者の談より，かかりつけ整形外科医師よりアルコール綿で拭くだけの関節穿刺を両膝関節に頻回に受けていることが判明．膝関節穿刺を施行し，色調：黄，混濁，細胞数：71,000/μl（neut 94％，lym 6％），結晶：（−），グラム染色：GPC（1＋）という性状の関節液を得，後日GPCはMRSAと同定．ここが原病巣と考えられた．また，黄色ブドウ球菌感染症のため，心弁膜や腔を含む他の感染巣を検索した[3]が，認めなかった．

バンコマイシン投与と頻回（毎日）の膝関節穿刺[3]にて治療し，治癒せしめた．

ちなみに，一度目にTSSの改善がみられたのは，抗菌薬の効果ではなく（起炎菌はMRSAで，抗菌薬はメロペネムだった），IVIGによるものであった[2]と考えられる．

Clinical Pearls
- 激しい下痢，発熱，低血圧，高度炎症所見などの急性胃腸炎（食中毒）様の症状にもかかわらず，身体所見および便検査上，腸管の炎症所見に乏しい時はtoxinの関与を疑え！
- 顔面に限局した紅潮や両側結膜下出血をもtoxinが起こすことがある．
- 背景にRAやOA（変形性関節症）のある患者では，多発性関節炎でも化膿性関節炎を除外しない．（とくにステロイド関節注入歴，免疫抑制薬投与歴のある者では！）

■文献
1) 青木眞：レジデントのための感染症診療マニュアル 第2版．医学書院，2008．
2) Cosgrove S, et al：Staphylococcal toxic shock syndrome. UpToDate 10.2
3) Goldenberg D, et al：Bacterial（nongonococcal）arthritis. UpToDate 10.2

（谷口洋貴・佐藤秀人・酒見英太）

2人ともガスの犠牲に

症例提示

　第1子妊娠中に妊娠糖尿病の既往のある第2子妊娠中（30週）の32歳の女性．29週での健診では経過順調であった．その1週間後，右膝の痛みを自覚し整形外科受診．滑液包炎（CRP 0.64 mg/dl）と診断され，湿布のみ処方された．翌日より痛みは右足首，左手首，右中・示指にも広がっていった．その夜，突然下腹部痛が出現．便意かと思いトイレに立ったところ児頭が降りてきたため，救急車が呼ばれた．救急隊到着時には児の体半分まで出ており，救急隊がその場で児を娩出したが，児は心肺停止状態であり，病院到着2時間後に死亡した．患者は入院し出産後の処置を受けた後，寒気を伴う38℃の発熱をきたしたが，NSAIDsにて解熱．「赤ちゃんのお通夜に出たい」という想いが強く，翌日退院を希望し，いったん退院となった．退院した日の夜，再び39℃の発熱と呼吸困難感が出現し，深夜救急車で再来院．内科当直医によって入院となり，翌朝総合内科に引き継がれた．身体所見上，体温38℃，呼吸数36/分，脈拍140/分，血圧91/67 mmHg，SpO$_2$ 87％（室内気），軽度貧血と黄疸，下腹部正中の軽度圧痛と血性帯下少量を認め，右手中・環指PIPに腫脹と圧痛，左手首に腫脹・圧痛・熱感，右膝に圧痛，左足首に腫脹・圧痛および出血斑と赤色水疱を認めた．ERでの採血結果は，Hb 11 g/dl，WBC 12,400/μl（左方移動2+），Plt 3.9×10^4/μl，FDP 45 μg/ml，Cr 1.8 mg/dl，T-Bil 5.7 mg/dl（D-Bil 3.1 mg/dl），AST 132 IU/l，ALT 25 IU/l，LDH 1,290 IU/l，CPK 837 IU/l，CRP 35.5 mg/dl，動脈血ガス（室内気）ではpH 7.297，PaCO$_2$ 17.9 Torr，PaO$_2$ 57.7 Torr，HCO$_3^-$ 8.5 mmol/l，BE －17 mEq/lであった．これらから敗血症性ショックと考え，フルコースの治療を開始しようとした矢先に眼球上転して呼吸停止．頸動脈も触れず，CPRを施行するも入院後7時間で死亡した．血液からは *Streptococcus pyogenes* が培養され，劇症型A群連鎖球菌（GAS）感染症，なかでも分娩型と呼ばれる母子ともに死亡率の非常に高い疾患と考えられた．

考察・解説

　劇症型A群連鎖球菌感染症（分娩型）は「妊娠末期妊婦において，主に上気道からの血行性子宮筋層感染により発症し，陣痛を誘発して分娩進行させるとともに，急激に敗血症ショックが進行して高率に胎児，母体の死亡をもたらす病態」と定義される．分娩に至った子宮筋層からは大量の細菌が一挙に血流中に圧出され，通常では考えられないほどの激しい敗血症を母体にもたらすのが恐ろしい点である．本症例では，子宮感染に至る菌血症を示唆する症状が上気道症状よりは多発関節痛であった点が特異で，早期診断をいっそう困難にしたと思われる．

Clinical Pearls

- 妊娠後期の咽頭痛は侮ってはいけない．病歴・身体所見よりGAS感染を疑えば，早期にアモキシシリンなどによる治療を開始し，過強陣痛に注意を払うよう妊婦に指導する．
- 原因の明らかでない過強陣痛による早産婦が発熱を伴う場合，速やかに血液培養検体を取ったうえで十分な抗菌薬投与と厳重なモニタリングを開始する．
- 短時間に次々と加わる多発関節痛は，菌血症の存在を示唆するのかもしれない．

（酒見英太）

救急外来

救急室でのスナップ診断？

Case 3

患者 ● 75歳，女性．

主訴 ● 息苦しさ，眼瞼下垂，四肢脱力．

現病歴 ● 3年前より易疲労感，2年前より腰痛・背部痛を自覚し，身体活動が制限されるようになった．最近1年間は，歩きにくい，起き上がりにくい，しゃべりにくい，物が飲み込みにくいなどの症状が時折あった．8カ月前からは息苦しさを自覚することもあった．6日前から両側眼瞼下垂，四肢の脱力（とくに左半身）を認めたため，車椅子で救急室を受診した．どちらかというと，午後になるほど症状が強い．複視はない．

既往歴・家族歴 ● とくになし．

身体所見 ● 意識清明，見当識障害なし，体温36.1℃，呼吸数14/分，脈拍80/分 整，血圧120/70 mmHg，SpO$_2$ 97%（室内気）．頭部：赤ら顔．頸部・胸部・腹部・四肢・皮膚：異常なし．神経：脳神経；両側高度眼瞼下垂あり，複視なし，眼球運動正常．筋力（握力を除き徒手筋力テスト，右/左）；三角筋1/1，上腕二頭筋1/1，上腕三頭筋1/1，手関節背屈4/4，手関節屈曲4/4，握力16 kg/15 kg，腸腰筋1/1，大腿四頭筋1/1，大腿屈筋1/1，腓腹筋3/3，前脛骨筋3/3，長・短趾屈筋4/4，長・短趾伸筋4/4，臥位で頸部挙上できず．感覚；異常なし．小脳；評価できず．深部腱反射；左右PTR，ATRともに低下，上肢の腱反射正常．異常反射；なし．

検査所見 ● 【救急受診時】テンシロン（エドロホニウム静注）テストを行ったところ，2 mgで眼瞼下垂，10 mgで筋力低下の著明な改善を認め，歩けるまでになった．重症筋無力症（MG；myasthenia gravis）と"スナップ診断"し，アンベノニウム15 mg分3を処方し，いったん帰宅してもらった．3日後，MGの精査とステロイド療法（初期増悪を防ぐため少量から漸増）の目的で入院となった．

【入院時】血算，生化学，尿検査：異常なし．胸部X線・胸部造影CT：胸腺腫を示唆する所見なし．腹部X線：異常なし．心電図：非特異的ST-T変化のみ．甲状腺機能検査（TSH，FT$_3$，FT$_4$）：正常．

入院後経過 ● 第4病日，ステロイド内服療法（プレドニゾロン10 mg/日）を開始．第8病日，ステロイド増量（プレドニゾロン15 mg/日）．筋無力症クリーゼか？ 第9病日，コリン作動性クリーゼか？→アンベノニウム中止．第10病日，誘発筋電図検査（低頻度反復刺激）で所見なし．第11病日，ステロイドパルス療法（メチルプレドニゾロン1 g点滴静注）→増悪→血漿交換．第13病日，ステロイド内服中止．血清抗アセチルコリン受容体抗体<0.1 nmol/l.

What's your diagnosis ?

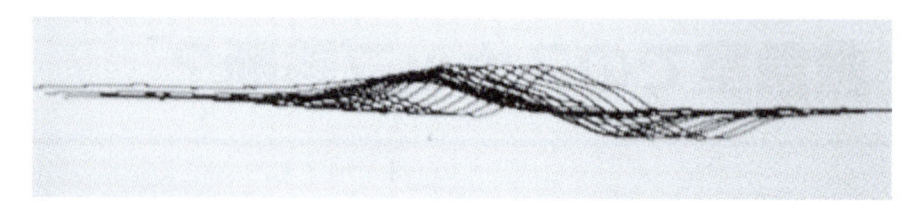

図1　Waxing現象（20 Hz）

Diagnostic Tests
- 他動的な反復運動による四肢筋力の増強が認められた．
- 誘発筋電図検査：高頻度反復刺激（20，30，50 Hz）によるwaxing（漸増）現象あり（図1）．低頻度反復刺激では反応なし．

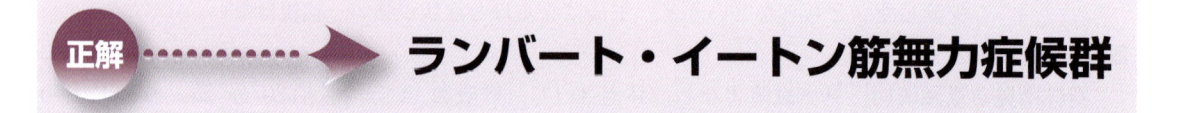

正解 ▶ ランバート・イートン筋無力症候群

Clues（手がかり）
- 病歴上：年単位の経過，症状の日内変動，易疲労感，身体活動の制限，歩行困難，嚥下障害，構音障害，呼吸困難感，四肢脱力．
- 身体所見上：両側性の眼瞼下垂，ほぼ左右対称性の近位筋優位の筋力低下，他動的な反復運動による筋力増強．

Red Herring（めくらまし）
- 午後から夕方にかけてひどくなる筋力低下．
- 高度の眼瞼下垂．
- テンシロンテスト陽性．

Clincher（決め手）
- 誘発筋電図所見．

本症例の経過と解説
　各種の検査を行った．血清抗P/Q型VGCC（voltage-gated calcium channel）抗体（以下，カルシウムチャネル抗体）は陰性．血清高感度抗アセチルコリン受容体抗体も陰性．胸部CTで肺小細胞癌を検出できず．腹部CTや上部消化管内視鏡検査で異常なし．婦人科精査でも異常なし．以上より，癌を合併しないseronegative（カルシウムチャネル抗体陰性）ランバート・イートン筋無力症候群（Lambert-Eaton myasthenic syndrome；LEMS）と確定診断した．
　治療としてはアンベノニウム（10 mg）2錠，分4，食後・就寝前，およびピリドスチグミン（60 mg）1/2錠，頓用で自覚症状の改善を得，1カ月半で退院した．その10カ月後には，ふらつきと水様性下痢のためアンベノニウムを自己中断．ピリドスチグミンも使用していなかった．さらにその7カ月後，かぜ症候群をきっかけに両側眼瞼下垂と複視をきたすようになった．診断から1年8カ月後の現在はピリドスチグミン頓用だけで，両側眼瞼下垂はあるものの複視は消失し，

表1　ランバート・イートン筋無力症候群診断基準　　　　　　　　　　（文献2より）

《必発症状》
1) 四肢，とくに下肢近位筋の筋力低下と反復運動による筋力回復を特徴とする．深部腱反射は消失あるいは低下しているが，運動負荷直後から数秒間正常化する．
2) 電気生理学的には，単一誘発活動電位の振幅が低く，低頻度反復刺激で waning 現象を認め，高頻度反復刺激で waxing 現象を認める．

〈参考事項〉
1) 3：1で男性に多く，平均発症年齢は60歳台．
2) 血清抗 P/Q 型 VGCC 抗体が 80％以上で陽性．
3) 3, 4-diaminopyridine で神経症状と筋電図所見が改善．
4) 約60％の患者で肺小細胞癌を合併．ほとんどは LEMS 症状が先行．
5) 高頻度に自律神経症状を伴う．
6) 自己免疫疾患の合併が多い．
7) 傍腫瘍性小脳変性症の合併が多い．

表2　本邦ランバート・イートン筋無力症候群 110 症例の検討　　　　（文献3より）

〈臨床的特徴〉
- 男女比は約3：1．
- 発症年齢は平均 62 歳（17～80 歳）．
- 肺小細胞癌合併率は 61％，その他の癌の合併率は 8％．
- 癌合併例の 84％は，悪性腫瘍発見前に LEMS を発症．
- 血清抗 P/Q 型 VGCC 抗体は 85％で陽性．

〈初発症状〉
- 70％以上が下肢筋力低下に伴う歩行障害で発症．
- ついで，易疲労感，上肢筋力低下の頻度が高い．
- 発症時から自律神経症状や重症筋無力症様の眼症状を認める例が，それぞれ 10％．

〈初診時神経学的所見〉
- 下肢筋力低下 97％，深部腱反射低下 85％，上肢筋力低下 80％．
- 眼症状では，眼瞼下垂 28％，眼筋麻痺 5％．
- 小脳失調は 9％で，すべて肺小細胞癌合併．
- 自律神経症状は 37％．
- 人工換気を要する呼吸不全は 3％．

「下を向いての読書なら可能」である．なお，LEMS にはステロイドは使用しない．

LEMS は，その約 60％に肺小細胞癌を合併する傍腫瘍性神経症候群の一つである．肺小細胞癌に発現している VGCC に対する自己抗体が，神経筋接合部や自律神経終末に存在する VGCC に対して免疫学的交叉反応をきたして発症すると考えられている．合併といっても，LEMS 症状が肺小細胞癌の検出に先行することがほとんどである．2年間以上の開きがある場合さえある[1]．また，その他の癌も発生しやすいとされる．本例では，現在まで悪性腫瘍発生の症候は認めていない．

日本の診断基準としては本村政勝らの私案[2]が知られており，表1に掲げる．3, 4-diaminopyridine は入手できるが，医薬品として認可されていない．同じく本村による本邦 110 例の検討[3]を表2に記す．海外の 50 例の検討[1]では，発症年齢がやや若く（54 歳），自律神経症状が多く（80％）なっている．本邦 110 例をカルシウムチャネル抗体陽性 93 例と陰性 17 例に分けた検討[4]では，男女比（陽性例で 4：1，陰性例で 1：1）と肺小細胞癌合併率（陽性例で 70％，陰性例で 12％）に差が認められる．

さて，本例が LEMS であって，（抗体陰性）MG でないのはどうしてか？　表3

表3　重症筋無力症とランバート・イートン筋無力症候群

	重症筋無力症	ランバート・イートン筋無力症候群
発症年齢	男性：50歳以上　女性：20〜40歳	男性：女性＝3：1　60歳以上に多い
日内変動	夕方に症状増悪	朝に症状強い，運動負荷で改善
眼瞼下垂	しばしば	時々
外眼筋麻痺	しばしば	まれ
四肢麻痺	上肢＞下肢	体幹・下肢＞上肢
自律神経症状	まれ	あり（口渇，便秘など）
深部腱反射	正常	低下
誘発筋電図	低頻度反復刺激でwaning	高頻度刺激でwaxing
テンシロンテスト	陽性	一般に陰性
自己抗体	抗アセチルコリン受容体抗体（80〜90％）	抗VGCC抗体（85％）
腫瘍の合併	胸腺腫	肺小細胞癌

に両者の鑑別点を載せるが，やはり決め手は誘発筋電図所見であろう．MGでは，高頻度反復刺激によるwaxing現象はみられないからだ．LEMSとしてはしっくりしないいくつかの点が，めくらましになっている．午後から夕方にかけてひどくなる筋力低下は，声高ではないものの，一貫した患者の訴えである．LEMSなのにどうしてかはわからない．眼瞼下垂は，あっても一般に軽度だとされるが，本例ではきわめて高度である．まれとされる外眼筋麻痺だが，最近複視にも見舞われた．テンシロンテストによる症状改善は，劇的であった．ただし，これは初回だけであり，その後にはいっさいみられていない．本村先生からの私信によると，こういうことは時にあるそうである．

　最後に一言．もう少し早期の診断は望めなかったのだろうか？　実は，この患者はあちこちの医療機関で，「気のせい」や「ヒステリー」や「年のせい」のレッテルを貼られていた．易疲労感をはじめ自覚症状のそれぞれが軽度だと，器質的疾患の存在は確かに考えにくいことがある．もって他山の石としたい．

Clinical Pearls
- 筋疾患や神経筋接合部疾患の自覚症状を不定愁訴として見過ごさない．
- 「スナップ診断！」と思えた時にも，もう一度鑑別診断を試みよう．
- 他動的な反復運動による四肢筋力の増強があれば，LEMSを考える．
- 誘発筋電図には，低頻度反復刺激と高頻度反復刺激とがある．後者でのwaxing現象は，LEMSに特徴的である．
- LEMS，MGともに，ステロイドの使用に留意する．LEMSには，一般にステロイドは使わない．MGでは，初期増悪を防ぐため少量から漸増する．
- LEMSの診断後最低2年間は，悪性腫瘍の発生に留意する．

■文献
1) O'Neill JH, et al：The Lambert-Eaton myasthenic syndrome — a review of 50 cases. Brain 111：577-596, 1988.
2) 本村政勝：カルシウムチャネル抗体とLambert-Eaton筋無力症候群．神経進歩　41：268-276, 1997.
3) 本村政勝：Lambert-Eaton筋無力症候群―本邦110症例の検討．臨床神経　39：1237-1239, 1999.
4) 本村政勝，他：Lambert-Eaton筋無力症候群―本邦例から見たカルシウムチャネル抗体陽性例と陰性例の比較．神経内科　53：207-211, 2000.

（松村理司・佐藤泰吾・佐藤まり子）

救急外来

たかが高血圧，されど高血圧

Case 4

患者 ● 42歳，男性，現在無職．
主訴 ● 胸痛．
現病歴 ● 高血圧の指摘があったが放置，ほかに著患なし．入院3日前より悪心・嘔吐・頭痛が出現，食欲も低下してきた．入院前日は前胸部に30分ほどの締め付けられるような痛みがあり，入院当日も同様の胸痛（30分ほど）があった．悪心・嘔吐と食欲不振も改善せず，呼吸困難も伴ってきたため，救急外来を受診し内科入院となった．動悸なし，以前に胸痛なし，胸痛は労作性ではない，冷汗不明，下痢なし，腹痛なし．
既往歴 ● 高血圧．**内服薬**：なし．**アレルギー**：なし．
生活歴 ● 認知症の母親と2人暮らしで，看病に疲れている．**飲酒**：なし．**喫煙**：2〜3本/日．
家族歴 ● 母：認知症，高血圧．
身体所見 ● 体温37℃，呼吸数18/分，脈拍109/分 整，血圧246/146 mmHg，SpO$_2$ 80%（室内気）．**頭頸部**：眼瞼結膜貧血様，眼球強膜に黄疸あり，皮膚蒼白で黄疸あり，爪は蒼白，頸静脈怒張不明．**胸部**：心尖拍動胸骨中線から8 cm，心音 I→II→III（−）IV（＋），心雑音なし，肺音清，複雑音なし．**腹部**：平坦軟，圧痛なし，血管雑音なし，腰部叩打痛なし．**四肢**：浮腫なし，末梢拍動は橈骨・足背とも良好．**神経**：意識レベルJCS 1，眼底に白斑あり，乳頭浮腫なし，出血なし，脳神経・運動神経・感覚神経ともに異常なし．
検査所見 ● Hb 6.2 g/dl，Ht 18.5%，WBC 10,400/μl，Plt 19.8×10^4/μl，MCV 96.8 fl，Glu 128 mg/dl，TP 7.0 g/dl，Alb 4.1 g/dl，BUN 118.1 mg/dl，Cr 17.3 mg/dl，UA 15.6 mg/dl，T-Cho 244 mg/dl，AST 83 IU/l，ALT 55 IU/l，LDH 2,395 IU/l，ALP 202 IU/l，Na 139 mEq/l，K 4.9 mEq/l，Cl 98 mEq/l，Ca 9.4 mg/dl，P 2.1 mg/dl，CPK 324 IU/l．**尿検査**：蛋白 300 mg/dl，潜血（3＋），WBC 1〜4/HPF，RBC 5〜9/HPF，Cast（−）．**動脈血ガス分析**（経鼻酸素4l下）：pH 6.996，PaCO$_2$ 13.9 Torr，PaO$_2$ 133.6 Torr，HCO$_3^-$ 3.2 mmol/l．**胸部X線**：図1．**心電図**：図2．

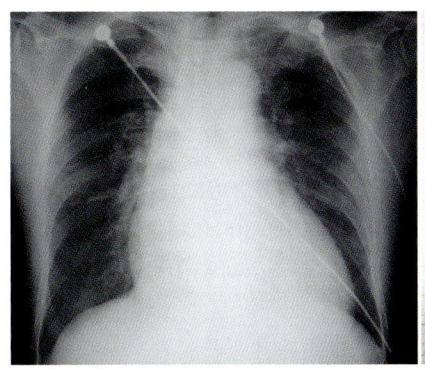

図1 胸部X線写真

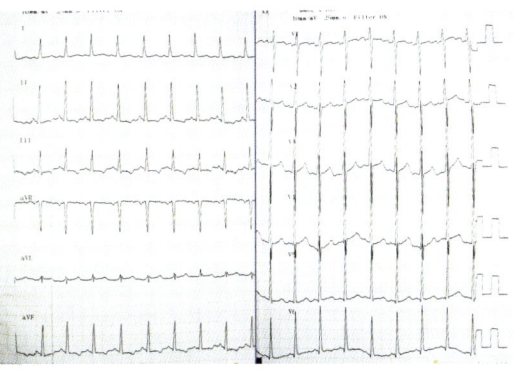

図2 心電図

What's your diagnosis ?

Diagnostic Tests　心臓超音波検査の所見は EF 38％，LVDd 56 mm，LVDs 45 mm，IVS 16.6 mm，pericardial effusion（－），LV diffuse hypokinesis，TR（2＋），PG 34.8 mmHg，E/A ＝ 0.71/1.03 であり，心筋肥大・左室機能低下・拡張不全・右心不全の所見を得た．以前の腎機能は不明であり，腹部 CT で腎臓の萎縮は認められなかった．尿中 Na 114 mEq/l（＞ 40），FeNa 27.4％（＞ 1）であった．

　追加の病歴を聴取すると，高血圧の治療歴が全くないことが判明した．家でも血圧を測っておらず検診も受けていないため，血圧の既往は不明であった．

　眼科で眼底を診てもらったところ，両側高血圧性網膜症で，出血・白斑ともに認められ，Scheie 分類 H_3S_2 程度（Keith-Wagener 分類のⅢ度に相当）であった．

　ハプトグロビンは 1 mg/dl と低値であり，網状赤血球は 105‰ と上昇していた．直接・間接クームズ試験はともに陰性で，凝固系は APTT 32.0 秒，PT（INR）1.18 と正常範囲内であった．血液スメア像で破砕赤血球を認めた．

正解 ➡ **悪性高血圧症**

Clues（手がかり）
- **病歴**：無治療の高血圧症．
- **身体所見**：著明な拡張期高血圧，貧血，黄疸．
- **検査所見**：正球性正色素性貧血，間接ビリルビン優位の上昇，LDH 高値，急性の腎機能障害．

Red Herring（めくらまし）
- 胸痛を訴えて来院したため，循環器系の検査が先に行われた．
- Microangiopathic hemolytic anemia（微小血管性溶血性貧血）から HUS/TTP（溶血性尿毒症/血栓性血小板減少性紫斑病）症候群も考えて，血漿交換を考慮した．

Clincher（決め手）
- 眼底所見．
- 血液スメア像．

本症例の経過　第 1 病日に緊急血液透析を行い，降圧のために Ca 遮断薬の持続静注に加えて，ACE 阻害薬と ARB（アンギオテンシンⅡ受容体拮抗薬）を併用した．同日中に血圧は 120/80 mmHg 程度に落ち着いた．頭部 MRI を施行したが，脳浮腫や虚血を疑わせる所見は得られなかった．

　第 6 病日に施行した腎生検（図 3，4）では写真のように血管が内皮下浮腫により閉塞しており，いわゆるオニオンスキン様を呈している．またフィブリノイド壊死もみられる．糸球体は虚血によって wrinkling を伴い全体に萎縮傾向にある．

　血圧のコントロールはついたが，腎機能は回復せず，維持血液透析となった．

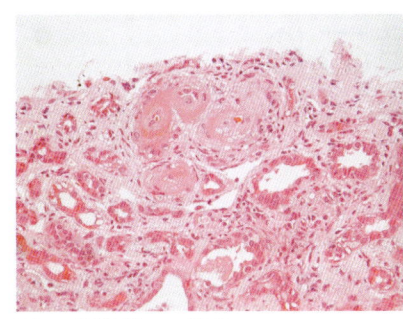

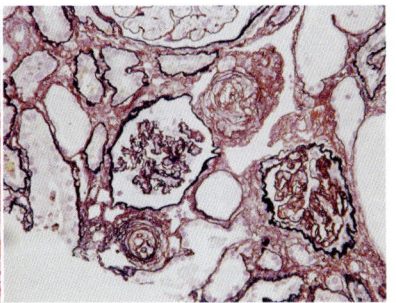

図3　腎生検 HE 染色　　　図4　腎生検 PAM 染色

降圧と透析によって胸痛・頭痛・悪心などの症状は改善した．

悪性高血圧症

無治療の高血圧患者に起こるとされるが，原因はいまだわかっていない．ただ大脳の動脈の拡張と全身の細動脈のフィブリノイド壊死が，それぞれ独立して症状の出現には関与しているといわれる．大脳の動脈が拡張するのは，著明な血圧上昇により脳血流に対する正常な自己調整機能では代償できなくなるためであり，その結果，脳血流量が過剰となって悪性高血圧症による脳症を発症する．また細動脈も血圧が高い状態が続くと血管の内皮障害が起こり，フィブリノイド物質を含む血漿成分が血管壁に入り込んで，血管腔の狭小化や閉塞を引き起こす．

症状としては，高度の頭痛・嘔吐・視覚障害・一時的な麻痺・痙攣・昏睡などの脳症の症状の他，本症例のように急性腎不全や心不全を伴うこともある．眼底には出血・白斑・乳頭浮腫をみる．

診断は厚生省医療研究班悪性高血圧小委員会の診断基準が今も使用されている．①拡張期血圧 130 mmHg 以上，②眼底 Keith-Wagener 分類Ⅳ度，③急激に進行する腎障害，④脳症・心不全を伴う，のうち4つすべてを満たすものをA群，1〜3つを満たすものをB群としている．

治療は降圧療法が主体で，最初は持続静注で行う．ニトロプルシドやニカルジピン，ラベタロールなどを用いて，2〜6時間以内に拡張期血圧を100〜105 mmHg にまで下げる．その後経口薬に変更する．1, 5, 10 年生存率は 75〜85，60〜70，45〜50％とされ，腎不全に陥った場合はさらに低いとされている．

Clinical Pearls

- たかが高血圧でも重症になると thrombotic microangiopathy を誘発することがある．
- Thrombotic microangiopathy の診断には血液スメア像が有効である．
- 悪性高血圧症を疑ったら眼底を丁寧にみる．

■文献
1) Kaplan NM, et al : Hypertensive emergencies — malignant hypertension and hypertensive encephalropathy. UpToDate 15.3.
2) 厚生省医療研究班悪性高血圧小委員会：悪性高血圧臨床診断基準．1974．
3) Jennette JC, et al : Heptinstall's Pathology of the Kidney. pp954-959, Lippincott Williams & Wilkins, Philadelphia, 1998.
4) Kasper DL, et al : Harrison's principles of internal medicine, 16th ed. pp1480-1481, McGraw-Hill, New York, 2005.

（錦織　宏・倉田　圭）

開眼に支障あり

症例提示

慢性心房細動（ジルチアゼム，アスピリン，利尿薬服用），軽症糖尿病（ボグリボースのみで HbA_{1c} 6.5％），骨粗鬆症（活性型ビタミンD服用），難聴はあるが ADL は自立した84歳の女性．8月上旬からふらつきが目立ち始め，中旬には2回転倒，2回目は左側胸部をしこたま打ちつけて痛みのため動けなくなった．頭痛や意識の変化はなかった．転倒3日後，悪寒戦慄を伴う39℃の発熱をきたし，ERを受診．呼吸器・消化器症状はなく，右CVA叩打痛と膿尿を認めたため急性腎盂炎として入院．10年前に胃癌で亜全摘，1年前に左膝骨折，5カ月前に右鼠径ヘルニア手術の既往あり．身体所見も検査所見も左第6肋骨骨折と単純性尿路感染症としての右急性腎盂腎炎に合致し，感染症は補液とセフォチアムの投与ですんなりと改善．すると家族より「5カ月ほど前から食欲が徐々に低下し，7月に入ってからはほとんど食べなくなり体重が1カ月で5kg減った」との訴えあり．本人は「食事の味がしない，口の中がじんじんする」と言う．腹部症状，便通異常，抑うつ気分・意欲減退なく，おかしな言動はみられない．身体所見上，軽度の貧血，亀裂を伴う舌の乾燥，左胸打撲部と心窩部に圧痛あり，直腸診で多量の便塊を触れるも潜血陰性であった．一方，神経学的には特徴的な所見があった．両下肢の振動覚・位置覚や深部腱反射の低下は予想範囲内だったが，立位保持困難であり，脳神経の異常がないにもかかわらず，左＞右の開眼失行を認めたこと（眼瞼痙攣はなし）である．そこで大脳の病変を疑いMRIを撮ったところ，右視床に均一な造影効果を示す10 mmと15 mmの塊状の腫瘤を認め，右基底核・脳室周囲深部白質などに浮腫が及んでいた（図）．髄液ではリンパ球ばかりの細胞数11/3μl で，蛋白は90 mg/dl と増加しており，細胞診は陰性であったが，$β_2MG$ が5.2 mg/l と上昇していたため，画像所見とあわせ脳原発悪性リンパ腫が強く疑われた．生検・加療目的で脳外科に転科となったが，家族と相談の結果，無治療で経過観察となり，確定診断には至らず．なお，血清亜鉛は37 μg/dl と低値で味覚障害への関与が示唆された．

考察・解説

開眼失行は上眼瞼挙筋の過度の抑制によって生じ，基底核や脳幹前部の病変で起こりうる．身体診察上，眼輪筋の持続性収縮による眼瞼痙攣とは区別してとらえるべきである．脳のリンパ腫はほとんどが脳原発で，大脳半球の深部に発生しやすく，髄液の細胞診の感度はあまり高くない．一方，脳脊髄液中 $β_2MG$ ≧1.8 mg/l が髄膜浸潤の診断に感度76％，特異度96％との報告もあり（Pathology 22：20-23, 1990），利用できるかもしれない．

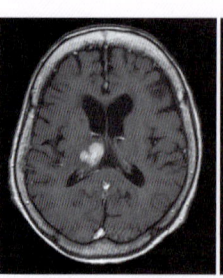

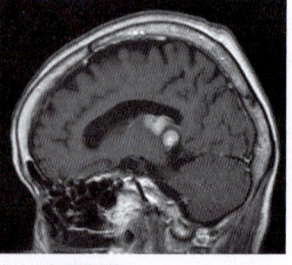

図 脳 MRI Gd 造影（＋）T_1 強調画像

Clinical Pearls

- 開眼失行という身体所見を知り，それを見つけたら大脳基底核およびその周辺の病変を考える．
- 脳原発の悪性リンパ腫を疑ったら，髄液中 $β_2MG$ 測定は有用かもしれない．

（酒見英太）

救急外来

Case 5

懲りずに３度！

患者 ● 20歳，男性．

主訴 ● 下腿の疼痛．

現病歴 ● 3月のある日，雨に打たれながら山中で仕事（道路舗装業）をしていた．とくに外傷などを受けてはいないが，その途中より両ふくらはぎに違和感を感じ，すぐ痛みに変わった．仕事が終わる夕方頃には介助なしでは歩行不可能となった．自宅に戻り安静にしていたが，下腿の疼痛が悪化するため当院救急外来を受診，即入院となった．

約2年前の5月，冷凍庫内でのアルバイト中に下腿に同様の違和感と疼痛があり，他医にて多発性筋炎の診断のもと入院した．CPK 179,598 IU/l まで上昇し，ステロイド治療を受け，軽快退院したが，その後通院はしなかったという．

今回，上気道炎・急性胃腸炎を示唆する先行症状はなし．尿は赤みがかっていたという．

既往歴 ● 上記以外，特記事項なし．**アレルギー**：なし．

内服薬 ● 漢方薬なども含めなし．

生活歴 ● 飲酒：機会飲酒．喫煙：20本/日×5年．

家族歴 ● 兄：労作後の筋痛・筋疲労あり．

身体所見 ● 意識レベル JCS 10，体温 35.9℃，呼吸数 16/分（イビキ様の音をたてる），脈拍 92/分整，血圧 160/89 mmHg．**頭頸部**：瞳孔左右同大，対光反射正常，咽頭異常なし，甲状腺触知せず，頸動脈雑音聴取せず．リンパ節；腫脹なし．**胸部**：雑音・異常音聴取せず．**腹部**：平坦軟，腸蠕動音正常，肝脾腫なし，肝叩打痛なし．**背部**：肋骨脊柱角叩打痛なし．**四肢**：両側大腿および腓腹筋圧痛著明，関節腫脹なし，末梢動脈触知良好．**皮膚**：湿潤していて冷たい，皮疹なし，浮腫なし，黄疸なし．**神経**：欠落所見なし，歩行不能（下肢痛のため）．

検査所見 ● Hb 15.9 g/dl，WBC 11,100/μl（neut 57.8%，lym 30.4%，eos 4.4%，baso 0.0%，mono 7.4%），Plt 22.5×10⁴/μl，MCV 88.8 fl，Glu（随時）14 mg/dl，BUN 17 mg/dl，Cr 0.7 mg/dl，T-Bil 1.1 mg/dl，AST 1,234 IU/l，ALT 277 IU/l，LDH 2,439 IU/l，CPK 46,270 IU/l，CPK-MB 2,439 IU/l，Na 135 mEq/l，K 4.3 mEq/l，Cl 98 mEq/l．

尿検査：比重 1.010，pH 7.5，蛋白（−），潜血（3＋），糖（−），ウロビリノゲン 0.1，尿ビリルビン（−），尿沈渣；RBC＜1/HPF，WBC 1〜4/HPF．

胸部X線・心電図：異常なし．

What's your diagnosis ?

Diagnostic Tests

Ischemic forearm exercise test（IFET）を行った（図1）．

1) 30分臥床．その後，肘静脈に静脈針留置．
2) 血圧計にて手首圧迫（200 mmHg）．
3) 留置針より採血（❶）．
4) 血圧計にて上腕を圧迫（200 mmHg）．
5) ゴム球を強く握る運動（1回/秒）を45秒行う．
6) 運動終了後，1分15秒阻血を保つ．
7) 上腕の圧迫を解除し，すぐ採血（❷）．その後2分ごとに採血する．
8) 10分まで追跡すれば十分（❸〜❻）．

正解 ▶ 筋アデニル酸脱アミノ酵素欠損症

Clues（手がかり）

- 病歴上：外傷を伴わない労作後の筋痛の反復，内服薬なし，先行感染なし，兄の類似する病歴．
- 身体所見上：筋の圧痛著明．
- 検査所見上：CPKが著明に上昇，尿検査にて尿潜血（3＋），尿沈渣RBC＜1．

Red Herring（めくらまし）

- 「多発性筋炎」の治療歴．

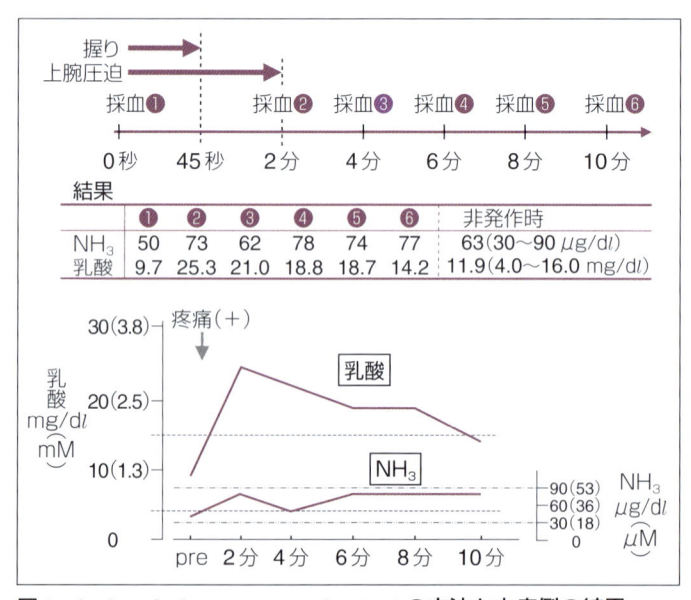

	❶	❷	❸	❹	❺	❻	非発作時
NH_3	50	73	62	78	74	77	63（30〜90 μg/dl）
乳酸	9.7	25.3	21.0	18.8	18.7	14.2	11.9（4.0〜16.0 mg/dl）

図1 Ischemic forearm exercise testの方法と本症例の結果

表1 横紋筋融解を起こす原因

- 感染症：ウイルス，細菌
- 毒素・毒物：HMG-CoA 還元酵素阻害薬，エタノールなど
- 自己免疫病：多発性筋炎/糖尿病，血管炎
- 代謝疾患：①グリコーゲン蓄積病
  ② ATP 合成異常
  ③低カリウム血症，低リン血症，糖尿病性ケトアシドーシス/高浸透圧性非ケトン性昏睡
- その他：①神経遮断薬性悪性症候群
  ②悪性高体温症，熱射病
  ③外傷（圧挫損傷）
  ④虚血
  ⑤痙攣

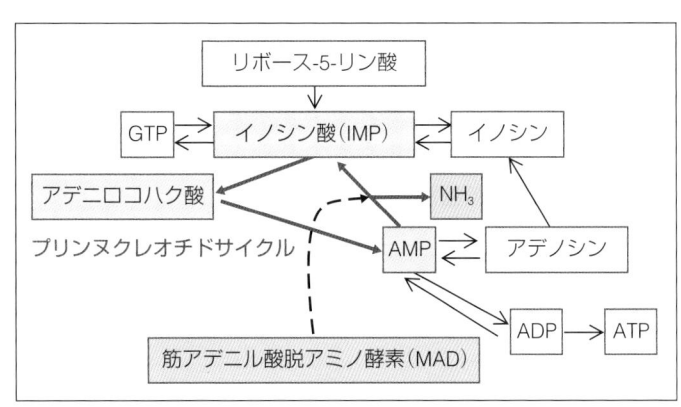

図2 プリン体代謝

Clincher（決め手）

- IFET にて乳酸上昇あり，NH_3 上昇なし．

本症例の経過と解説

筋痛の病歴と筋把握痛の身体所見，CPK 上昇と尿検査上 RBC（-）で潜血（3+）より，横紋筋融解は比較的簡単にわかる．しかしその原因は少し難解である．

横紋筋融解の鑑別は表1のとおりである．本症例の横紋筋融解の特徴は，①労作後の筋痛発症，②比較的若年発症で反復する筋痛の既往，③横紋筋融解の原因となる薬剤・感染・膠原病が見当たらない，の3つである．とくに①②の2つがある時は何らかの筋代謝性疾患がないか，と考えてほしい．すると IFET を行う必要性が出てくる．頻度より，まず糖原病（McArdle 病）などを疑うため，いきなり筋アデニル酸脱アミノ酵素欠損症［myoadenylate deaminase（MAD）deficiency］という疾患名に行きつくことは難しいが，IFET の結果によりこの疾患が浮上してくる．

すなわち，IFET にて乳酸値が上昇してきたことにより糖代謝は異常がなく，NH_3 が上昇しないので ATP 代謝に異常があるとわかるのである（McArdle 病では，IFET を行うと乳酸値が上昇せず，NH_3 は上昇する）．最も疑わしいのはプリンヌクレオチドサイクルの律速段階となる AMP →イノシン酸（IMP）の酵素欠損，すなわち MAD 欠損である（図2）．さらに，10分間の IFET の結果を表にした時の，各々のグラフの積分値の比（NH_3/乳酸）が0.4％未満の時，MAD 欠損

症と考えられる[1]．この患者では0.37％となり，本症といえる．

　MAD欠損症患者の大多数は無症状である[2]が，一部に労作後の筋痛・ミオグロビン尿・筋痙攣を呈することがある．臨床的には，McArdle病やカルニチン欠損症と症状が似ており，通常これらの疾患を先に思い浮かべる．MAD欠損症には先天性と後天性の2タイプがあるという．先天性は，遺伝子のトランスミューテーションによって生じるもので，欧米では人口の2～3％存在する[3]といわれ，日本ではまれといわれている．確定診断には筋生検にてMAD活性の測定が必要とされるが，必ずしも低下していない例もあり，酵素活性の測定の有用性は混沌としている[4]．ちなみに，この患者では筋生検は施行していない．

　後日談がある．退院4カ月後，患者は性懲りもなく再び同様の労作を行い，3度目の横紋筋融解症を起こし，当院に救急搬送されたのだった…．

Clinical Pearls
- 労作誘発性の横紋筋融解を2度以上発症した患者では，筋におけるエネルギー代謝（糖代謝やATP代謝）の異常の存在を疑おう！
- その鑑別を進めるためにはIFETが有用である（なお，IFETを正確に行うには3人がかりで臨むこと）．

■文献
1) Fishbein WN, et al : Medical implications of the lactate and ammonia relationship in anaerobic exercise. Int J Sports Med **11** : S91-S100, 1990.
2) Gross M : Clinical heterogeneity and molecular mechanisms in inborn muscle AMP deaminase deficiency. J Inherit Metab Dis **20** : 186-192, 1997.
3) Braunwald E : Harrison's principles of internal medicine, 15th ed. McGraw-Hill, New York, 2001.
4) Norman B, et al : Muscle AMP deaminase deficiency in 2% of a healthy population. Muscle Nerve **18** : 239-241, 1995.

（谷口洋貴・井関太美・酒見英太）

救急外来 Case 6

打ち身にご用心

患者●16歳，男性．

主訴●右大腿部痛，発熱．

現病歴●生来健康．入院6日前からラグビー部の合宿へ出かけていた．入院3日前の練習中に他部員の膝で右大腿部を強打した．その日は湿布で様子をみていたが，翌日になって痛みが増強し，力を入れることができなくなった．同日夜より悪寒・食思不振が出現し，40℃の発熱に気づいた．翌日（入院前日）合宿先の病院を受診．感冒と診断され感冒薬・解熱薬を処方されたが，38～40℃の発熱・右大腿部痛が続くため帰宅し，当院救急外来を受診，即日入院となった．

既往歴●1年前に右腎盂尿管移行部狭窄症．

内服薬●詳細不明（感冒時の処方のみ）．

家族歴●祖父：高血圧．叔父：血液透析中．

身体所見●意識清明，体温 38.6℃，脈拍 78/分 整，血圧 110/68 mmHg．顔貌：やや消耗．頭頸部：異常所見なし，リンパ節腫脹なし．胸部：心；1/Ⅵ収縮期雑音（胸骨左縁第3肋間），肺；異常なし．腹部：平坦軟，圧痛なし．四肢：右大腿外側部に広範な硬結・腫脹あり，同部に把握痛，熱感を伴う．切創，擦過創，明らかなものなし．

検査所見●Hb 12.3 g/d*l*，WBC 12,500/μ*l*（lym 7%，mono 7%，seg 48%，stab 38%），Plt 16.6×10⁴/μ*l*，BUN 16.7 mg/d*l*，Cr 1.2 mg/d*l*，AST 31 IU/*l*，ALT 18 IU/*l*，T-Bil 1.0 mg/d*l*，LDH 290 IU/*l*，CPK 375 IU/*l*，Na 138 mEq/*l*，K 3.8 mEq/*l*，Cl 98 mEq/*l*，CRP 27.8 mg/d*l*．

打撲後に生じた疼痛，腫脹であり，入院主治医は血腫形成とそれによる吸収熱を疑い，以下の検査を施行し，経過観察とした．

追加検査●血液培養：陰性．

大腿部X線：骨折なし．

大腿部超音波検査：大腿部筋層内に 13×5.5×2 cm の cystic lesion あり．血腫に合致．

大腿部CT（図1）：大腿四頭筋に低吸収域あり．コンパートメントに一致しておりコンパートメント症候群を疑う．

しかしながら発熱，疼痛，腫脹は，第5病日になっても改善傾向がみられなかった．

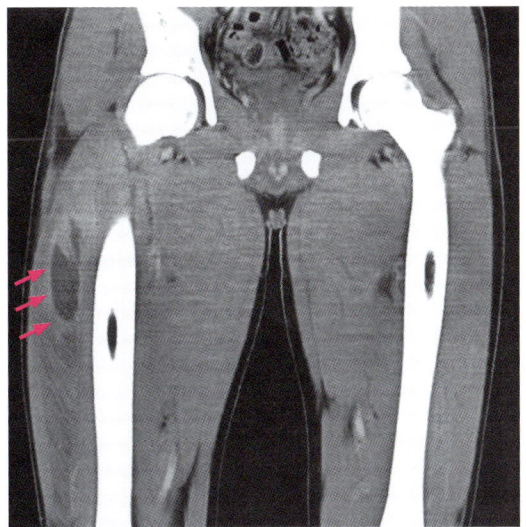

図1 大腿部CT写真

What's your diagnosis ?

Diagnostic Tests　症状の改善がなく，解熱も得られないことより，膿瘍除外を目的として，第6病日に大腿部穿刺吸引を施行した．
→カフェオレ色の膿汁を吸引．
→グラム染色にて GPC chain を認めた．

正解 → 化膿性筋炎（*Streptococcus pyogenes*）

Clues（手がかり）
- 発熱．
- 炎症所見を伴う局所所見．

Red Herring（めくらまし）
- 打撲後に生じた腫脹．
- 感染症としては健康な若年男性．

Clincher（決め手）
- 穿刺液グラム染色，培養．

解説　化膿性筋炎（pyomyositis）は気候が発症頻度に関連するとされ，熱帯性（tropical）と非熱帯性（non-tropical = temperate）に分けられる．温帯地域での発症はきわめてまれであったが，HIV 関連のものが増加しており，1980 年代から報告が増加している．化膿性筋炎の 62％が HIV 陽性であったとの報告もある．

　骨格筋は，細菌に対し抵抗性であることが知られている．たとえば敗血症の症例で筋膿瘍を続発することはまれであるし，実験的膿瘍作成は困難であるとされる．したがって，化膿性筋炎の発症にはさまざまな危険因子が関与していることが多い．

　その一つは，HIV 感染に代表されるホスト側の免疫能低下（ほかに糖尿病，ステロイド使用，低栄養，アルコール性肝障害など）であるが，もう一つの因子として，筋の物理的損傷（筋肉損傷，激しい運動など）がある．

　化膿性筋炎が外傷に続発することはよく知られており，症例の 20〜50％に外傷が先行するとされる．このメカニズムとしては，筋障害が起こった部位に，一過性の菌血症をきたした細菌が付着し，感染が成立するといったものが想定されている．それを支持する実験として，イヌの筋にただ黄色ブドウ球菌を静注しただけでは膿瘍は形成されないが，電気ショック，虚血などで障害を与えた後であると，筋膿瘍が形成されたというものがある．

　外傷を背景とすることが多いためか，疫学的には若年男性を中心に全年齢層に分布する．

　症状は発熱，炎症筋肉部の疼痛・腫脹であり，好発部位は，大腿・下腿・体

幹・上肢・臀部である．検査成績の特徴は，①白血球増多・炎症所見，②CKは正常のことが多い，③血液培養陽性は5〜35％，といったもので，特異的なものはない．

起因菌としては，*Staphylococcus aureus*（最多70％），*Streptococcus pyogenes*が中心であるが，*Streptococcus pneumoniae*やグラム陰性菌も起炎菌となりうる．

鑑別診断としては，深部静脈血栓症，血腫，筋挫傷，蜂巣炎，骨髄炎，化膿性関節炎，腫瘍，壊死性筋膜炎，ガス壊疽などがあげられる．本例で当初，鑑別として第一に考えていた血腫については，不明熱105例中3例にみられたとの報告があり，不明熱の場合に考慮に入れておく疾患ではあると思われる．本症例では，40℃に至る発熱が改善傾向なく1週間以上続くという経過と，治療しない場合の危険性を考慮に入れれば，感染症・膿瘍を鑑別の中心として，もう少し早期に穿刺吸引を検討しておくべきであったと思われる．

治療は抗菌薬投与と外科的切開排膿で，平均治療期間は約22日と報告されている．A群β連鎖球菌の場合，ペニシリンGが第一選択である．

本症例の経過 穿刺後，ペニシリンGとクリンダマイシンを開始．同時に膿瘍部を整形外科にコンサルトし，ドレナージしたところ，翌日より解熱．約2週間抗菌薬を点滴静注し，改善．以降，経口薬へ変更し退院とした．

最近，同様の大学生の症例を経験したが，柔道部の選手で，やはり練習中の打撲が誘因となっていた．

Clinical Pearls
- 発熱患者で，局所に液の貯留があれば，まずそれを穿刺することが大切．
- 化膿性筋炎をはじめ，軟部組織の感染症は健康な若年者にも好発する．

■文献
1) Baddour L : Pyomyositis. UpToDate 16.1.
2) Gibson RK, et al : Pyomyositis—increasing recognition in temperate climates. Am J Med 77 : 768-772, 1984.
3) Brown JD, et al : Pyomyositis—report of 18 cases in Hawaii. Arch Intern Med 144 : 1749-1751, 1984.
4) Hall RL, et al : Pyomyositis in a temperate climate — presentation, diagnosis, and treatment. J Bone Joint Surg Am **72A** : 1240-1244, 1990.
5) Larson EB, et al : Fever of undetermined origin — diagnosis and follow-up of 105 cases, 1970-1980. Medicine **61** : 269-292, 1982.

（石丸裕康・八田和大・郡　義明）

血液系ダブル

症例提示

　慢性腰痛と4年前にKiesselbach部位からの大量鼻出血で輸血された以外著患を知らない90歳の女性が，2週間前にHb 7.1 g/dl，MCV 110 fl，WBC 2,500/μl，Plt 5.8×10^4/μlの汎血球減少症と足趾の尖端チアノーゼを指摘され，紹介入院した．入院時，バイタルは呼吸数20/分，心拍90/分以外正常で，皮膚・粘膜の蒼白と軽い駆出性心雑音，両下腿の1＋浮腫は予想されたものの，右肺での呼吸音減弱・濁音は予想外であった．検査上，Hb 6.1 g/dl，MCV 114 fl，WBC 1,600/μl，Plt 4.2×10^4/μlと汎血球減少は進行しており，多クローン性のγ-グロブリン血症とクリオグロブリンを認め（HCV抗体は陰性），後者で尖端チアノーゼは説明できた．画像検査で唯一の異常は，右肺のみの大量胸水であった．早速採取した骨髄液検査では有核細胞数32.2×10^4/μl，3系統で顕著にdysplastic，blast 6%と典型的なRAEB（芽球増加を伴う不応性貧血）であった．一方，右胸水はADA，CEA，ヒアルロン酸とも低値の滲出液で，細胞数は1,000/μl（neut 1%，lym 78%，組織球18%，eos 3%），悪性細胞診・培養（一般・抗酸菌）・Tb-PCRはいずれも陰性であった．後に胸膜生検も行ったが，慢性炎症所見のみであった．以後約1週間ごとに右胸腔穿刺を繰り返したが，そのたびに細胞数とリンパ球の割合が増加し，20日後には細胞数2,170/μl（lym 95%，組織球2%，中皮細胞3%），フローサイトメトリーでT細胞が97%と一色になったため，形態はおとなしいものの，リンパ腫を疑ってDNAを検査した．するとT細胞レセプターのCβとJβ1遺伝子に再構成が認められ，モノクローナルな増生が証明されてprimary effusion lymphoma（PEL）の診断に至ったという次第である．

考察・解説

　PELは一般には免疫不全者に発生するB細胞系リンパ腫とされ，EBVとの関連を示唆されているpyothorax-associated lymphoma（PAL）とは異なり，HHV-8との関連が指摘されているが，本症例では遺伝子再構成の結果からT細胞系リンパ腫であり，かつ*in situ* hybridizationの結果からHHV-8の関与はないことが示され，特異と考えられた．

Clinical Pearl

- 免疫抑制状態の患者の胸水中細胞が著明に増多してリンパ球ばかりになってきたら，PELも考える．

（酒見英太）

救急外来 Case 7

忘れた頃にやってくる

患者 ● 2児の母親である32歳の女性．主婦．

主訴 ● 発熱，腹痛，下痢．

現病歴 ● 入院4日前より発熱，腹痛を伴う水様性下痢（10数回/日）が出現したため，近医Aを受診し整腸薬などを処方された．症状は改善せず，入院前日と当日に近医Bを受診した．点滴を受けたが軽快せず，入院前日の炎症所見が高値（WBC 24,300/μl，CRP 12 mg/dl）であったため，当院救急外来を紹介受診した．

システムレビュー ● 39.0℃の高熱が持続．悪寒戦慄なし．腹痛は急性だが，突然発症（sudden）という感じではない．左側腹部で持続的，増強傾向，粘血便や黒色便なし．悪心あり，嘔吐なし．上気道症状なし．生ものや古いもの摂取なし．周囲に同症状者なし．渡航歴なし．ペットなし．月経周期 整．不正性器出血や帯下の変化なし．

既往歴・家族歴 ● 特記事項なし．**アレルギー**：なし．

生活歴 ● 飲酒・喫煙：なし．

内服薬 ● 近医Aより：乳酸製剤，ロペラミド，メトクロプラミド各4日間，スコポラミン頓用．
近医Bより：クリンダマイシン2回分．

身体所見 ● 身長158 cm，体重44 kg，体温39.5℃，呼吸数20/分，脈拍102/分 整，起立性変化なし．血圧92/54 mmHg，貧血・黄疸なし．表在リンパ節触れず．**胸部**：心音；整で心雑音なし，呼吸音；清．**腹部**：平坦，軟，腸音亢進，左側腹部～下腹部にかけて圧痛・反跳痛あり，筋性防御なし，直腸診：拒否．**背部**：CVA叩打痛なし．**神経**：異常なし．

検査所見 ● RBC 402×10⁴/μl，Hb 12.0 g/dl，Ht 35.7%，WBC 25,300/μl（neut 76%，eos 1%，baso 2%，mono 9%，lym 12%），Plt 20.1×10⁴/μl，Glu 115 mg/dl，TP 6.1 g/dl，Alb 3.0 g/dl，BUN 10 mg/dl，Cr 0.6 mg/dl，T-Bil 1.5 mg/dl，AST 16 IU/l，ALT 15 IU/l，LDH 160 IU/l，ALP 233 IU/l，Na 131 mEq/l，K 3.0 mEq/l，Cl 94 mEq/l，Ca 7.5 mg/dl，CRP 17.6 mg/dl，尿検査：蛋白（2＋），糖（－），潜血（2＋），ケトン体（2＋）．血液培養：4セットすべて陰性．便培養：2回とも病原性細菌なし．O157菌体抗原検査，ベロ毒素・CD毒素の迅速検査：すべて陰性．腹部CT：上行結腸から直腸にかけて，浮腫状の壁肥厚．

来院後経過 ● 産婦人科を受診，内診・経腟エコーにて所見を認めず．続いて外科受診，感染性腸炎を疑うが腹膜炎の可能性が否定できず，外科入院となった．絶食，補液，抗菌薬（イミペネム・シラスタチン1 g×3回）を開始したが，発熱は38℃台が持続し，炎症反応高値が持続した．腹痛は左側腹部から腹部全体に広がり，筋性防御はないが反跳痛あり．水様下痢は6回/日が続いていた．骨盤腹膜炎も否定できないため，第4病日よりレボフロキサシンを開始．第5病日に内科に転科となった．

What's your diagnosis ?

Diagnostic Tests

- **大腸内視鏡検査**：第8病日に大腸内視鏡検査を施行した．直腸から連続的に粘膜表面にびっしりと黄白色の偽膜を認めた（図1）．便汁培養では病原性菌は検出されず，CD毒素も陰性であった．

正解 ▶ 偽膜性腸炎

Clues（手がかり）
- 再度病歴を聴取したところ，約1カ月前に急性上気道炎に対して抗菌薬（セフカペンピボキシル，レボフロキサシン）を数日間，内服していた．
- 近医で処方されていたクリンダマイシン内服前より，腹部症状や炎症反応の高値がみられたために，約1カ月前の抗菌薬が原因であったと考えられた．

Red Herring（めくらまし）
- ごく最近の抗菌薬の内服歴しか問診しなかったために，すぐには本疾患に結びつかなかった．

Clincher（決め手）
- 大腸内視鏡．

本症例の経過　治療として，バンコマイシン0.5 g 1日4回の経口投与を開始．内服開始2日後より症状は軽快し，約1週間後に退院となった．

偽膜性腸炎　腸管内の嫌気性菌である *Clostridium difficile* が異常増殖し，産出する毒素（トキシンAとトキシンB）が腸管粘膜を傷害して発症する疾患である．その原因は，抗菌薬・抗癌剤・免疫抑制薬などによる腸内細菌叢のバランスの破綻とされている．ハイリスクグループとしては，高齢者，基礎疾患を持つ患者，長期入院患者（病院/施設），抗菌薬の種類などがあげられる[1〜3]．原因となる抗菌薬は，広域ペニシリン・第3世代セフェム系・クリンダマイシンが多いとされているが，あらゆる抗菌薬が原因となる可能性があり，治療薬であるメトロニダゾールやバンコマイシンでも引き起こされうる[2]．通常，抗菌薬の内服開始4〜9日後に多くみられるが，6週前の抗菌薬によって引き起こされた症例もあり[3]，本疾患を疑った場合，6週前までさかのぼって問診する必要がある（表1）．

症状は，緩徐発症で軽症から致死的な重症までさまざまであるが，典型的には下痢（粘液様や，時に下血も），腹痛，発熱を認める．

偽膜性腸炎の診断は，便中の毒素を検出することである．ラテックス凝集反応は，毒素そのものの検出法ではなく，感度・特異度ともに低いため，診断には不十分である．イムノクロマト法（ユニク

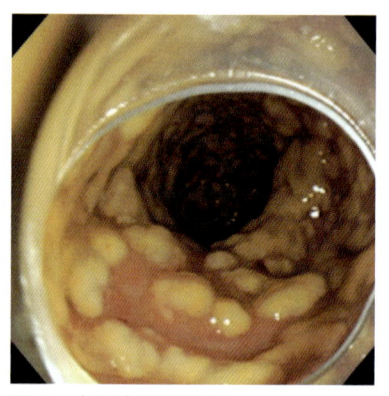

図1　大腸内視鏡検査
直腸から連続的に，粘膜表面にびっしりと黄白色の偽膜を認める．

表1 偽膜性腸炎の典型例と非典型例 (文献1～3を筆者改訳)

	典型例	非典型例
背景	高齢者，基礎疾患あり，長期入院（病院/施設）	健常者，外来患者
潜伏期間	4～9日，4週間以内に抗菌薬投与歴あり	6週以上
投与期間	長期投与	単回投与
薬剤投与の方法	多剤投与	単剤投与
薬剤の種類	第3世代セフェム系，クリンダマイシン，広域ペニシリン	メトロニダゾール，バンコマイシン

イック®）や簡易ELISA法（テイエフビー®）はトキシンAの検出法であり[2]，さらに2007年からトキシンA・Bともに検出できるキット（TOX A/B QUIK CHEK「ニッスイ」®）が使用できるようになった[4]．

　Gold standardは細胞培養によるトキシンBの検出であるが，通常の検査室では困難である．トキシンA陰性・トキシンB陽性株の報告も3～40％みられ，古い世代の迅速キットでは検出できない（本症例はトキシンAのみ検出するキットが使用できた時期にあたる）[5]．細菌培養は嫌気培養で行うが，*Clostridium difficile*を検出しても，治療が必要でない無症候性キャリアの場合もあるため，臨床像とあわせて判断することが重要である．

　内視鏡で黄白色の隆起した偽膜が確認できれば診断は容易であるが，偽膜が融合していたり，薄膜型，びまん性などでは潰瘍性大腸炎・虚血性大腸炎・感染性腸炎との鑑別を要し，診断が難しいこともある．病変は直腸～S状結腸に多いが，約10％は直腸鏡では診断できない[2]．

　偽膜性腸炎の治療については，原因薬剤の中止だけで10～20％は症状の改善があるため，中止後48時間以内に改善する場合は経過観察でよい．それでも症状改善がみられない場合は，内服薬は経口メトロニダゾール（250 mg）4錠 分4，もしくは6錠 分3（日本では保険適用外）またはバンコマイシン0.5 mg分4を10日間投与する（この症例では，通常量に比べ，多い量が用いられた）．初期治療で改善がみられても，10～20％では再発がありうる[2]．

　*Clostridium difficile*は院内で集団発生することがある．*Clostridium*属はアルコール抵抗性であり，通常の速乾性アルコールの手指消毒は無効である．手袋を着用し，はずした後の流水下手洗いが必要である[6]．

Clinical Pearls

- 偽膜性腸炎では，抗菌薬の投与歴を6週間前までさかのぼって問診することが大切である．
- トキシンAの検出に頼っていては診断を逃すことがある．

■文献
1) Bartlett JG, et al：Antibiotic-associated diarrhea. N Engl J Med 346：334-339, 2002.
2) Mylonakis E, et al：Clostridium difficile-associated diarrhea. Arch Intern Med 161：525-533, 2001.
3) Anand A, et al：Epidemiology, clinical manifestation, and outcome of Clostridium difficile-associated diarrhea. Am J Gastroenterol 89：519-523, 1994.
4) Bartlett JG, et al：Clinical recognition and diagnosis of Clostridium difficile infection. CID 46：512-518, 2008.
5) 加藤はる，他：Toxin A陰性Toxin B陽性Clostridium difficile. 検査と技術 31：666-669, 2003.
6) Louie TL, et al：Clostridium difficile infection in hospitals — risk factors and responses. CMAJ 171：45-46, 2004.

（川城麻里・川島篤志・藤本卓司）

赤ズキンは狼だった！

症例提示

　生来健康な33歳の女性．2カ月来の右殿部〜右外陰部の持続性痛みにて受診し，右S3の神経鞘腫を摘出された．いったん右殿部痛は軽快したが，術後1カ月して右殿部痛が再燃増強したために再来．同部は軽度暗赤色に着色し，圧痛を伴う硬結を触れたが，無熱で全身状態はよく，「蜂巣炎」として経口セフェム系抗菌薬を1週間投与され，痛みはほぼ消失した．さらに1カ月半後，とくに誘因なく再び右殿部痛が再燃し，今度は39℃の発熱を伴い，フロモキセフの点滴を受けたが全く改善しないので総合内科に紹介された．
　身体所見上，軽度の脾腫，閉鎖神経徴候を認め，手術瘢痕からは多少離れてはいるが，右殿部には熱感と著明な圧痛を伴う皮下硬結を触れ，表面は暗赤色〜褐色に変色あり．検査上 WBC 12,900/μl（neut 84%，lym 11%，mono 5%），CRP 9 mg/dl 以外特記する異常なく（CK，LDH 正常），骨盤部 MRI では右殿部皮下・大殿筋および内閉鎖筋の炎症像を認めた．院内感染も考慮しメロペネム＋バンコマイシンを5日投与しても解熱せず，血液培養も陰性のままだったため，右殿部硬結の生検を行ったところ，血管周囲炎を伴う隔壁＋小葉型脂肪織炎（血球貪食像なし，組織培養陰性）であった．その後 ANA×160，抗dsDNA 抗体（＋），血清補体値低下・免疫複合体上昇を得て，lupus profundus（深在性ループス）と診断した．患者の発熱と病変はステロイドの投与で改善したことはいうまでもない．当患者はフォローされた期間中には SLE（全身性エリテマトーデス）のほかの症候（表皮・粘膜，漿膜，関節，腎，中枢神経，血球，凝固系の異常）はきたさなかった．

考察・解説

　Lupus profundus は免疫複合体による小動脈炎のために脂肪織炎を起こすもので，殿部を含む体のさまざまな場所に有痛性硬結をきたす．将来 SLE に進展するものは10〜25%にすぎないといわれている．当患者において，同側仙椎の神経鞘腫摘出術が誘因となった可能性はある．なおタイトルは，赤くズキズキと痛む病変は狼（＝lupus）であったというわけ．

Clinical Pearls

- 若い女性の脂肪織炎をみたら，lupus profundus も鑑別にあげる．
- Lupus profundus を呈する患者の一部しか将来 SLE を発症しない．
- 脂肪織炎が強いと炎症が周囲の筋肉に及ぶことがある．

（酒見英太）

救急外来

本当にあった怖い話

Case 8

患者:生来健康な27歳の男性,外装工.

主訴:側胸部痛,背部痛.

現病歴:10月15日より倦怠感を自覚した.その後,咽頭痛,頭痛を伴う40℃の熱発を認めたため,近医を受診し,シプロフロキサシンを処方された.一時,解熱したが,23日より再び38.5℃の熱発を認めた.25日には胸背部痛が出現したため,本院を受診し,精査加療目的にて入院となった.

システムレビュー:緩徐発症.悪寒・戦慄なし,盗汗なし,頭痛なし,腹痛・下痢なし,悪心・嘔吐なし,温泉・渡航歴なし,周りに同様の症状の人なし.体動や深吸気により増強する胸背部痛あり,咳あり,白色の唾液様の痰あり,呼吸困難感軽度あり,咽頭痛あり,嚥下時痛あり,両側頸部痛あり,食欲低下あり.

既往歴:特記事項なし.**アレルギー**:なし.

生活歴:飲酒:ビール350 ml/日.喫煙:40本/日×10年.

内服薬:シプロフロキサシン6日間.

家族歴:父:心疾患(詳細不明).

身体所見:身長166 cm,体重74 kg,体温38.1℃,呼吸数40/分,脈拍102/分 整(仰臥位),血圧122/54 mmHg,SpO_2 92%(室内気).**頭頸部**:眼瞼結膜充血あり・黄染なし,口腔内齲歯多数,咽頭発赤著明,扁桃腫大・膿栓なし,左側に胸鎖乳突筋に沿った強い圧痛あり,表在リンパ節左頸部に1カ所(圧痛なし).**胸部**:心音;整で心雑音なし,呼吸音;右下肺と左側胸部にlate inspiratory crackles.**腹部**:平坦軟,腸音正常,右季肋部に圧痛あり,筋性防御なし,肝叩打痛があるが,Murphy徴候なし.**背部**:CVA叩打痛なし,神経学的異常なし,皮膚所見なし.

検査所見:Hb 15.3 g/dl,Ht 44.3%,MCV 91.5 fl,WBC 23,800/μl(neut 93%,mono 5%,lym 2%),Plt $2.7×10^4$/μl,PT 62.4%,INR 1.26,APTT 36.3秒,Fbg 653 mg/dl,FDP 10.5 μg/ml,ATⅢ 74%,D-D 10.0 μg/ml,ESR 0 mm/1時間,Glu 108 mg/dl,TP 5.6 g/dl,Alb 3.4 g/dl,BUN 66 mg/dl,Cr 2.2 mg/dl,T-Bil 3.9 mg/dl,AST 33 IU/l,ALT 14 IU/l,LDH 207 IU/l,ALP 878 IU/l,γ-GTP 19 IU/l,CK 15 IU/l,Na 127 mEq/l,K 3.7 mEq/l,Cl 91 mEq/l,Ca 7.5 mg/dl,CRP 21.5 mg/dl.

胸部CT:両側胸膜下に多発結節影(図1).

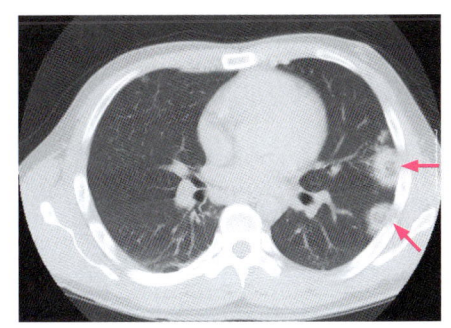

図1 胸部CT(単純)

What's your diagnosis？

Diagnostic Tests
- 血液培養：嫌気性ボトルのみから *Porphyromonas* spp. が検出された．
- 頸部造影 CT：腎機能が改善した後に施行し，左内頸静脈に血栓を認めた（図2）．

正解 ➡ Lemierre 症候群（*Porphyromonas* spp. による）

Clues（手がかり）
- 先行する上気道感染，肺への感染性塞栓症．
- 胸鎖乳突筋に沿った圧痛．

Red Herring（めくらまし）
腹痛や肝胆道系酵素の上昇．

Clincher（決め手）
- 血液培養．
- 頸部 CT．
- 嫌気性菌の同定．

本症例の経過

当疾患を想定し，クリンダマイシンとアンピシリン・スルバクタムにて治療した．嫌気性ボトル（2/2 本）のみからグラム陰性桿菌が検出され，*Porphyromonas* spp. と同定された．感受性確認後，ベンジルペニシリンに変更し治療継続とした．腎機能・肝酵素異常は徐々に改善した．発熱は第 11 病日まで持続，乾性咳嗽・深吸気による胸痛は約 1 カ月後に改善した．第 45 病日の頸部エコーにて血栓の消失，第 60 病日の胸部 CT にて改善を確認した．播種性血管内凝固（DIC）の疑いに対し，ダルテパリンの投与を行ったが，その後は積極的な抗凝固療法は行わなかった．

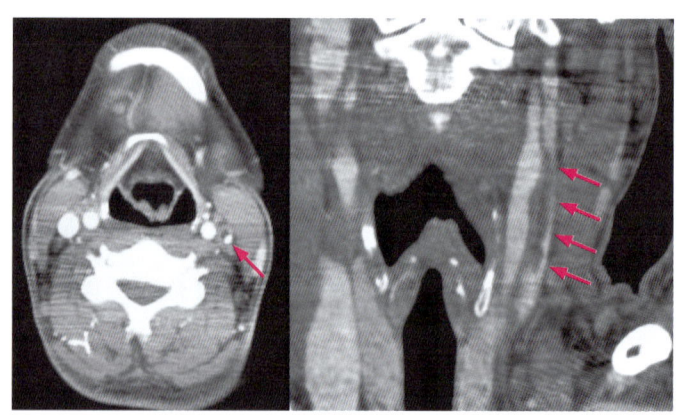

図2　頸部造影 CT
左頸静脈に血栓を認める．

表1 Lemierre 症候群の特徴 （頻度は文献1より）

- 嫌気性菌(とくに *Fusobacterium necrophorum*)による感染症
- 健康な若年者に発症
- 先行する口腔・咽頭感染(約1週間程度)
- 内頸静脈血栓性静脈炎(26〜45%)
- 肺/関節/骨への感染性塞栓症(79〜100/13〜27/0〜9%)
- 呼吸・循環不全，DIC や肝障害の合併

Lemierre 症候群

　1936年に Lemierre により20例の報告がされた症候群で，表1に示すような特徴を持つ[1〜3]．病因としては，口腔・咽頭感染症(とくに扁桃炎)が誘因となり，副咽頭間隙の後方にある頸動脈鞘への進展で，頸静脈の血栓性静脈炎を発症し，その部位より感染性塞栓症をきたす．抗菌薬が"なかった"時代に多くみられた疾患であるが，嫌気性菌に弱い抗菌薬の使用や"咽頭痛"に対する抗菌薬の制限(英国からの報告)[1]によるためか，最近の報告例がみられるようになった．まれな疾患だが診断の遅れにより合併症や致死率が上がるため，注意が必要である．

　起炎菌としては，*Fusobacterium necrophorum* によるものが多く，ほかに *Peptostreptococcus* spp. や *Bacteroides* spp. などによる嫌気性菌によっても発症する[1〜3]．本症例でみられた *Porphyromonas* spp. によるものはまれであるが報告例がある．*Porphyromonas* spp. は，*Bacteroides* spp. と同様に，人や動物の口腔，上気道，腸管，腟などに常在しており，誤嚥性肺炎，口腔内感染症，性器感染症などの原因になりうる．

　抗菌薬は，嫌気性菌に対して，クリンダマイシンやメトロニダゾールを用いる．βラクタマーゼ産生株もみられるため，感受性がわかる前のペニシリン単剤での治療は危険である[1〜3]．適切な治療期間に関しては記載はないが，多くは4週間以上とされていた[1]．本症例では点滴＋経口にて計8週間使用した．

　血栓性静脈炎に対する抗凝固療法に関しては，無作為臨床試験の報告はなく依然議論されている[1〜3]．血栓が逆行性に頭蓋内に進展する場合は施行するという意見もある．以前は頸静脈の結紮を行っていたが，現在では，ほとんど施行されていない．

　「過去にあった病気…」ではなく，現代にもある若年健常者に起こる致死的疾患でした．怖い怖い…．

Clinical Pearls

- Lemierre 症候群は健康な若年者に発症し，治療が遅れると致死的となりうる．
- 嫌気性菌に弱い抗菌薬の投与下では，Lemierre 症候群が起こりうる．
- 身体所見では，頸動脈鞘に沿った疼痛を意識する．血栓性静脈炎を認めることもある．

■文献
1) Riordan T, et al : Lemierre's syndrome—more than a historical curiosa. Postgrad Med J 80 : 328-334, 2004.
2) Golpe R, et al : Lemierre's syndrome(necrobacillosis). Postgrad Med J 75 : 141-144, 1999.
3) Hagelskjaer KL, et al : Human necrobacillosis, with emphasis on Lemierre's syndrome. Clin Infect Dis 31 : 524-532, 2000.

（山中和明・川島篤志・藤本卓司）

当たり？ ハズレ！ やっぱり当たり！

症例提示

　1942年生まれの専業主婦．1948年に肺門リンパ節腫脹（肺結核）にてストレプトマイシン（SM）治療．翌年再発にて詳細不明の再治療を受けている．結婚後は子宮性不妊を指摘され，子はいない．55歳時に発症の背部痛を主訴に整形外科を受診し，CT・MRI・骨シンチにてTh7椎体のみに異常が認められ，内科に精査が依頼された．発熱・体重変化などの全身症状も背部痛以外の局所症状もなく，身体所見上も全く正常で，脊椎の叩打痛や可動域制限さえなかった．各種検査で悪性腫瘍の存在は否定されたにもかかわらず，発症後4カ月しても背部痛は持続していたため，既往から結核性脊椎炎を疑い，CTガイド下胸椎吸引針生検を行ったうえでリファンピシン（RFP）＋イソニアジド（INH）＋ピラジナミド（PZA）による治療のトライアルを開始したが，生検の組織検査（肉芽腫）も細菌学的検査（Z-N染色，Tb-PCR，抗酸菌培養）もすべて陰性であった．抗結核治療開始後1カ月でいったん背部痛の改善がみられたものの，しばらくして背部痛の再燃とともに，病変のデルマトームに一致する胴体全周性の痛みと乾性咳や吃逆も出現したため，胸椎を再検．今度は37.4℃の微熱とTh6/7の脊椎圧痛を認め，ESRは89 mm/hrで，胸椎X線で左傍脊柱軟部組織ラインの膨隆（椎体左縁から42 mm）およびMRIで椎体炎と左傍脊柱膿瘍像の所見を認めたため，エコー下に膿瘍の穿刺を行ったところ，Gaffky 1号，Tb-PCR陽性との結果を得た．RFP＋INHを増量しエタンブトール（EB）を追加して，合計1年の治療にて無事治癒に導けた．治療終了時，ESRは20 mm/hr，傍脊柱軟部組織ラインの膨隆は15 mmであり，さらに1年後には13 mmとなっていた．

考察・解説

　小児期に結核に罹患すると，成長期で血流の豊富な椎骨に菌が散布されやすく，後々局所免疫が低下した際に脊椎炎として発症する．典型的な症状は週～月単位で増悪する局所の痛みであり，全身症状は案外少ない．本症例は治療を受けた年代（1949年）から，おそらく再治療はパラアミノサリチル酸（PAS）あるいはSM＋PASであったと考えられ，RFP＋INH＋PZAで開始した治療は当たっていたと考えられるが，開始後1カ月半の時点で顕著な増悪をみたのは，いわゆる「初期悪化」のような病態であったと思われる．

Clinical Pearls

- 脊椎X線上傍脊柱軟部組織ラインの膨隆は，脊椎椎間板炎の診断と経過観察に役立つ．
- 抗結核薬の開発（SM：1944年，PAS：1946年，INH/PZA：1952年，EB：1961年，RFP：1966年）や普及の年代を知っておくと，治療歴のある結核患者に対する抗結核薬の選択に役立つかもしれない．

（酒見英太）

救急外来　Case 9

腰が抜けた！

患者●76歳，女性．

主訴●下肢脱力．

現病歴●1月10日の昼，椅子から立ち上がろうとした時，両側の下肢脱力を自覚．安静にして，約2時間で徐々に自然軽快した．その後より食思不振を認め，食事摂取量は減っていた．1月11日の夕方4時頃，午睡後，トイレに行くため起き上がろうとするも，再び下肢脱力を自覚し，トイレまで這っていかなければならなかった．今回も徐々に症状軽快するも，心配になり救急外来に独歩で来院した．

既往歴●65歳時に腰椎すべり症手術．高血圧．

生活歴●普段は杖歩行で，日常生活も自立していた．

身体所見●意識清明，体温35.8℃，脈拍84/分 整，血圧(左) 140/78 mmHg．頭頸部：眼瞼結膜に貧血なし．胸部：心肺異常所見なし．腹部：異常所見なし．

神経：＜脳神経＞対光反射；正常，瞳孔；正円同大，眼球運動；正常，眼振なし，挺舌正常．＜運動系＞上肢 Barré 徴候陰性，下肢挙上左右差なく正常．＜感覚系＞異常なし．＜反射＞腱反射正常．Babinski 徴候陰性．

検査所見●Hb 12.9 g/dl，WBC 14,500/μl，Plt 15.8×10^4/μl，Glu 211 mg/dl，Alb 3.9 g/dl，BUN 10.9 mg/dl，Cr 0.8 mg/dl，T-Bil 1.6 mg/dl，AST 46 IU/l，LDH 260 IU/l，AMY 69 IU/l，CK 78 IU/l，Na 137 mEq/l，K 4.0 mEq/l，Cl 98 mEq/l，Ca 9.0 mg/dl，CRP 12.6 mg/dl．

胸部X線：図1．

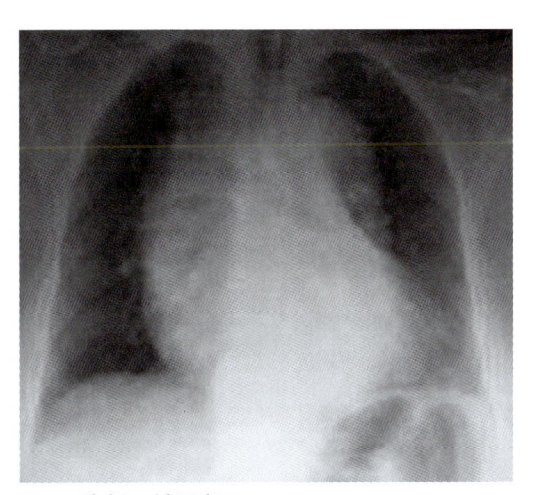

図1　胸部X線写真

What's your diagnosis ?

Diagnostic Tests　当初，周期性四肢麻痺や腰椎ヘルニア，脊柱管狭窄などを考えたが，炎症所見の説明がつかなかった．感染症の合併も考え撮影した胸部X線にて，縦隔の著明な拡大を認めたため，胸部CTを撮影したところ，大動脈解離 Stanford A 型，偽腔開存型の所見が得られた（図2）．

正解 ▶ **大動脈解離**

Clues（手がかり）
● 縦隔の拡大，炎症所見．

Red Herring（めくらまし）
● 一過性の経過．
● 胸痛の欠如．

Clincher（決め手）
● 胸部 CT．

解説　本症例は大動脈解離としては，かなり非典型的な臨床像であったと考えられた．しかしながら，大動脈解離は心筋梗塞などさまざまな臨床像をとることが知られており，非典型的経過そのものは決してまれではない．見逃した場合の重篤さを考えれば，多少非典型的であっても何とか診断に至るよう努力したい．以下，本症例のポイントについて概説する．

■**大動脈解離は無痛性となりうるか？**

疼痛は，解離による動脈壁の進展に伴う外膜の知覚神経への刺激や，肋間動脈などの分枝動脈閉塞に伴う血行支配領域の虚血が原因とされている．無痛性の頻度は，約10％と報告されている[1]．無痛性解離の機序として，外膜の知覚神経に感知されないほどにきわめてゆっくりと解離が進行した場合や，きわめて短時間で分枝動脈への血流が再開通した場合がいわれている[2]．

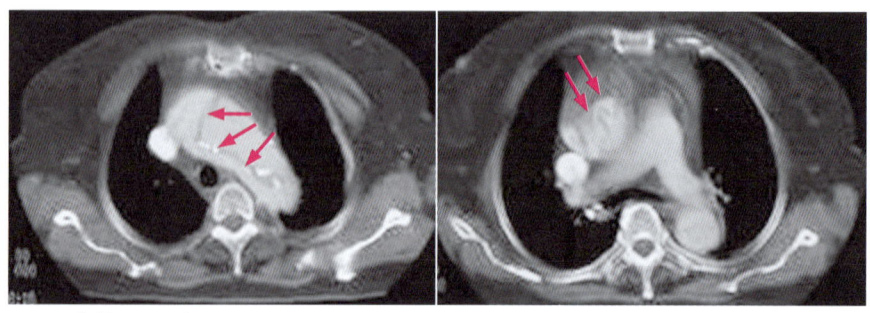

図2　胸部 CT 写真

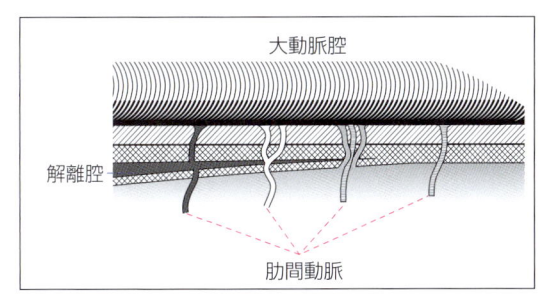

図3 大動脈解離の模式図　　　　　（文献2より）

■解離性大動脈瘤で両下肢麻痺は起こるのか？

両側下肢麻痺は大動脈解離の4.2％の頻度で認められる．解離が脊髄の栄養血管である肋間動脈や腰動脈領域に進展することにより，脊髄に虚血が生じることが原因となる．脊髄虚血を合併した急性大動脈解離のうち，43.5％が無痛性であったという報告があり[3]「無痛性＋両下肢麻痺」は大動脈解離の一つの発症パターンといえるかもしれない．

■大動脈解離が"一過性"両下肢麻痺となるのは？

一過性両下肢麻痺で発症する大動脈解離はしばしば報告されており，その病態についてはさまざまな説がある．

- 解離の進行につれて肋間動脈が進展し，狭小化し閉塞する．しかし，解離がさらに進むと肋間動脈は断裂し，解離腔から血流を受けるため[3,4]，血流が回復し，麻痺が改善する（図3）．
- 解離の直後の内膜破裂孔の下縁が弁状となり，可逆的に血管を閉塞するため[3]．
- 破裂時の急激な血流，循環動態の変化，ショックなどで脊髄栄養血管が一時的に攣縮するため[3]．

■大動脈解離を見逃さないために

今回のようなケースはまれであるが，このようなめくらまし症例はしばしばみられる．脳血管障害で発症した症例，心タンポナーデで来院した症例，不明熱で来院した症例など，当院でも非典型的なパターンで来院した症例をしばしば経験する．大動脈解離の見逃し率は最大30％近くあるとの報告もあり，その原因のトップは，大動脈解離を思いつかないためとされている．見逃さないためには，この疾患をとにかく思いつくことが大切である．

①末梢血管による症状（脳梗塞，脊髄症状，心筋梗塞，心タンポナーデ，喀血，下血，腸管虚血，腎不全），②脈拍ないし血圧の左右差，③胸部X線での縦隔拡大，カルシウムサインなどに注意することが，見逃しを最小限とするポイントとしてあげられる[1]．

本症例の経過　A型大動脈解離と診断，緊急に上行大動脈置換，大動脈弁吊り上げ術を施行した．術中所見では大動脈基部より弓部にかけて解離を認め，血性心嚢水を伴った．術後，血行動態は良好．術後5日目に両下肢不全麻痺，膀胱障害が出現した．座位も困難となるが，リハビリにて徐々に改善．術後44日目，歩行器にて歩行可能となるまでに改善し，退院した．

Clinical Pearls

大動脈解離を見逃さないためには,以下が大切.
- 「末梢血管症状」から大動脈解離をわずかでも考慮できる.
- 脈拍の左右差を常に評価する.
- 胸部X線を慎重に読影する.

■文献
1) Klompas M : Does this patient have an acute thoracic aortic dissection ? JAMA 287 : 2262-2272, 2002.
2) 鈴木宗平, 他:神経症状, 特に前脊髄動脈症候群を合併する解離性大動脈瘤について. 日胸外会誌 28 : 231-240, 1980.
3) 近江三喜男, 他:大動脈解離および大動脈内血腫に合併した脊髄虚血. 胸部外科 56 : 473-478, 2003.
4) 寺倉守之, 他:対麻痺で発症した無痛性大動脈解離の1例. 心臓 34 : 480-483, 2002.

(飯岡　大・石丸裕康・郡　義明)

Case 10

救急外来

神出鬼没な所見と行動は…

患者 ADLは自立している一人暮らしの73歳，男性．

主訴 発熱，悪心，食欲低下，右足関節痛．

現病歴 1週間前，仕事（ミシンの製造・修理）で得意先を回っている時に，発熱と差し込むような腹痛を自覚した．帰宅後に水様性下痢と嘔吐をきたした．下痢はその日で治まったが，発熱と悪心はその後も続き，食事摂取量は減少した．3日前には右足関節の疼痛・発赤・腫脹が出現，2日前からは右足関節痛で歩行も困難となったため，救急室を受診した．

身体所見 意識清明，体温38.2℃，呼吸数20/分，脈拍83/分 整，血圧120/70 mmHg．**頭頸部**：異常なし．**胸部・腹部・背部**：異常なし．**四肢**：右足関節に発赤・腫脹・熱感・圧痛（内顆）・可動痛あり．左膝関節に痂皮を伴う皮疹あり．**直腸診**：前立腺は弾性硬，圧痛なし．**神経**：異常なし．

検査所見 RBC $376 \times 10^4/\mu l$, Hb 11.8 g/dl, Ht 32.8%, WBC 9,800/μl (neut 81.3%, lym 9.5%, mono 4.4%, eos 1.6%), Plt $16.9 \times 10^4/\mu l$, Glu 113 mg/dl, TP 6.7 g/dl, Alb 3.2 g/dl, BUN 23.9 mg/dl, Cr 1.0 mg/dl, UA 4.6 mg/dl, TG 108 mg/dl, T-Cho 114 mg/dl, T-Bil 1.3 mg/dl, AST 44 IU/l, ALT 42 IU/l, LDH 255 IU/l, ALP 256 IU/l, γ-GTP 70 IU/l, CPK 14 IU/l, Na 134 mEq/l, K 3.8 mEq/l, Cl 94 mEq/l, Ca 7.8 mg/dl, P 3.7 mg/dl, CRP 17.63 mg/dl．

尿検査：異常なし．

胸部X線：異常なし．

右足関節X線：異常なし．

入院後経過 発熱を伴う右足関節の急性単関節炎と考えた．鑑別診断には，感染性関節炎，結晶性関節炎（痛風，偽痛風），外傷性関節炎があがる．関節液穿刺を行ったが，2 mlしか吸引できず，黄色であった．グラム染色では，多数の白血球は存在するが，細菌や結晶は認められなかったので，感染性や結晶性は否定的と考えた．そこで，1週間前の下痢と発熱，3日前からの関節炎という病歴から，腸管感染後の反応性関節炎を疑った．ただし，反応性関節炎は，感染後1～4週間に発症する寡関節炎が典型像なので，典型的とはいえない．また，左膝の皮疹自体は乾癬の可能性があったが，乾癬性関節炎ならもっと慢性の経過をとるので，本例の右足関節炎が乾癬性とは考えにくい．とりあえず静脈血2セットで血液培養を行い，非ステロイド性抗炎症薬処方で様子をみることにした．第2病日の夜には40℃を超えたので，血液培養2セットを追加した．

What's your diagnosis ?

Diagnostic Tests

第3病日の朝,「先生,やっぱりおかしいですよ.昨晩,ご自分の病室でなく,隣の病室で寝ておられましたよ」との報告が看護サイドからあった.項部硬直は明らかではなかった.髄液検査を行うと,蛋白71 mg/dl,糖56(血糖156)mg/dl,細胞数881/3μl (neut 81%, lym 18%)であり,細菌性髄膜脳炎が最も考えられた.グラム染色では細菌は認められなかった.単純ヘルペス脳炎の可能性も残ったので,抗菌薬は,セフトリアキソン＋アンピシリン＋アシクロビルとした.頭部MRI検査を行うと,右頭頂葉に脳塞栓症を認めた.対座視野試験では,左下同名性四半盲であった.「1週間以上続く発熱,急性単関節炎,意識障害,細菌性髄膜脳炎,脳塞栓症」から,「やはり感染性心内膜炎(IE)なのか」と考えられた.当初の消化器症状との関連は不明であった.

第4病日に,前日までなかった収縮期逆流性雑音(Levine Ⅱ/Ⅵ)を聴取するようになった.最強点は心尖部にあり,腋窩に放散する.僧帽弁閉鎖不全症の出現である.あらためて「頭のてっぺんから足の爪先まで」身体診察を行うと,両眼瞼結膜に点状出血を1個ずつ,左手掌に圧痛を伴わない病変(Janeway病変)を3個(図1),左小指末節指腹に圧痛を伴う結節(Osler結節)を1個(図2)認めた.経胸壁心エコー検査では,長軸断層像で僧帽弁前尖の巨大疣贅を認める(図3).IEの治療としては,その急性の臨床像から黄色ブドウ球菌性と考え,セファゾリン＋バンコマイシン＋ゲンタマイシンを使った.バンコマイシンはMRSAカバーのためであり,ゲンタマイシンはシナジー効果を狙ったものである.

第6病日に血液培養の結果が返ってきた.4セットとも陽性であった.右足関節液の培養でも,同一菌種が同定された.髄液培養は陰性であった.

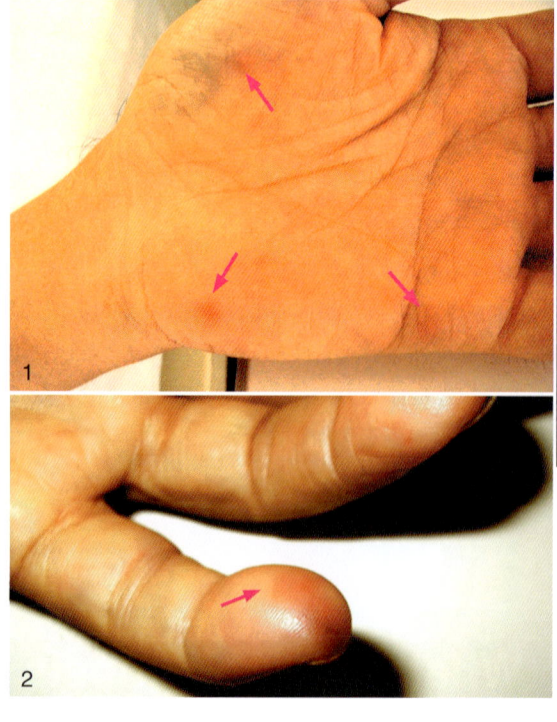

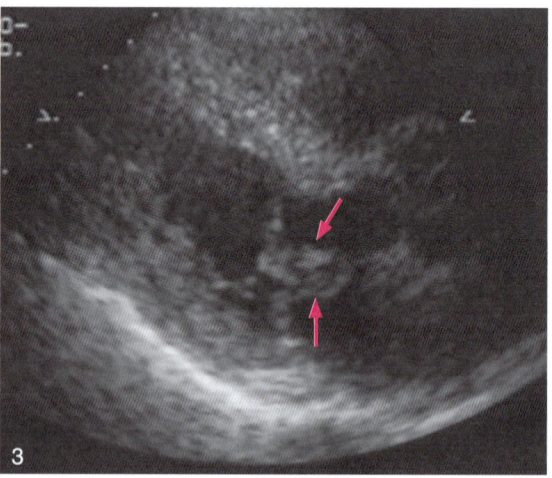

図1 左手掌
圧痛を伴わないJaneway病変を認める.
図2 左小指末節指腹
圧痛を伴うOsler結節を認める.
図3 経胸壁心エコー検査(長軸断層像)
僧帽弁前尖の巨大疣贅を認める.

正解　　　**B群連鎖球菌による感染性心内膜炎**

Clues（手がかり）
- 1週間以上続く発熱．
- 急性単関節炎．
- 意識障害．
- 細菌性髄膜脳炎．
- 脳塞栓症．
- 収縮期逆流性雑音．
- 眼瞼結膜点状出血．
- Janeway病変，Osler結節．

Red Herring（めくらまし）
右足関節穿刺液が2 ml以下と少なく，グラム染色が陰性であった．

Clincher（決め手）[1]
- 収縮期逆流性雑音の出現．
- 心エコー検査での僧帽弁前尖の疣贅．
- 血液培養陽性．

本症例の経過と解説

　ペニシリンG 2,400万単位/日＋ゲンタマイシン60 mg×3回/日に治療を変更した．収縮期逆流性雑音は，第5病日にはⅢ/Ⅵと明らかに増強していた．第6病日の経胸壁心エコー検査では，弁破壊の進行が認められ，第7病日の頭部MRI検査では，対側（左）頭頂葉にも脳塞栓症が認められたので，第8病日に僧帽弁置換術を施行している．

　術後経過は良好であったが，リハビリテーションを開始した第17病日（術後9日目）に頭痛が突発した．左片麻痺が出現し，右側への眼球共同偏視を認めた．頭部MRI検査では，正中線偏位を伴う右頭頂葉の脳出血巣を認めた．「既往の脳塞栓症の続発症，術前に生じていたIEの合併症の一つである感染性脳動脈瘤の破裂，術後抗凝固療法の合併症」などの可能性が考えられた．薬石効なく，第21病日に永眠された．

　B群連鎖球菌（group B Streptococcus；GBS）は，Streptococcus agalactiaeだけで構成されている．成人にみられるGBS感染症のほとんどが，妊娠と分娩に関係する．その他のGBS感染症の一つとして，まれながら心内膜炎があり，高齢者，弁膜症患者，免疫抑制者，大酒家，糖尿病患者，担癌患者，静脈性薬物乱用者やHIV患者に起こる[2,3]．その特徴は，ほかの連鎖球菌による場合と異なり，急性に発症し，飛びやすい巨大疣贅を形成しやすく，早期に弁破壊が起こり，局所性・全身性合併症が高率であり，手術療法にかかわらず予後が悪い（とくに人

工弁の場合)[2,3].

　IE の 20〜40％に，巣症状を伴う脳卒中，脳症，髄膜脳炎，感染性脳動脈瘤などの中枢神経系合併症が起こる[1,4]．黄色ブドウ球菌によることが多いが，本例のように GBS による場合もある[2,3]．

Clinical Pearls

- 「発熱，急性単関節炎，意識障害，細菌性髄膜脳炎，脳塞栓症」があれば，感染性心内膜炎を考える．
- 感染性心内膜炎の急性単関節炎では，グラム染色陰性・培養陽性のことがある．
- 抗菌薬投与前の血液培養が，感染性心内膜炎の起炎菌同定の要である．静脈血採取でよい．
- GBS (*Streptococcus agalactiae*) による感染性心内膜炎は，予後が悪い．
- Osler 結節は痛く，Janeway 病変は痛くない．

■文献
1) Mylonakis E, et al : Infective endocarditis in adults. N Engl J Med **345** : 1318-1330, 2001.
2) Sambola A, et al : Streptococcus agalactiae infective endocarditis—analysis of 30 cases and review of the literature, 1962-1998. Clin Infect Dis **34** : 1576-1584, 2002.
3) Rollan MJ, et al : Clinical profile of Streptococcus agalactiae native valve endocarditis. Am Heart J **146** : 1095-1098, 2003.
4) 松村理司，他：血液培養のタイミングに御用心！ JIM **13** : 101-103, 2003.

（松村理司・宮下　淳・山本万希子）

救急外来

Case 11

古傷が痛む

患者 ●69歳，男性．数年前まで織物業に従事．

主訴 ●呼吸困難，咳嗽，胸膜痛．

現病歴 ●10日前より，労作時呼吸困難・乾性咳嗽が出現した．3日前より，咳嗽や深吸気で増悪する前胸部と背部の重苦しい痛みが加わった．近医にて点滴や抗菌薬の処方を受けたが，改善しなかった．入院前夜に睡眠薬を飲んで就寝したが，朝方うわごとを言うようになり，救急室を受診した．

既往歴 ●40年前：右肺全摘出，右腎摘出（結核）．数年前：糖尿病，高血圧，C型肝炎．

生活歴 ●飲酒：機会飲酒．喫煙：20本/日×45年（2年前まで）．

内服薬 ●アムロジピン，グリチロン®（数年前から）．レボフロキサシン，ロキソプロフェン（3日前から）．

家族歴 ●なし．

身体所見 ●意識レベル JCS 3，体温 37.2℃，脈拍 98/分 不整，血圧 142/82 mmHg，SpO₂ 88%（室内気）．頭頸部：顔面に浮腫あり．胸部：心雑音なし，右呼吸音聴取せず．腹部・四肢・神経：異常なし．

検査所見 ●RBC 298×10⁴/μl，Hb 9.7 g/dl，Ht 30.1%，WBC 3,700/μl（neut 76%，lym 16%，mono 6.4%，eos 1.1%，baso 0.3%），Plt 27.8×10⁴/μl，MCV 101 fl，Glu 249 mg/dl，TP 8.2 g/dl，Alb 2.8 g/dl，BUN 21.8 mg/dl，Cr 0.7 mg/dl，AST 36 IU/l，ALT 21 IU/l，LDH 320 IU/l，ALP 305 IU/l，CPK 37 IU/l，Na 140 mEq/l，K 4.9 mEq/l，Cl 100 mEq/l，CRP 6.63 mg/dl．動脈血ガス分析（室内気）：pH 7.345，PaCO₂ 62.2 Torr，PaO₂ 59.6 Torr，HCO₃⁻ 29.1 mEq/l．

胸部X線（図1）：右肺全摘後，左胸水貯留．心電図：頻脈性心房細動．心エコー：全周性心嚢水，左室振り子様運動，右室虚脱．胸部単純CT（図2）：右肺全摘後，心嚢水貯留．

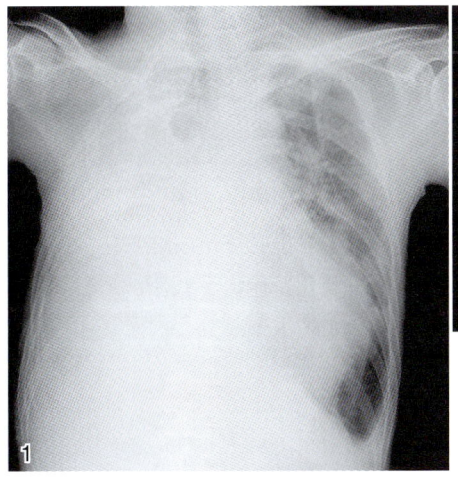

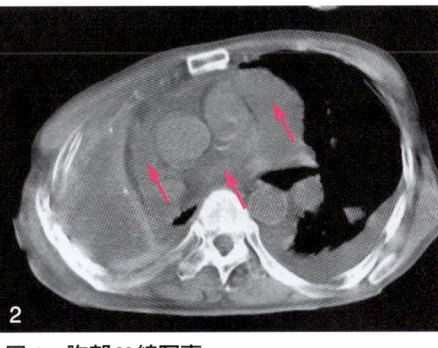

図1 胸部X線写真
図2 胸部単純CT写真
⬅ 心嚢水

What's your diagnosis?

Diagnostic Tests

低酸素血症・呼吸性アシドーシスは，睡眠薬による低換気が原因と考えられたが，入院後に意識の回復とともにすぐに改善した．心エコー上，心タンポナーデ所見を認め，心嚢ドレナージを行った．心嚢液の所見は以下のとおりである．外観血性，細胞数 2,530/μl（neut 21.7%，lym 78.3%），糖 191 mg/dl，蛋白 6.8 g/dl，LDH 3,994 IU/dl，ADA 28 IU/l，細菌培養陰性，抗酸菌 PCR 陰性，抗酸菌培養陰性，細胞診悪性細胞なし．

入院当日より発熱があり，肺炎を疑い，抗菌薬（アンピシリン・スルバクタム）の投与でいったん解熱した．その後も数日ごとに発熱を認めたが，熱源の確定はできなかった．入院 5 日後より，食欲不振・嘔吐・水様性下痢が持続した．偽膜性腸炎を疑いメトロニダゾールを投与したが，改善しなかった．甲状腺機能検査，ACTH 刺激試験，上部消化管内視鏡・腹部 CT 検査を行ったが，原因は不明であった．改めて身体所見の確認を行ったところ，両側の外頸静脈の怒張が認められた．呼吸性に水位の変化を認めず，外頸・内頸静脈ともに心拍に一致した波動が認められなかった．そこで，上大静脈系に閉塞をきたす病変を疑った．

胸部造影 CT：右慢性膿胸壁から心右縁にかけて，辺縁不整・内部不均一な造影効果を示す腫瘤を認める．取り囲まれた上大静脈は高度の狭窄を示している（図 3）．

エコーガイド下生検：HE 染色；非常に壊死が強い組織のなかに，小型円形状の均一な細胞集団を認める．核異型は強く，N/C 比が高く，核分裂も散見される（図 4）．免疫組織染色；CD20（B 細胞系）では陰性だが，CD3（T 細胞系），CD79a（B 細胞系），EBER（EB ウイルス遺伝子）では陽性である（図 5）．

正解 ▶ 膿胸関連リンパ腫

Clues（手がかり）
- 結核性慢性膿胸がある患者の胸膜痛．
- 上大静脈閉塞を疑わせる身体所見．
- 胸部造影 CT 写真での腫瘤性病変を示す所見．

Red Herring（めくらまし）
- 心嚢水の細胞診にて悪性細胞を見出せなかった．
- 胸部症状がいったん改善し，消化器症状が患者の訴えの中心となった．

Clincher（決め手）
- 腫瘤性病変の生検所見．

本症例の経過と解説　CHOP 療法を行ったが，腫瘤の増大が急速で，右心室への浸潤のため，低血圧が持続した．さらに，化学療法による骨髄抑制が強くなり，治療開始後 9 日目

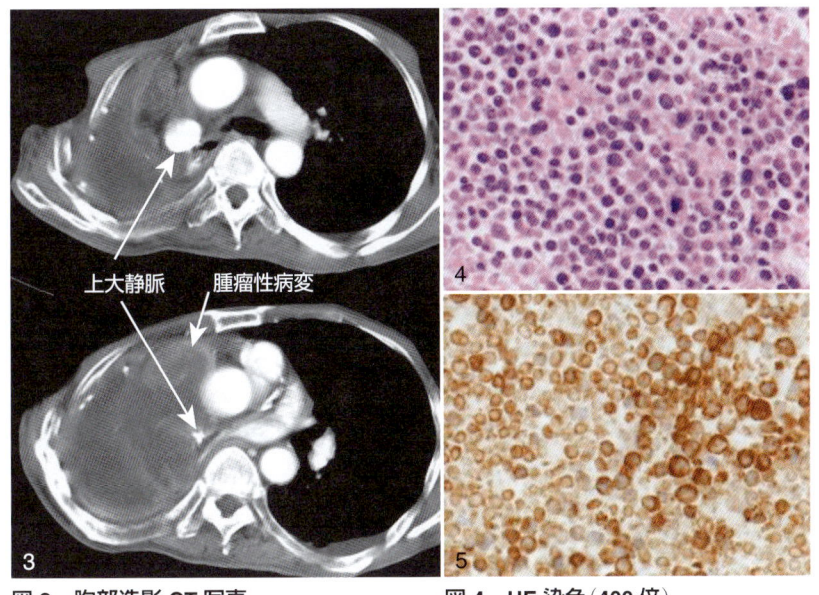

図3 胸部造影 CT 写真
上大静脈　腫瘤性病変
図4　HE 染色（400 倍）
図5　CD3 陽性

に永眠された．食欲低下・悪心・嘔吐・下痢に関しては，偽膜性腸炎や腸管浮腫（腫瘍による右心系閉塞のため）などが原因として推測される．

　膿胸関連リンパ腫（pyothorax-associated lymphoma；PAL）は日本の70歳代男性での報告が多く，肺結核に対してかつて行われた人工気胸術・肺全摘術後や，結核性胸膜炎罹患から数十年経て，慢性膿胸胸膜・胸膜直下の肺より発生するとされる[1,2]．胸痛・胸背部痛での発症が多く，発熱，胸壁での腫瘤触知，呼吸器症状などもきたす．本例のように心タンポナーデをきたす場合もまれにある．胸壁・縦隔・横隔膜・肝臓・脊椎など隣接臓器への直接浸潤をきたす場合が多いが，リンパ節転移や，まれに腎・肺・肝・脳・骨髄への血行性転移もある．胸部 CT などの画像が診断の助けとなる．組織型は非ホジキンリンパ腫，びまん性大細胞型が多い．多くはB細胞性だが，本例のようにB・T両方の抗原を発現することもある[1〜3]．腫瘍細胞にEBウイルスの遺伝子が検出されることが多い．治療は化学療法や放射線療法が中心となる．5年生存率は21.6％との報告がある[3]．

Clinical Pearls
- 結核治療後の慢性膿胸患者の胸痛では，悪性リンパ腫も鑑別に考える．その場合は，生検をいとわない．Tissue is the issue！
- PAL ではまれにT細胞性，あるいはT/B細胞性のことがある．
- 診断がつかない症例では，身体診察を丁寧に繰り返すことが重要である．

■文献
1) Iuchi K, et al：Non-Hodgkin's lymphoma of the pleural cavity developing from long-standing pyothorax. Cancer 60：1771-1775, 1987.
2) Aozasa K, et al：Pyothorax-associated lymphoma—a lymphoma developing in chronic inflammation. Adv Anat Pathol 12：324-331, 2005.
3) Nakatsuka S, et al：Pyothorax-associated lymphoma — a review of 106 cases. J Clin Oncol 20：4255-4260, 2002.

（植西憲達・二宮　清・松村理司）

肴が象徴

患者●37歳，女性，主婦．1年前に痛風発作を起こしている常習飲酒家．

主訴●腹痛．

現病歴●入院3日前の20時頃より，アジたたき・サバ刺身などをつまみに日本酒，ビール，焼酎を1升程度飲酒した．5時間ほど経過した時点で上腹部痛が出現したため，飲酒を中断した．翌日昼間も上腹部痛は継続していたが，食事は摂取可能であった．その深夜も飲酒し，チゲも食したところ腹痛が増悪し，胃液を1回嘔吐した．その後より食欲がなくなり，腹痛が徐々に増悪したため，発症後丸2日経った深夜に救急外来を受診．腹痛は，最初は30～60分ごとに2割程度まで減弱する，波がある心窩部～臍周囲の痛みであったが，来院時は3分ごとの疝痛で5割までしか減弱しない．歩行にて痛みは腹部に響く．背部痛はなし．このような痛みは初めて．下痢・黒色便・血便はないが，1日半以上排便・排ガスは認めず．来院時，悪心・嘔吐は消失しており，訴えは腹痛のみ．腹痛発症日は月経9日目で，不正性器出血や帯下変化などは認めない．

既往歴●痛風発作以外なし．

生活歴●喫煙：18歳から14本/日．

内服薬●アロプリノールのみ．

身体所見●体温37.1℃，脈拍99/分 整，血圧127/91 mmHg．**頭頸部**：眼球結膜黄疸なし，眼瞼結膜貧血なし．**胸部**：心音；清．呼吸音；異常認めず．**腹部**：上腹部は軽度膨隆．腸蠕動音は低下しているが高調金属音は聴取せず．腹部中心に鼓音を認める．左臍周囲に圧痛を認める．Heel drop testは陽性なるも，反跳痛，tapping painは認めず．**直腸診**：圧痛なし．茶色便付着．便潜血陰性．

検査所見●Hb 14.2 g/dl，WBC 8,900/μl，Plt 41.5×10^4/μl，Glu 110 mg/dl，TP 7.8 g/dl，Alb 4.4 g/dl，BUN 10 mg/dl，Cr 0.8 mg/dl，T-Bil 0.6 mg/dl，AST 36 IU/l，ALT 10 IU/l，LDH 131 IU/l，AMY 39 IU/l，CPK 49 IU/l，Na 143 mEq/l，K 4.4 mEq/l，Cl 102 mEq/l，CRP 4.20 mg/dl，HCO$_3^-$ 26.1 mEq/l．

尿検査：比重1.030，AMY 1,074 IU/l，HCG定性陰性．

腹部単純X線：図1．

入院後経過●救急外来から急性膵炎疑いとして入院となった．翌朝診察した時点では腹痛は改善傾向でありheel drop testも陰性化していたが，腹部エコーでは，拡張した空腸・キーボードサインと，ダグラス窩・モリソン窩・脾周囲に中等量の腹水を認めた．膵頭部～体部はとくに異常所見を認めなかったが，膵尾部は腸管により評価不能であった．肝・胆・脾・腎・子宮・付属器に特記すべき所見はなかった．さらなる検査として腹部造影CTを施行した（図2）．

翌日の採血では，AMY 41 IU/l，P-AMY 24 IU/l，lipase 6 IU/l，尿 AMY 456 IU/lであり，すべて正常であった．また，WBC 4,700/μlで分画はneut 55.5%，lym 31.5%，mono 7.2%，eos 5.6%，baso 0.2%，IgE 97 IU/ml（基準値＜120 IU/ml）であった．

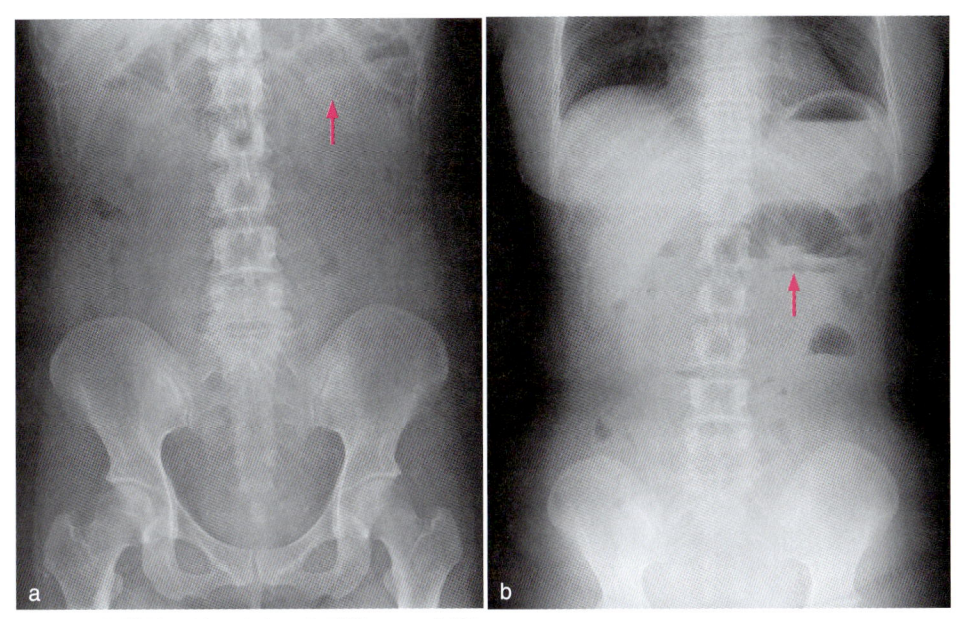

図1　腹部単純X線写真（a：仰臥位，b：立位）
左上腹部に限局した拡張した小腸と，ニボーを認める．上行結腸のみならず下行結腸にも糞便像を多く認める．free-air 認めず．

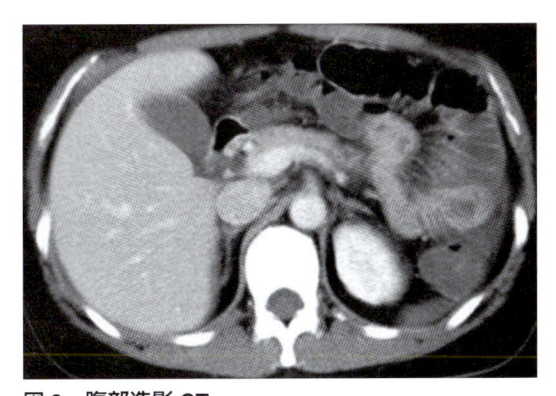

図2　腹部造影CT
空腸壁の著明な限局性肥厚と内腔狭小化を認める．炎症と膵実質は一線を画し，膵を含む実質臓器にはとくに異常を認めない．また，肝臓前面や骨盤腔内などに中等量の腹水を認めた．

What's your diagnosis ?

Diagnostic Tests
- 腹水検査：好酸球85％（↑↑），Alb 0.6 g/d*l*，LDH 504 IU/*l*，AMY 6 IU/*l*.
- 発症27日目の特異的抗体検査にて，抗アニサキスIgG・IgA抗体 Index 2.02（正常＜1.50），抗アニサキスIgE抗体 5.21 UA/m*l*（正常＜0.34）と高値であった．

正解 ▶ 腸管アニサキス症

Clues（手がかり）
- 生魚摂取歴があり，身体所見に比して大量の腹水を呈するイレウス．

Red Herring（めくらまし）
- 大量飲酒歴があり，尿中AMY高値であったこと．
- 末梢血の好酸球増加や，IgE高値を認めなかったこと．

Clincher（決め手）
- 造影CTにて限局性の小腸壁肥厚と内腔狭小化を認めたこと．
- 腹水検査にて好酸球増加を認めたこと．

本症例の経過と解説

　腸管アニサキス症の仮診断にて保存的加療を試みた．腸管アニサキス症はイレウスなどの急性腹症として開腹されることもあるが[1]，多くは対症療法のみで改善するため[2]，臨床的な診断が非常に重要である．本症例でも入院3日目に症状は完全消失した．

　アニサキス症は日本人に多くみられ，1965年以来3万例を超す報告がある．164種にものぼる魚種とイカからアニサキスは分離されており，サバなどに限らず生鮮魚介類全般の摂取歴を聴取することが必要である．日本では生鮮魚介類摂取2〜8時間後に発症し，胃内視鏡で発見されやすい胃アニサキス症が92.5％を占め有名であるが，4.5％程度では腸管アニサキス症として発症し，腹腔内・食道粘膜迷入なども0.36％でみられる．一方，海外では胃内視鏡検査が行われることが少ないためか，腸管アニサキス症が報告の77.5％と大半を占める[3]．

　腸管アニサキス症は生鮮魚介類を摂取6〜10数時間後にイレウス症状などで発症し，著明な腸管の肥厚と内腔狭小化，腹水を認める[2,4,5]．本症例のように腹水の量の割に全身状態や身体所見が軽度であることが特徴的である．末梢血では好酸球増加を伴わないことが多い．特異的検査として抗アニサキスIgE抗体と抗アニサキスIgG・IgA抗体が存在する．抗アニサキスIgE抗体は感度33％と低いが，特異度99％と高く[6]，発症日〜発症2週間後で診断特性は高い．抗アニサキスIgG・IgA抗体は感度70％，特異度87％で発症4〜8週間後に診断特性は高いが[3]，いずれも迅速診断とはいえない．本症例でも発症4日目に採取した抗アニサキスIgG・IgA抗体は陰性で，退院後の採血で上記の結果を得ることが

できた.

　一方, 腹水検査では著明な好酸球増加を認めることが知られており[2], 本症例でも早期診断に大きく寄与した. 腹水を伴う急性腹症で, 腸管アニサキス症が疑われる症例では, 手術適応となりうる腸管穿孔や絞扼性イレウスなどとの鑑別という点からも積極的に腹水検査を施行する価値があると考えられる.

　余談となるが,「お酒をたくさん飲んだら消毒とはならないの?」との質問に, 日本酒や調味料(醤油・わさび・酢)にての予防は困難[7,8]であることを説明したところ, 彼女は節酒を誓って退院していった.

　病歴上, 酒の肴に摂取したサバ(魚)がアニサキス症の診断を「象徴」しているが, 病変は胃ではなく小腸でした, というお話.

Clinical Pearl ● 比較的全身状態が良いにもかかわらず腹水を伴うイレウスでは, 腸管アニサキスも鑑別に入れ, 詳細な生鮮魚介類摂取歴と腹水検査を行う.

■文献
1) Sang-Wook Y, et al : CT findings of surgically verified acute invasive small bowel anisakiasis resulting in small bowel obstruction. Yonsei Med J **45** : 739-742, 2004.
2) Shirahama M, et al : Intestinal anisakiasis — US in diagonsis. Radiology **185** : 789-793, 1992.
3) Ishikura H, et al : Anisakidae and anisakidosis. Prog Clin Parasitol **3** : 43-102, 1993.
4) Ido K, et al : Sonographic of small intestinal anisakiasis. J Clin Ultrasound **26** : 125-130, 1998.
5) 石倉肇, 他:アニサキス症について. 北海道医学雑誌 **43** : 85-99, 1968.
6) 岡崎迪子, 他:ELISA キットによる抗アニサキス抗体測定に関する検討. 医学と薬学 **27** : 971-977, 1992.
7) 早坂滉:アニサキス症とその問題点. 北海道外科雑誌 **21** : 1, 1976.
8) 山田源二, 他:Anisakis 症の感染予防に関する研究. 大阪市医学会雑誌 **20** : 131-159, 1971.

　　　　　　　　　　　　　　　　　　　　　　　　　　　　　　(上田剛士・富成伸次郎・酒見英太)

脾臓まで取ったのに！

症例提示

　生来健康な56歳の主婦．軽い労作時息切れで受診した開業医で「肝機能異常」を指摘され，消化器科を紹介受診．ほかに症状はなく，Hb 11.1 g/dl，MCV 95.8 fl，AST 42 IU/l，ALT 12 IU/l，LDH 1,241 IU/l（正常＜480 IU/l）で，胸腹部X線，腹部エコー，胸部CTは異常なかった．その後体調は変わらずLDH 1,000 IU/l前後を推移していたが，1年ほど経ち発熱（37.0～38.5℃）をきたしたので腹部CT，上部消化管内視鏡，Gaシンチを受けたが異常なし．発熱が1カ月続き体重も2 kg減ったため総合内科に紹介された．病原体，薬物への曝露歴はない．身体所見上，体温37.6℃，呼吸数26/分，脈拍102/分，SpO$_2$ 97%で，結膜貧血，口腔カンジダ，軽度脾腫以外，皮膚・表在リンパ節を含め異常なし．

　検査所見はHb 7.3 g/dl，MCV 92.7 fl，Ret 3.8%（RPI 0.98），WBC 4,200/μl（neut 34%，lym 43%，mono 17%，eos 4%，atyp lym 2%），Plt 13×10^4/μl，Alb 3.1 g/dl，フェリチン713 ng/ml，AST 47 IU/l，ALT 14 IU/l，LDH 1,870 IU/l，CRP 2.48 mg/dl，Hp＜11 mg/dl，RBC形態正常，Coombs試験・D-L試験・寒冷凝集素とも陰性，Ham試験・RBC抵抗試験とも正常，ANAとモノクローナルRFは弱陽性も，免疫グロブリン・補体・免疫複合体・ANCAは正常．HBsAg・HCVAbともに陰性，CMV・EBV抗体ともに既往パターンでCMV血中抗原も陰性．ツ反も陰性．骨髄は有核細胞数19.4×10^4/μlの赤芽球過形成で異常細胞を認めず，血液（計6回）・骨髄液とも抗酸菌を含め培養陰性であった．画像所見は胸部X線・心エコーとも正常だが，腹部エコーで脾腫が確認され，腹腔内リンパ節腫脹は認めず骨シンチも正常．以上より，溶血性貧血は脾機能亢進によるものと考え，発熱・LDH高値とともに脾臓原発の悪性リンパ腫を疑い，脾摘を行った．その結果Hbは9 g/dl台，血小板は25×10^4/μlと改善したが，LDHは2,500 IU/l前後と増加した．脾臓の病理所見は形質細胞の増加が目立つも悪性所見なく，EBV-PCR，Tb-PCRとも陰性，TcR/Ig遺伝子再構成も認められず，38℃前後で続く発熱の原因は迷宮入りかと思われた．脾摘の約3週間後，回診時に認めた乳房外側の米粒大皮下結節を局麻下摘出生検を行った（肉眼では半米粒大，弾性軟の結節で，皮下脂肪と見まがう黄色であった）ところ，病理組織は典型的な悪性リンパ腫（diffuse large B）であった！

考察・解説

　1年間のLDHの上昇＋約3カ月の不明熱と，リンパ腫が非常に疑わしいにもかかわらず，リンパ節腫脹がどこにもなく，唯一の手がかりと思われた脾臓も空振りに終わったが，後に出現した小さな小さな皮下結節で決着がついたわけである．あらためてリンパ腫の現れ方の多様性を認識させられた症例であった．なお，本症例は初期化学療法（当時リツキシマブは利用できず）で再発も，救済療法としてのMINE療法（ミトザントロン＋イフォサミド＋エトポシド）が著効し，幸いなことに治癒に導けた（6年以上無再発）と考えている．

Clinical Pearls

- 不明熱の診断に際しては，小さな皮下結節も軽視せず，積極的に生検（＋培養）を行い，診断に迫るべきである（Sutton's law）．
- 脾臓や骨髄のようにバックグラウンドにリンパ球や血球が存在する組織より，皮下などにできた結節のほうが，病理学的にリンパ腫の診断がつきやすいかもしれない．

（酒見英太）

一般外来

What's your diagnosis?

一般外来における診断の心得　　酒見英太

1 救急外来との大きな違いは，一般に患者の状態に急迫がなく，病歴をしっかり取る時間的余裕があることである．したがって，初診時でも，主訴に関してまず病歴だけで診断に迫ってやろうとの気概をもって，しっかり病歴を聴取すべきである．

2 病歴聴取においては，どんな患者にどんな症状が起こったかで，いち早く診断仮説を立てることが必要である．すなわち，患者背景（年齢，性別，職業，持病，薬物・嗜好品など）で疾患の発生リスクを意識しつつ，主訴の詳細（部位，種類，性質，程度，発生様式・変遷，発症契機，増悪・寛解因子）を聞いた時点で，有力な鑑別診断が頭に浮かんでいなければならない．

3 パターン認識（heuristicともいう）で診断仮説が思い浮かぶと効率はよいが，浮かばない時には，時間はかかるが感染症・腫瘍・循環障害・代謝障害・自己免疫性・医原性・外傷性・遺伝性…といった病態生理分類から想起すると思いつくことがある．

4 診断仮説を想起したら，それを支持する，あるいは否定する病歴を追加することで，仮説を可能性の高いものに絞ってゆく．

5 身体所見もさらに診断仮説を検証するために行うべきであるので，バイタルサインは重症度・緊急度に関わるものとして全例に取るとしても，忙しい外来では，ほかの所見は仮説の支持・否定に役立つもの（pertinentなもの）のみを手際よく取っていく．予期しなかった身体所見に遭遇したら，新たな診断仮説を追加して，さらに病歴・身体所見を追加する必要が出てくる．

6 初期検査でも，病歴と身体所見から疑われる診断仮説を効率よく支持・否定するものに絞ってオーダーする．身体所見にも当てはまることであるが，仮説の支持には特異度の高いものを，否定には感度の高いものを選択する．また，簡便・迅速・安価であることが望ましい．

7 精査は往々にして，専門的，侵襲的，高価で時間がかかるため，診断を特定できるものに絞ってオーダーする．

8 なお，例外的ではあるが，一般外来といえども，入ってきた患者に一見して重症感が漂う時は，診断仮説は重症化しやすい疾患群に限定して，疾患病歴聴取もそこそこに，バイタルサインに始まる診察や初期検査オーダーを並行して進めるのは，救急外来と同じである．

一般外来

原因不明の腎不全？

Case 13

患者●高血圧と脳梗塞後遺症で当院に通院していた68歳の男性.

主訴●腎機能障害.

現病歴●約半年前から徐々に進行する腎機能障害を指摘され，精査治療のため入院となった．自覚症状はとくになかったが，以前には正常であったクレアチニン値が，入院半年前には1.2 mg/dlに，さらに入院1カ月前には3.2 mg/dlへと上昇している．

既往歴●40歳頃から高血圧，66歳時脳梗塞．食物・薬剤アレルギー歴なし．

生活歴●飲酒：機会飲酒．喫煙：40本/日 × 40年．

内服薬●トリクロルメチアジド，アムロジピン，ニフェジピン，ドキサゾシン，チクロピジン．

身体所見●身長165 cm，体重67 kg，体温35.8℃，脈拍92/分 整，左右差なし，血圧182/100 mmHg．頭頸部：貧血・黄疸認めず．胸部：胸骨左縁第3肋間に駆出性雑音Ⅱ，呼吸音清．腹部：肝脾腫・腫瘤なし，臍上部に収縮期血管雑音あり．四肢：両下腿に圧痕を伴う浮腫軽度．皮膚，粘膜，関節に異常所見なし．

検査所見●RBC 320 × 10^4/μl，Hb 10.2 g/dl，Ht 29.8%，WBC 8,700/μl（stab 9.0%，seg 54.0%，eos 9.0%，baso 0.0%，mono 6.0%，lym 22.0%），Plt 14.2 × 10^4/μl，Glu 119 mg/dl，TP 7.6 g/dl，IgG 2,181 mg/dl，IgA 218 mg/dl，IgM 103 mg/dl，BUN 56.4 mg/dl，Cr 3.7 mg/dl，T-Cho 198 mg/dl，T-Bil 0.3 mg/dl，AST 18 IU/l，ALT 10 IU/l，LDH 282 IU/l，ALP 161 IU/l，CPK 82 IU/l，Na 138 mEq/l，K 3.7 mEq/l，Cl 102 mEq/l，CRP 1.8 mg/dl，C$_3$ 79 mg/dl，C$_4$ 49 mg/dl，CH$_{50}$ 43.0 IU/ml．

尿検査：蛋白（3+），RBC 1〜2/HPF，WBC 1〜3/数 HPF，顆粒円柱 12〜16/HPF，蝋様円柱 3〜4/HPF．C$_{cr}$ 12.3 ml/分，1日尿蛋白 0.84 g．

胸部X線：軽度の大動脈弓の拡大と少量の胸水貯留を認める．

入院後経過●急速進行性糸球体腎炎を疑い，第5病日に腎生検を施行した．しかし，糸球体に半月体形成を含めた糸球体腎炎の所見はなく，間質性腎炎も認められなかった．その後約2週間のうちにクレアチニン値は6 mg/dlまで上昇し，38℃を超える発熱（CRP 20 mg/dl）や治療抵抗性の高血圧が続いた．原因検索のため，以下の検査を追加した．

抗核抗体：陰性，PR3-ANCA < 10 EU，MPO-ANCA < 10 EU．

抗GBM抗体：陰性，レニン活性 > 20 ng/ml/hr．

腎動脈MRA：両腎動脈に明らかな狭窄を認めない．

What's your diagnosis ?

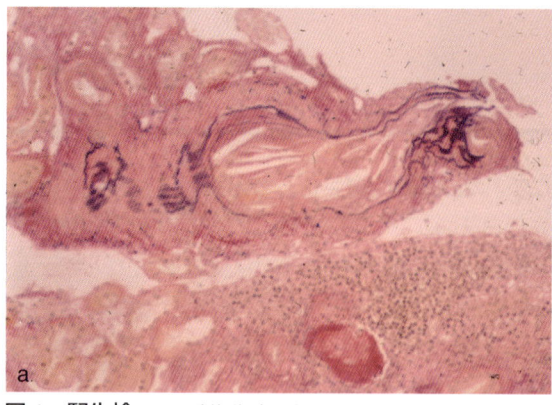

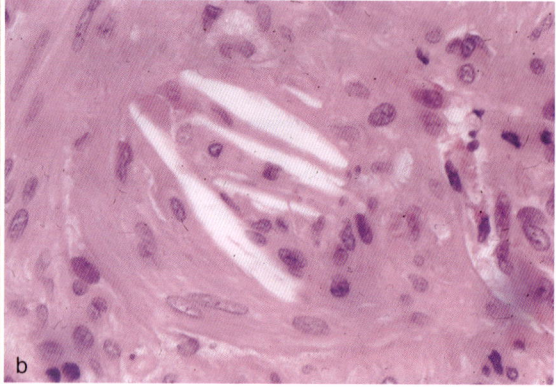

図1 腎生検 a：弓状動脈閉塞. b：細動脈閉塞.

Diagnostic Tests　腎生検を再検討し，とくに血管を詳細に観察しなおした．Cholesterol cleft を含んだ塞栓子で弓状動脈（図1a）や細動脈（図1b）が完全に閉塞している．

正解 ▶ 特発性コレステロール塞栓症

Clues（手がかり）
- 多量喫煙と高血圧の病歴．
- 脳梗塞の既往．
- 好酸球増加．

Red Herring（めくらまし）
　発熱，炎症反応高値，腎不全から急速進行性糸球体腎炎症候群，とくに半月体形成性腎炎や顕微鏡的多発性血管炎（microscopic polyangiitis）などの血管炎を考えた．さらに，腹部血管雑音やレニン活性高値からは大動脈炎症候群や（古典的）結節性多発動脈炎などの腎動脈狭窄をきたす血管炎を疑った．
　腎不全の発症前に血管内カテーテル操作や抗凝固療法は施行されておらず，鑑別診断としてコレステロール塞栓症を想起しにくかった．

Clincher（決め手）
- 腎生検標本の見直し．

本症例の経過　早期に腎生検を施行し，標本内に病変が含まれていたにもかかわらず，他の検索を続けてしまった症例である．その後，好酸球が20％まで達してコレステロール塞栓症を疑い，腎生検の標本を再検討し，診断を得ることができた．なお，本症例ではその後一過性の網状皮斑（livedo reticularis）や十二指腸潰瘍，網膜の微小塞栓なども出現しており，これらもコレステロール塞栓症の症状であったと考

えられる．本症例は最終的に透析導入となり，敗血症から永眠された．

コレステロール塞栓症

コレステロール塞栓症は，血管内カテーテル操作や抗凝固療法を契機として発症する全身性播種性塞栓症であり，動脈硬化性疾患を基礎にもつ男性に多く発症する．これらの契機と3日～3週間程度のタイムラグをもって発症し，発熱，食欲不振，体重減少，高血圧などの非特異的な症状を呈するため診断が困難となる．腎症状と皮膚症状が多いが，脳血管病変や消化管病変も報告されている．腎は亜急性あるいは急性腎機能不全を呈し，造影剤による腎障害と混同されやすい．皮膚はいわゆる blue toe syndrome をきたし，四肢末端の壊死や網状皮斑を生ずる．網状皮斑は初期には一過性のことがある．

検査では，好酸球増加が80％の症例で認められ，診断への鍵になる．最終診断は腎や皮膚生検によるが，すべての血管に病変があるとは限らず，詳細な検討が必要とされる．

治療で有効なものはなく，予後不良である．抗凝固療法は禁忌とされる．

Clinical Pearls

- Tissue is the issue（組織は真実を語る）が病理医にも見逃しがあることを肝に銘じる．
- 腎生検の検討は，糸球体，間質，尿細管，血管のそれぞれに対して詳細に行う．
- 血管炎（とくに好酸球増多を伴う）の鑑別診断に，コレステロール塞栓症を入れておく．

■文献
1) Peat DS : Cholesterol emboli may mimic systemic vasculitis. BMJ 313 : 546-547, 1996.
2) Kasinath BS : Eosinophilia in the diagnosis of atheroembolic renal disease. Am J Nephrol 7 : 173-177, 1987.
3) Vidt DG : Cholesterol emboli — a common cause of renal failure. Annu Rev Med 48 : 375-385, 1997.
4) Scolari F : Cholesterol atheromatous embolism — an increasingly recognized cause of acute renal failure. Nephrol Dial Transplant 11 : 1607-1612, 1996.
5) Spring MW : A man with diabetes and unexplained renal failure. Lancet 352 : 956, 1998.
6) Dupont PJ : Cholesterol emboli syndrome. BMJ 321 : 1065-1067, 2000.

〔島田利彦・新保卓郎・神田千秋〕

こたえはたなごころのうちに

症例提示

5年前から掌蹠膿疱症と腰痛症のある50歳の男性．1週間前から四肢の痛みと全身倦怠感が出現し，5日前に当院を受診，抗菌薬（セフカペンピボキシル＝フロモックス®）とロキソプロフェンナトリウムを処方されたが，症状は持続していた．入院当日の朝，仕事場到着時に倒れ込み，左側腹部，右鼠径部，仙骨部，右膝の多発性疼痛にて動けなくなり，精査加療目的で入院となった．掌蹠膿疱症は5年前からで，注射など身体に侵襲が加わると，侵襲部位に関係なく掌・足底に水疱が出現するため，大学病院皮膚科に2年間通院したが治癒せず中断となっていた．常用薬は湿布のみ．来院時，体温は38℃，頭頸部・心肺・腹部に異常所見なく，左肋骨角部・右鼠径部・仙骨部にピンポイントで圧痛あるも腫脹・発赤なし．右膝は屈曲時に疼痛強いが腫脹・発赤・関節液貯留なし．両手足には掌蹠膿疱症と思われる病変あり．血液検査では，WBC 15,100/μl，CRP 11.5 mg/dl 以外，尿所見，胸部X線，骨X線も含めて異常を認めず．

入院後，感染症，膠原病（強直性脊椎炎，乾癬性脊椎炎，ライター症候群など），悪性腫瘍，骨炎，軟骨炎，関節炎，掌蹠膿疱症に合併する多発痛などを考え，諸検査を施行した．結果は，血液培養陰性，自己抗体やリウマチ因子は陰性で，MRIにて仙腸関節周囲の炎症所見と骨シンチにて胸骨〜鎖骨への集積が認められ，SAPHO症候群と診断した．HLA-B27は陰性であった．

NSAIDsにて発熱および疼痛コントロールを目指したが，疼痛は多発性に再発・軽快を繰り返した．疼痛がやや軽快傾向となったため，約1カ月後に退院となった．

考察・解説

SAPHO症候群は滑膜炎（synovitis），痤瘡（acne），膿疱（pustulosis），骨化過剰（hyperostosis），骨炎（ostitis）など，多彩な皮膚および筋骨格系徴候を有する症候群である．皮膚所見としては，掌蹠膿疱症，融合性痤瘡，劇症痤瘡および化膿性汗腺炎が，筋骨格系所見としては，胸鎖および脊椎の骨化過剰，慢性再発性無菌性病巣，時に末梢関節炎がみられ，通常，上述の徴候のうち一つまたはいくつかが認められる．骨シンチグラフィやCTには診断的な価値がある．患者の約30％がHLA-B27陽性であるとされている（ハリソン内科学 第2版, p2053, 2006）．

治療はNSAIDsが中心であるが，疼痛コントロールに難渋することも多い．

Clinical Pearls

- 不明熱に対して，全身をくまなく診察すると，診断のきっかけをつかまえられることがある（全身の診察は，どんな患者にとっても不可欠である）．
- 掌蹠膿疱症と発熱または骨痛は，SAPHO症候群を考える．

（高木幸夫）

ベリーベリー・ショート

患者●72歳，女性．

主訴●下腿浮腫．

現病歴●2年前に顔面・下腿浮腫にて総合内科を初診．IgA腎症と診断された．1年前に全身性浮腫をきたし，短腸症候群による吸収不良症候群と診断され，経腸栄養にて軽快．退院後は浮腫もなく経過良好であった．3月頃より，夕方に増強する両下腿浮腫あり．4月10日頃より急速に全身性浮腫が出現し，乏尿，歩行困難となったため4月17日に緊急入院．関節痛・呼吸困難・発熱などは認めず．

既往歴●22年前，原因不明の小腸閉塞にて小腸大量切除を受けた．小腸は計80 cm残存．

内服薬●ジピリダモール，クエン酸第一鉄ナトリウム，エレンタール®，ゾピクロン．

身体所見●身長146 cm，体重41 kg（前回退院時31 kg），意識清明，体温36.5℃，呼吸数16/分，脈拍80/分 整，血圧136/72 mmHg．**頭頸部**：頸静脈怒脹なし，甲状腺腫なし．**胸部**：心音；Ⅲ音あり，心雑音なし，呼吸音；両下肺野にcrackleあり．**腹部**：手術痕のみ．**四肢**：両大腿から下腿にかけて著明なpitting edemaあり．

検査所見●Hb 10.4 g/dl，WBC 8,100/μl，Plt 26.1×10^4/μl，TP 5.3 g/dl，Alb 2.6 g/dl，Glb 2.7 g/dl，BUN 26.3 mg/dl，Cr 1.0 mg/dl，CRP 5.9 mg/dl，T-Cho 109 mg/dl，AST 29 IU/l，ALT 23 IU/l，LDH 352 IU/l，CPK 157 IU/l，Na 142 mEq/l，K 4.5 mEq/l，Cl 109 mEq/l，Ca 7.6 mg/dl，イオン化カルシウム1.2 mmol/l．

尿検査：蛋白（1＋），潜血（3＋）．

心電図：正常洞調律，低電位，V$_1$〜V$_4$のT波陰転．

胸部X線：CTR 55％，肺うっ血，両側胸水あり．

心エコー：左室壁運動良好．

入院後経過●安静にて経過観察していたが，浮腫は増悪傾向となるため第9病日からフロセミド20 mg内服開始．エレンタール®を増量（300→600 kcal/日）した．第11病日より近位筋優位の筋力低下が出現し，自力歩行不能となる．フロセミドは中止した．第15病日，見当識障害が出現．頭痛・嘔吐の訴えはない．一般身体所見は変化なし．

神経：意識；見当識障害，短期記憶，計算の障害，注意力低下あり．脳神経；左外転障害あり，注視方向性眼振あり．運動；両側下肢近位筋優位に3〜4/5の筋力低下あり，近位筋の萎縮著明．感覚；正常．反射；全般的に低下，バビンスキー反射陰性．協調運動；指鼻，踵膝試験正常．歩行；開脚歩行，ふらつき著明．

What's your diagnosis?

Diagnostic Tests　頭部 CT では異常なし．その他，血糖，カルシウム，アンモニアなども正常であったため，ビタミン B₁，B₁₂ などを測定のうえ，チアミン 50 mg の静注を連日投与開始した．第 16 病日（投与翌日）から浮腫は軽快傾向（毎日 1 kg のペースで体重減少）．第 20 病日には見当識障害，筋力低下も改善し，自力歩行可能となった．
- ビタミン B₁：12 ng/ml（正常 23.8〜45.9）．
- 頭部 MRI：橋被蓋部に対称性に FLAIR image で淡い高信号域を認める．

正解 → ビタミン B₁ 欠乏症

Clues（手がかり）
- 吸収不良症候群の病歴．
- 難治性浮腫．
- 外眼筋麻痺と小脳失調の出現．

Red Herring（めくらまし）
- 両側胸水，浮腫の所見から，心不全の鑑別診断に目を奪われていた．
- 2 年前の IgA 腎症との診断．

Clincher（決め手）
- ビタミン B₁ 測定．
- MRI 所見．

本症例の経過　第 20 病日より，ビタミン B₁ の投与を開始したところ，1 日 1 kg のペースで体重は減少し，浮腫も軽快．見当識障害も 2 週間で MMSE 18 点から 24 点に，1 カ月後には 26 点と改善がみられた．筋力低下も改善がみられた．短腸症候群に対して成分栄養（エレンタール®）を鼻注で投与継続し，退院となった．

解説　吸収不良症候群で治療中に生じた原因不明の浮腫，見当識障害，外眼筋麻痺，失調の症例である．当初，腎障害はなく，低蛋白血症もない浮腫であり，心不全の臨床所見を示したことから，何らかの拡張障害型の心不全を疑っていたが，経過中に示した神経症状からビタミン B₁ 欠乏の診断に至った．

　ビタミン B₁ 欠乏は表 1 にあげたさまざまな臨床症状を呈する．本症例は，著明な浮腫がみられた点と，神経障害から湿性脚気と Wernicke 症候群の両方の所見を呈したと考えられた．

　脚気での浮腫は高拍出性心不全に伴って起こることが多いが，心不全を伴わない場合もある．原因不明の浮腫では脚気も鑑別として考慮すべきである．

　Wernicke 脳症は，意識障害・眼球運動障害・失調歩行を 3 徴とするが，本症

表1 ビタミン B₁ 欠乏の臨床症状

- 脚気
  - 乾性脚気：対称性末梢神経障害
  - 湿性脚気：末梢神経障害，心不全，心筋症，浮腫
- Wernicke 症候群：眼振，外眼筋麻痺，失調，意識障害
  Korsakoff 症候群：作話，短期記憶障害
- Leigh 症候群（まれ）

例のように3徴すべてがそろうことはむしろ少ない．意識障害・眼球運動障害は比較的多い症状であり，原因不明の意識障害時に低血糖とともに鑑別に含めることが肝要である[1]．

ビタミン B₁ 欠乏は，アルコール中毒，偏食，重症妊娠悪阻などで起こることが多いが，ビタミン B₁ の吸収は十二指腸～上部空腸において起こるため，十二指腸切除後や本症例のような短腸症候群での発症報告がしばしばみられる．

また，利尿薬によりビタミン B₁ の尿中排泄が亢進すること[2]，高齢者ではこの反応が起こりやすいことが報告されており，本症例において利尿薬の投与が B₁ 欠乏症の顕在化に関与していた可能性がある．心不全治療などで慢性的に利尿薬を投与される患者にチアミン補充を勧める専門家もある．

ビタミン B₁ 欠乏の診断は赤血球トランスケトラーゼ活性，血中ビタミン B₁ 濃度の測定で行われるが，ビタミン B₁ の値は変動が大きく，トランスケトラーゼ活性が最も信頼できるとされる．実際には測定に時間がかかることもあり，臨床症状と，チアミン投与への反応から診断せざるを得ないケースも多い．Wernicke 脳症の場合には，MRI 所見（第三脳室周囲の視床，中脳水道周囲，橋被蓋の T₂ 強調，プロトン密度画像での高信号）も参考となる．

ビタミン B₁ 欠乏は治療すれば劇的な改善が期待できるが，Korsakoff 症候群の続発など機能予後不良・死亡などにつながることもあり，早期の対処が大切である．原因不明の心不全，代謝性アシドーシス，神経症状などの手がかりから可能性を考え，場合によっては治療的診断としてチアミン投与を行うことが重要といえる．

本症例は，very very short な腸管により起きた脚気（beriberi）でした．

Clinical Pearls

- 栄養障害の患者に生じた浮腫，神経症状（とくに意識障害・眼球運動異常）ではビタミン B₁ 欠乏を疑う．
- 利尿薬投与はビタミン B₁ 欠乏の増悪因子である．

■文献
1) 星野晴彦：Wernicke 脳症．日内会誌 88：762-766, 1999.
2) Seligmann H, et al：Thiamine deficiency in patients with congestive heart failure receiving long-term furosemide therapy — a pilot study. Am J Med 91：1151-1155, 1991.

（石丸裕康・東　光久・郡　義明）

しびれます

症例提示

　慢性B型肝炎にて当院外来に通院中の64歳の女性．2～3カ月前より両足のしびれ感があり，数日前より右足を引きずるようになったので，精査加療のため入院となった．

　既往歴として，慢性B型肝炎に対して2年前よりラミブジンが投与されており，HBV-DNAは測定感度以下に減少しALTは正常化するなど，経過は良好であった．また，20年くらい前より気管支喘息にて近医外来に通院しており，ツロブテロールテープ，フルチカゾン吸入，テオフィリン内服頓用が処方されている．入院3カ月ほど前に，喘息発作に対してステロイド内服薬が10日間処方されている．入院1カ月前に38℃の発熱と喘鳴があり，近医を受診し肺炎といわれて，抗菌薬が処方されている．

　入院時，身体所見上は，発熱なくバイタルは正常，肺野で強制呼気にて喘鳴あり，左足背に直径3cm程度の球状の軟らかい腫瘤と両足関節以遠に圧痕性浮腫(右＞左)を認めた．神経学的所見では，下肢前頸骨筋でMMTが右2/5，左4/5と低下，両足背に異常知覚あり，触覚は両足関節以遠で低下，振動覚は遠位で両側対称性に低下，位置覚は右＞左で低下していた．血液検査では，WBC 10,900/μl (stab 1.0%，seg 24.0%，eos 55.0%，lym 17.0%) と好酸球増多を認めた以外，肝機能も含めて正常であった．胸部X線では，肺野に浸潤影を認めた．追加検査で，PR3-ANCA 10 EU未満，MPO-ANCA 20 EU未満であった．

　気管支喘息，好酸球増多，多発神経炎，肺野浸潤影からチャーグ-ストラウス症候群 (CSS) と診断し，プレドニゾロン30 mg/日の投与を開始したところ，好酸球増多と両下肢のしびれは速やかに改善し，下垂足もなくなり歩行良好となった．胸部X線上の陰影も消失した．

考察・解説

　CSS (別名アレルギー性肉芽腫性血管炎；AGA) は，気管支喘息に続発して発症する，肉芽腫を伴う全身性小血管炎症候群であり，皮膚，末梢神経，肺，腎を侵す．検査所見としては，ANCA陽性 (MPO-ANCAが約70%で陽性)，好酸球増多 (約80%の症例に認める)，生検で微小肉芽腫や動静脈の好酸球浸潤を伴うフィブリノイド壊死・血栓，胸部X線で移動性肺野浸潤影などが認められることがある．

　分類基準としては，①気管支喘息，②好酸球増多＞10%，③単神経障害または多発神経障害，④遊走性または一過性肺野浸潤影，⑤副鼻腔異常，⑥生検で血管外好酸球集積，のうち4項目を満たせば感度85%，特異度99.7%でCSSと診断される (Arthritis Rheum 33：1094, 1990)．

Clinical Pearls

- 単神経障害または多発神経障害をみたら血管炎も鑑別にあげる．
- CSSは，気管支喘息治療である経口ステロイド薬を中止した時に血管炎の症状を起こすことが多い．
- CSSでは，MPO-ANCA陽性は約70%に過ぎない．

(高木幸夫)

一般外来

疑わないとわからない

Case 15

患者 ● 44歳,男性.
主訴 ● 上腹部鈍痛.
現病歴 ● 8月初旬より倦怠感・上腹部不快感を時折自覚.8月中旬より1日数回,数十分間持続する上腹部鈍痛を生じるようになり,食欲も徐々に低下した.便通,便の性状は異常なかった.8月末日,昼食前より同様の上腹部鈍痛を生じた.発熱,下痢,悪心などの随伴症状はなかった.症状は改善せず増強するため,同日夕刻,当院を受診した.
既往歴 ● 28歳：右下肢静脈血栓症.34歳：原因不明の胸水貯留（検診にて指摘）.腹部手術の既往なし.
生活歴 ● 飲酒：缶ビール2本/日.喫煙：なし.
家族歴 ● とくになし.
身体所見 ● 身長170 cm,体重60 kg,体温36.8℃,呼吸正常,脈拍64/分 整,血圧184/90 mmHg.頭頸部：貧血・黄疸認めず.胸部：心音整・心雑音なし,呼吸音正常,左右差なし.腹部：腸蠕動音低下,血管雑音なし,腹壁は平坦だがやや硬.腹壁静脈怒張なし.筋性防御・圧痛・反跳痛を左上腹部中心に認める.肝・脾触知せず.直腸診異常認めず.四肢：浮腫なし.末梢動脈拍動異常なし.右下肢に潰瘍瘢痕あり.
検査所見 ● RBC 492×10^4/μl,Hb 15.6 g/dl,Ht 49.3％,WBC 18,300/μl（stab 6.0％,seg 71.0％,eos 0.0％,baso 0.0％,mono 8.0％,lym 15.0％）,Plt 27×10^4/μl,TP 7.2 g/dl,BUN 15.3 mg/dl,Cr 0.7 mg/dl,UA 3.4 mg/dl,T-Cho 203 mg/dl,TG 50 mg/dl,T-Bil 1.0 mg/dl,AST 32 IU/l,ALT 55 IU/l,LDH 229 IU/l,ALP 250 IU/l,γ-GTP 67 IU/l,Na 141 mEq/l,K 4.1 mEq/l,Cl 104 mEq/l,AMY 27 IU/l,CPK 164 IU/l,CRP 7.4 mg/dl,Glu 170 mg/dl.尿意なく,尿検査はできず.
胸部X線（図1）：左胸水貯留を認める.
腹部X線（図2）：上行〜横行結腸でのガス像を認める.

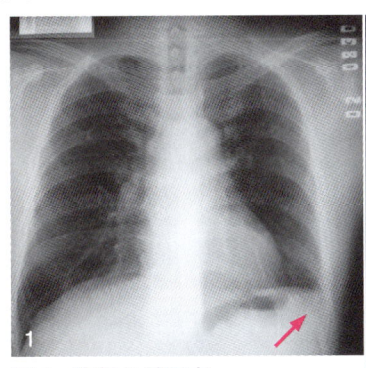

図1 胸部X線写真
図2 腹部X線写真

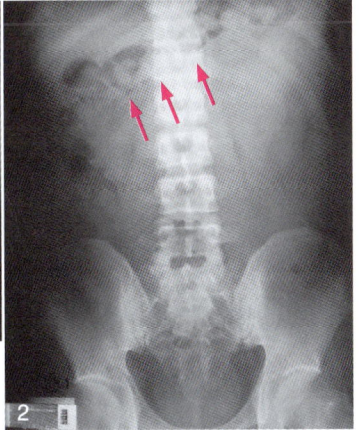

What's your diagnosis ?

Diagnostic Tests
- 腹部造影CT(図3):上腸間膜静脈径の拡大および内腔の造影欠損像,腸管壁肥厚像.
- 血液凝固系:PT-INR 1.19,APTT 27.0秒,Fib 466 mg/d*l*,AT Ⅲ 39%,FDP 26.0 μg/m*l*.

正解 → 上腸間膜静脈血栓症,アンチトロンビンⅢ欠損症

Clues(手がかり)
- 亜急性に経過する上腹部痛.
- 若年発症の下肢静脈血栓症の既往.

Red Herring(めくらまし)
亜急性の上腹部痛の経過から当初,消化性潰瘍穿孔,イレウス,膵炎,腸間膜動脈血栓症などを疑い,一般生化学検査・腹部CTなどの検査オーダーを行った.鎮痛薬投与後,既往歴について詳しく聴取すると,下肢静脈血栓症の既往が判明.凝固能異常の可能性も考え,血液凝固系の検査を追加した.

Clincher(決め手)
- 造影CTでの上腸管膜静脈血栓像.
- アンチトロンビンⅢ低値.

本症例の経過 腹膜刺激症状を呈していることから,同日に開腹術を施行した.Treitz靱帯より15 cmの部位から約1 mにわたって空腸は暗赤色に変色していた.触診で動脈拍動は全腸管にわたって認めるものの,色調の変わった同部位腸管の静脈は血栓により完全閉塞していた(図4).壊死(に至ると考えられる)腸管を約1 m切除した.

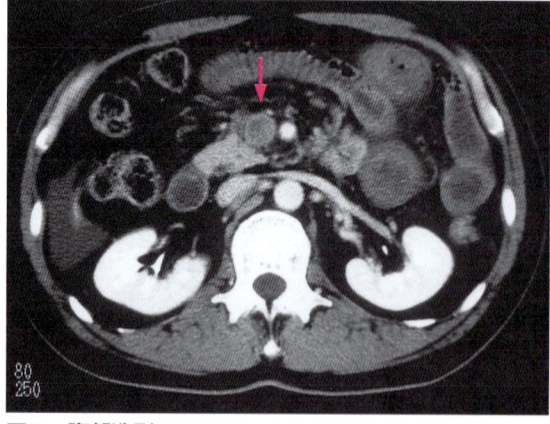

図3 腹部造影CT

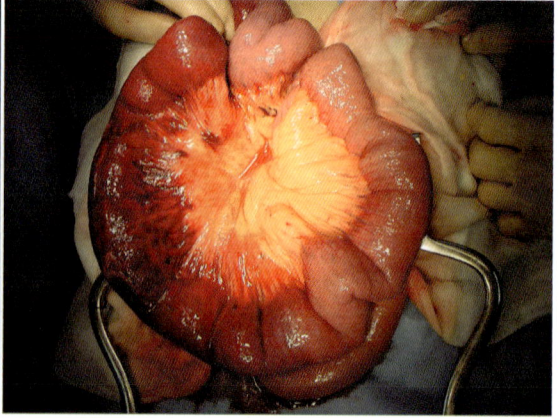

図4 開腹時肉眼所見
静脈閉塞により暗赤色に変色した空腸を認めた.

術後は，アンチトロンビン(AT)Ⅲ製剤を投与しながら，ヘパリンにて抗凝固療法を開始した．経口摂取開始後，warfarinizationへ移行し，問題なく経過した．
　また，胸水貯留を指摘された頃より，時々数分間持続する軽度の胸痛があったとのことであった．後日，肺血流シンチグラフィを施行したところ，びまん性の陰影欠損像を認めた．胸水の原因は肺塞栓症によるものと考えられた．

解説　上腸間膜静脈血栓症報告例の症状は，腹痛(90%)，嘔吐(77%)，下痢(36%)，便秘(14%)，吐血(9%)，下血(5%)などで，症状・身体所見とも疾患に特異的なものはない[1]．初発症状は軽度であることが多く，そのため病状進行後，急性腹症として開腹時に初めて診断がつくことが多い．しかしながら，75%の症例が遺伝性凝固線溶系異常を有しているとされる[2]．遺伝性凝固線溶系異常は，欧米に比べると日本人には少ないが，本邦報告例では51例中22例に下肢深部静脈血栓症，逍遥性静脈炎の既往を認め，そのうち遺伝性の凝固線溶系異常合併は8例であった[1]．
　凝固線溶系異常を疑う所見としては，若年(45歳以下)での発症，家族歴，まれな部位での静脈血栓症(腸間膜静脈，矢状洞静脈など)，繰り返す静脈血栓症などがあげられる[3]．本症例の場合，28歳時に下肢静脈血栓症を発症しており，凝固線溶系の異常を疑うきっかけとなった．
　上腸間膜静脈血栓症の診断には，腹部造影CTが有効とされ，疑いがあれば積極的な検査施行が望ましい．診断に有用なCT所見として，上腸間膜静脈径の拡大，内腔の造影欠損像，静脈壁の造影効果などがあげられる[4]．
　治療は，腹膜刺激症状を呈していない場合は抗凝固療法にて保存的治療を行い，腹膜刺激症状を呈している場合は，外科的に壊死腸管の切除が必要とされる．また，再発予防には術直後からの抗凝固療法が有効であるとされている[2]．

Clinical Pearls
- 腸間膜動脈血栓・塞栓症同様，腸間膜静脈血栓症は疑わなければ診断にたどり着くのは困難．診断には腹部造影CTが有効．
- 若年発症の下肢静脈血栓症では，凝固線溶系の異常を考える．まれな部位での静脈血栓症を発症しうる．

■文献
1) 井上芳徳，他：上腸間膜静脈血栓症の1例—本邦報告例の集計．静脈学 3：213-221, 1992.
2) Boley SJ, et al : Intestinal ischemia — mesenteric venous thrombosis. Surg Clin North Am 72 : 183-199, 1992.
3) Baucher KA : Management of inherited thrombophilia. UpToDate 10.3.
4) 八木橋国博，他：閉塞性腸管虚血．画像診断 21：604-611, 2001.

（鹿野新吾・北村　綾・高木幸夫）

もう立ち上がれません

症例提示

　とくに既往歴のない 38 歳の男性．入院の 2 カ月前に 39℃の発熱があり，投薬なしで 4 日間で解熱したが，入院 1 カ月半ほど前より左手，右手，左足，右足という順番で遠位から近位に向かってしびれ感が出現し，入院 2 週間前には文字が書きにくい，階段の昇降がしにくいといった症状が出現．入院前日には転倒して立ち上がれなくなったので，当院を受診し入院となった．嗜好は，喫煙 20 本/日×20 年，アルコールは機会飲酒．家族歴は父が胃潰瘍．アレルギーなし．以前は営業職だったが，現在はコンビニ店員のアルバイト．

　入院時身体所見では，バイタル，頭頸部，心肺，腹部に異常なく，神経学的所見としては，左右対称の近位筋 MMT 2〜3，遠位筋 MMT 2 の筋力低下と，四肢末梢の異常知覚を認め，深部腱反射は四肢すべて著明に低下していたが，振動覚，触覚，温痛覚，位置覚は異常を認めなかった．血液検査，尿検査，心電図，胸部 X 線は異常なく，髄液検査では，蛋白 96 mg/dl，糖 65 g/dl（血糖 84 g/dl），Cl 123 mEq/l，細胞数 10/3/μl（分葉核球 4％，単核球 6％）と蛋白細胞解離を認めた．追加検査で甲状腺機能，ビタミンは正常であり，神経伝導速度では，①伝導速度の低下，②時間的多相性，③遠位潜時の著明な延長がみられ，不完全伝導ブロック（脱髄）を支持する所見を得，2 カ月にわたり進行している経過から，慢性炎症性脱髄性多発ニューロパチー（CIDP）を強く疑った．CIDP に併発する疾患につき検索したところ，HIV 抗体陽性（ELISA 法），ウイルス血清 HIV-1 RNA 量 11,000 copies/ml，CD4$^+$細胞数 80 cells/μl であり，脱髄性多発ニューロパチーを初発症状とした後天性免疫不全症候群（AIDS）と診断した．治療として，γ-グロブリン 400 mg/kg/日を 3 日間投与したところ著効を示し，神経障害はほとんど消失した．現在は AIDS の治療中である．

考察・解説

　本症例では，急性炎症性脱髄性多発ニューロパチー（AIDP＝Guillain-Barré 症候群の 1 型），遺伝性末梢神経障害，薬物または毒物による末梢神経障害，paraneoplastic syndrome，甲状腺機能低下，ビタミン B$_1$・B$_2$・B$_{12}$ 欠乏などを鑑別に，検査を進めた．

　アメリカ神経学会の CIDP 診断基準（1991 年）では，① 2 カ月以上にわたって進行する二肢以上の末梢神経障害による，進行性または再発性の運動感覚障害，②腱反射がすべて消失または著明に低下（通常は四肢すべて），③神経近位部を含む神経伝導検査で主病態が脱髄であること，④髄液検査にて細胞数 10/3/μl 以下，梅毒反応（VDRL）陰性，があれば probable，神経病理所見で脱髄と再髄鞘化があれば definite CIDP としている．また，CIDP が疑われるすべての患者で SLE，HIV，monoclonal or biclonal gammopathy，Castleman 病，monoclonal gammopathies of undermined significance，糖尿病，中枢神経系脱髄疾患の検索を勧告している．

Clinical Pearls

- CIDP そのものの臨床像をとりながら，最終的な診断は AIDS であった 1 例を経験した．
- 日本でも，AIDP，CIDP の経過を呈する HIV 感染の頻度が増加すると思われ，注意が必要である．

（高木幸夫）

一般外来

食べられない人は救います！

Case **16**

患者●とくに著患を指摘されていない82歳の女性．
主訴●物が食べられない．
現病歴●入院約10日前より，食事が摂りにくくなってきた．近医耳鼻科を受診したが，とくに異常を指摘されなかった．3日前より全く食事が摂れなくなってきたため，当院を受診し入院となった．

[嚥下困難の患者への問診と回答]
- いつから？→約10日前から．
- 増悪？安定？間欠的？→少しずつ悪くなっている．
- いつ，どのように？→飲み込もうとしてすぐに，むせるようになる．
- どこに詰まるか？→喉のあたり．
- 咳，鼻への逆流は？→半月前より乾性咳嗽あり，逆流症状は認めない．
- 液体と固体での違いは？→どちらも飲みづらい．

既往歴●81歳で肺炎．高血圧症，糖尿病，高脂血症などなし．
生活歴●飲酒：時々少量．喫煙：なし．排便習慣：1日ごとに普通便．
内服薬●（健康食品も含め）なし．
家族歴●とくになし．
システムレビュー●乾性咳嗽あり．食欲あり．体重減少なし．悪心/嘔吐，吐血，腹痛，胸焼け/逆流，黒色便，嚥下時痛，口腔内乾燥，義歯の問題，味覚異常，熱発/悪寒/戦慄，喀痰/血痰，寒がり，嗄声，筋力低下，筋痛，構音障害，口語障害は認めず．
身体所見●身長145 cm，体重30 kg，体温36.5℃，呼吸数16/分，脈拍84/分 整，血圧106/80 mmHg．**頭頸部**：眼瞼結膜に貧血なし，甲状腺腫大なし，頸静脈の怒張なし．**胸部**：心音整・心雑音なし．呼吸音清．**腹部**：平坦軟，腸音正常．圧痛なし，肝脾腫なし．**直腸診**：正常，便潜血認めず．**四肢**：浮腫なし．**筋**：圧痛・把握痛なし．**皮膚**：所見なし．**表在リンパ節**：触れず．**神経**：脳神経：V，VII，IX，X，XIIを含め，すべて正常．運動：両上下肢，近位・遠位ともに筋力低下なし．左右差なし．反復運動による筋力低下なし．感覚：左右差なし．しびれなし．深部腱反射：左右差なし．遅延・亢進なし．パーキンソニズムを示唆する所見なし．
検査所見●Hb 11.1 g/d*l*，Ht 34.6%，MCV 94.3 f*l*，WBC 6,280/μ*l*（neut 91%，lym 7%，mono 2%），Plt $18.2×10^4$/μ*l*，TP 7.1 g/d*l*，Alb 4.1 g/d*l*，BUN 50 mg/d*l*，Cr 0.9 mg/d*l*，T-Cho 243 mg/d*l*，TG 66 mg/d*l*，HDL-Cho 81 mg/d*l*，AST 34 IU/*l*，LDH 184 IU/*l*，AMY 98 IU/*l*，ALP 187 IU/*l*，γ-GTP 27 IU/*l*，ESR 52 mm/hr．
胸部X線：正常．
心電図：正常範囲内．

What's your diagnosis ?

Diagnostic Tests　第2病日に耳鼻科を受診し，喉頭ファイバーにて，下咽頭後壁左側に有茎性で喉頭へ突出する腫瘍を認めた（図1）．

正解　➡　下咽頭の扁平上皮癌

Clues（手がかり）
病歴より口腔/咽頭性の嚥下困難症を疑い，身体診察上，神経・筋疾患は考えにくく，機械的狭窄を疑った．

Red Herring（めくらまし）
- 亜急性〜急性を示唆する病歴のため，外来初診時は悪性疾患をあまり想定しなかった．
- 耳鼻科（近医）受診での「異常の指摘なし」との情報が，鑑別診断を大きく誤らせる危険があった．

Clincher（決め手）
- 耳鼻科再受診による咽頭ファイバー．

本症例の経過　窒息の危険性があったため，気管切開を行った後，手術を施行した．病理所見は well differentiated squamous cell carcinoma（高分化型扁平上皮癌）であった（図2）．

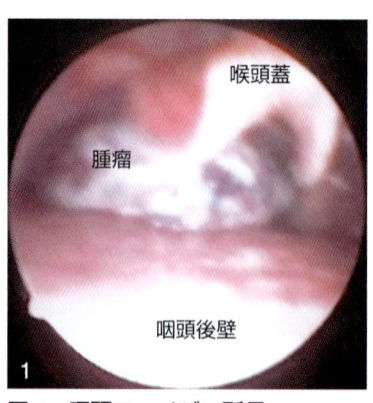

図1　咽頭ファイバー所見

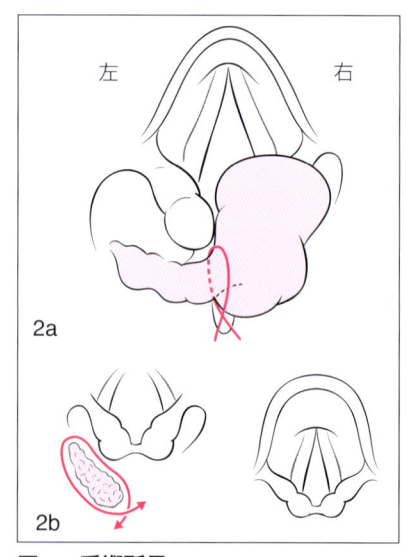

図2　手術所見
a・b：手術記録より．下咽頭後壁左側に有茎性で，喉頭へ突出する腫瘍を切除．

表1 嚥下困難のメカニズムと主要疾患 （文献1～3を筆者訳，一部改変）

口腔/咽頭性	食道性	嚥下痛
●神経学的異常 ・脳卒中 ・ALS ・パーキンソン病 ●筋運動的異常 ・重症筋無力症 ・皮膚筋炎/多発筋炎 ●解剖学的異常 ・腫瘍 ・憩室	●神経筋的異常 ・アカラシア ・強皮症 ●内的な閉塞 ・狭窄 ・腫瘍 ・異物（薬剤性も含む） ●外的な閉塞 ・縦隔腫瘍・異所性甲状腺 ・拡大した左房・大動脈	●感染 ・サイトメガロウイルス ・ヘルペスウイルス ・カンジダ属 ●薬剤（食道粘膜障害性） ・抗菌薬 ・NSAIDs ●放射線治療後 ●悪性腫瘍 ・食道癌

嚥下困難の診断

嚥下困難を主訴とする患者を診察する時，詳細な病歴聴取と身体診察で，原因疾患の多くが推定可能である．嚥下困難は，①口腔/咽頭性嚥下障害（oropharyngeal dysphagia），②食道性嚥下障害（esophageal dysphagia），③嚥下痛〔odynophagia（painful swallowing）〕，④ globus sensation（後述），の4つを考えるとよい[1～3]．

口腔/咽頭性嚥下障害は，口腔～咽頭，もしくは食道上部の，①神経学的異常，②筋運動的異常，③解剖学的異常，による嚥下障害である．一方，食道性嚥下障害は，食道体部～胃上部の，①神経筋的異常，②内的な閉塞，③外的な閉塞，によるものである．

口腔/咽頭性と食道性の嚥下困難を鑑別するためには，次の3つの質問が有用である[1]．

- 飲み込もうとする時に詰まりますか（口腔/咽頭性）？ それとも，飲み込んでしばらくしてから詰まりますか（食道性）？
- どのあたりで詰まりますか？
- 飲み込む時に咳，むせ，窒息感，鼻への逆流はありますか（口腔/咽頭性）？

液体と固体での嚥下困難の違いは，鑑別をさらに進めるうえで重要となる[1～3]．固形物が困難である時は機械的な閉塞が，液体も困難である時は神経筋疾患が示唆される．食事形態が自然と液体成分主体に代わっていることもあるので，詳細に聞く必要がある．

疾患と関連する病歴や症状も，診断に有用である[1～3]．緩徐進行や筋力低下→神経筋疾患，体重減少で高齢→悪性腫瘍，体重減少で逆流症状や努力性嚥下→アカラシア，胸焼け→狭窄・強皮症，などがある．

Odynophagia（painful swallowing）は嚥下時に痛みを呈するもので，厳密には嚥下困難とは異なる．感染症（カンジダ属，サイトメガロウイルス，ヘルペスウイルス），放射線照射後，食道粘膜障害をきたす薬剤，悪性疾患による食道炎による[1～3]．

表1にメカニズムと主要疾患をまとめた．この分類には入れにくいが，シェーグレン症候群における口腔内乾燥による嚥下障害も鑑別に入る[1～3]．

薬剤性嚥下障害は3つのメカニズムによるものに分けられる[4,5]．①食道粘膜障害（抗菌薬・NSAIDs など），②下部食道括約筋障害（硝酸薬・Ca拮抗薬，薬物

ではないがアルコール・脂肪・チョコレートなど)，③口腔内乾燥(抗コリン薬・利尿薬など)，である．

　Globus sensation(適訳なし．ヒステリー球と訳されることもある)は，"のどに塊がある感じ"を訴えるが器質的疾患を認めないものである．定義が複雑であるために，詳細は成書を参照していただきたい．

　ちなみに本症例の題名は，「食べられない人は"squamous(cell carcinoma)"」でした．

Clinical Pearls
- 嚥下障害は口腔/咽頭性か，食道性かを判別することが必要である．
- ①嚥下困難のタイミング(飲み込む時か，飲み込んだ後か？)，②部位(喉のあたりか，胸部あたりか？)，③随伴症状(咳やむせ，逆流症状など)の問診が有用である．

■文献
1) Trate DM : Dysphagia — evaluation, diagnosis, and treatment. Prim Care 23 : 417-432, 1996.
2) Spieker MR : Evaluating dysphagia. Am Fam Physician 61 : 3639-3648, 2000.
3) Ronnie F : Approach to the patient with dysphagia. UpToDate 11.2.
4) Boyce HW : Drug-induced esophageal damage — diseases of medical progress. Gastrointest Endosc 47 : 547-550, 1998.
5) Stoschus B : Drug-induced dysphagia. Dysphagia 8 : 154-159, 1993.

(川島篤志・猪飼　宏・藤本卓司)

一般外来

異文化コミュニケーション

Case 17

患者●パキスタン（イスラマバード）から留学のため来日した20歳代の男性．日本語はほとんど話せず，医師とは互いにおぼつかない英語でコミュニケーションしている．

主訴●高熱，悪心，嘔吐．

現病歴●8カ月前の来日以来，今回の罹病までは全く健康であった．入院9日前の夜に急に発熱と嘔吐が生じ，翌日の昼には全身の筋肉痛を伴うようになった．このため救急外来を受診したが，37.1℃の発熱と軽度の咽頭発赤，CRP 1.2 mg/dl などの非特異的所見しか認めなかったために，上気道炎の診断で経過観察となった．その後も腹痛や嘔吐，著明な発汗を伴う高熱を訴えて数回外来を受診したが同様の所見であり，そのたびに経過観察となっていた．入院日の救急外来受診時も高熱はあったが，局所所見に乏しく非特異的ウイルス性疾患を考えさせられた．しかし重篤感を伴い，検査所見でも血小板減少や貧血の進行を認めたために，経過観察目的で同日深夜入院となった．

既往歴●4歳：腸チフス．マラリア罹患や予防薬の服薬歴なし．

生活歴●飲酒・喫煙：なし．渡航歴：約半年前に一時帰国．

身体所見●身長180 cm，体重66 kg，意識清明，体温40.0℃，脈拍110/分 整，血圧（座位）128/48 mmHg．**頭頸部**：眼瞼結膜；貧血・黄疸なし，口腔；発赤・腫脹なし，左後頸リンパ節；1個触知（1 cm弾性軟，わずかに圧痛あり），甲状腺腫脹なし．**胸部**：心音 I → II → III（−）IV（−），心雑音なし．肺；正常肺胞呼吸音，ラ音なし．**腹部**：打診上全体にやや鼓音，腸雑音やや亢進，圧痛なし．肝・脾・腎触知せず．**背部**：圧痛なし，叩打痛なし．**四肢**：浮腫なし．**皮膚**：皮疹認めず．

検査所見●RBC 394×10^4/μl，Hb 11.8 g/dl，Ht 33.5 %，WBC 5,400/μl，Plt 79×10^4/μl，TP 7.1 g/dl，Alb 3.7 g/dl，BUN 13 mg/dl，Cr 0.7 mg/dl，AST 23 IU/l，ALT 17 IU/l，LDH 181 IU/l，ALP 220 IU/l，AMY 36 IU/l，CPK 210 IU/l，Na 139 mEq/l，K 3.7 mEq/l，Cl 101 mEq/l，CRP 9.5 mg/dl，Glu 136 mg/dl．
尿検査：蛋白（−），潜血（−），WBC（−）．
胸部・腹部単純X線：明らかな異常なし．
血液塗抹標本検鏡（第4病日）：マラリア認めず．

入院後経過●高熱は解熱薬単独でただちに解熱し，翌日には37℃台の発熱を認めるのみであった．悪心や嘔吐もほぼ消失し，3病日の夜に再度38℃を超える高熱を認めたものの全身状態も改善した．身体所見にも特異的な変化はなく，4病日の検査で貧血と血小板数も改善したため，同日退院となった．

What's your diagnosis ?

Diagnostic Tests

- 血液塗抹標本でのマラリア原虫の再検.

正解 ───▶ 三日熱マラリア

Clues（手がかり）
- 1日おきの発熱.
- マラリア流行地域出身.

Red Herring（めくらまし）
- 来日して8カ月経過しており, マラリアの可能性は低いと考えてしまった.
- 高熱があったが明確なfocusがなく, インフルエンザ様であった.
- 1回目の血液塗抹標本検鏡ではマラリア原虫陰性であった.
- 互いに英語が十分に話せず, 当初は病歴聴取が十分でなかった.

Clincher（決め手）
- 血液塗抹標本検鏡（図1）.

本症例の経過　マラリアは否定的と考えて退院としたが, 病歴を取り直したところ2週間で5kgの体重減少を認め, また高熱はほぼ隔日の48時間周期に出現していた. さらに末梢血中に異型リンパ球を認めたことなどから, 血液塗抹検査は一度陰性であったものの, やはりマラリアの可能性が高いと考えられた. そこで, 外来で血液像検鏡を再検したところマラリア原虫を認め, 形態学的に*Plasmodium vivax*と確定した. これに対してクロロキンによる化学療法を施行し, 以降発熱は完全に消失した. その後, G6PD（グルコース-6-リン酸脱水素酵素）活性が正常なことを確認してプリマキンによる三日熱マラリア原虫（ヒプノゾイト）の根治療法を

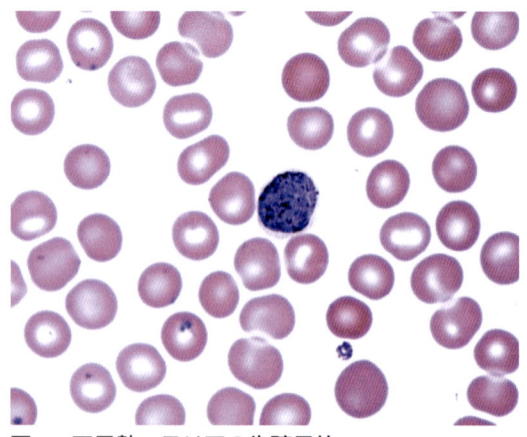

図1　三日熱マラリアの生殖母体

施行し，再発を認めていない．

解説 マラリア流行地からの出身であるが，来日してから長期間経った後の発症であったために，診断に苦慮した症例である．三日熱マラリアの25%はハマダラカによるスポロゾイト注入から1カ月以内に発症する．しかし残りは休眠体として肝内に潜伏し，感染後1カ月以上経ってから発症してくる．さらに，6カ月以上経ってから発症するものが，全体の30%あるとされている．

また，典型的な三日熱マラリアは48時間周期の発熱を繰り返し，診断への手がかりとなるが，本症例の場合は言語の壁により，この事実を把握するのが遅れた．

いずれにせよ，数年以内にマラリア流行地域にいたことがある患者がfocusに乏しい発熱を繰り返した場合は，まずマラリアを考えて血液塗抹標本の観察を繰り返すことが重要であると考えられた．

Clinical Pearls
- 三日熱マラリアには潜伏期が数カ月以上のものがある．
- マラリアは間欠的発熱以外は非特異的な症状を呈する．
- 寄生虫血症(parasitemia)は周期的であり，初回の検査が陰性でもマラリアを除外できない．マラリアを少しでも疑ったら，発熱から48時間内に血液塗抹標本の検鏡を複数回，繰り返す．

■文献
1) Karin L, et al : Epidemiology, pathogenesis, clinical features, and diagnosis of malaria. UpToDate 16.1.
2) Daily JP, et al : Case records of the Massachusetts General Hospital. Weekly clinicopathological exercises case 22-2003. A 22-year-old man with chills and fever after a stay in South America. N Engl J Med 349 : 287-295, 2003.

（島田利彦・新保卓郎・野口善令）

初秋の農婦の赤い目

症例提示

　生来健康な74歳の農婦．9月中旬に，4日前からの全身倦怠感，3日前からの悪寒を伴わない38℃台の発熱，食欲不振，口渇感，乾性咳嗽を訴えて一般外来を受診した．筋肉痛はない．意識清明．体温39.2℃，呼吸数30/分，脈拍84/分 整，血圧105/60 mmHg．両側眼球・眼瞼結膜が充血様（点状出血もあり）．眼痛はなく，視力低下はない．胸部に異常なし．右肋骨弓下に肝臓を2横指触知．脾濁音界の拡大はない．腓腹筋の把握痛はない．赤沈 105 mm/h，RBC 349×10^4/μl，Hb 11.5 g/dl，Ht 32.1%，WBC 6,930/μl，Plt 11.6×10^4/μl，BUN 41 mg/dl，Cr 2.0 mg/dl，UA 7.0 mg/dl，T-Bil 1.4 mg/dl，D-Bil 0.9 mg/dl，AST 127 IU/l，ALT 152 IU/l，LDH 395 IU/l，γ-GTP 73 IU/l，AMY 167 IU/l，CPK 22 IU/l，Na 129 mEq/l，K 3.5 mEq/l，Cl 91 mEq/l，CRP 10.7 mg/dl，HCV抗体－，HBs抗体－，HA-IgM抗体－．尿検査：糖－，蛋白1＋，潜血2＋，赤血球5〜10/HPF，硝子円柱＋，顆粒円柱＋．胸部X線写真：異常なし．心電図：正常洞調律．髄液検査：正常．

　「農婦，初秋，発熱，咳嗽，両側眼球・眼瞼結膜の充血，頻呼吸，肝・腎機能異常，血小板減少，赤沈の高度亢進」からレプトスピラ症，とくに重症型（出血性黄疸：ワイル病）を疑った．比較的徐脈も矛盾しない．早速入院してもらい，ベンジルペニシリンカリウム400万単位/日で治療を開始した．治療開始8時間後に悪寒が生じている．結膜充血は3〜4日で消退し，8日間の治療で完全寛解した．初期に行った血液塗抹や血液，尿，髄液の培養は陰性であり，確定診断がつかなかった．1〜2カ月後の顕微鏡的凝集試験における抗体価の推移（血清型 *Leptospira interrogans* serovar *icterohaemorrhagiae* が当初の20倍以下から2カ月後には320倍の最高値に上昇，それ以降は低下）により，初めてワイル病の確定診断がついた次第である．

考察・解説

　レプトスピラ症は，日本では秋季にみられることが多く，秋疫（あきやみ）とも呼ばれる．ドブネズミなどの尿で汚染された水田，下水，溝などで経皮的に感染することがほとんどである．軽症から重症までがあり，重症型はワイル病といわれ，黄疸・出血・蛋白尿が3主徴とされる．ワイル病の致死率は5〜40，50％に達し，呼吸器系が侵されると，さらに増悪する．本例では，乾性咳嗽や頻呼吸があるので，呼吸器系合併症の存在が十分疑われる．入院時胸部X線像は正常だが，胸部CT写真が撮影されていれば，ARDS（急性呼吸窮迫症候群）や出血性肺炎などの変化が認められた可能性が高い．10年以上前の症例なので，確定診断にずいぶん時間がかかった．今なら，尿レプトスピラPCRの測定で迅速な確定診断が可能である．それにしても，両側眼球・眼瞼結膜の充血は，鑑別診断を狭めるのに大きく役立った．なお，治療開始後の悪寒は，Jarisch-Herxheimer反応といわれ，ほかのスピロヘータ疾患の抗菌薬治療中にもみられることがある．

Clinical Pearl

- 非特異的熱性疾患で結膜充血を認めれば，レプトスピラ症を考える．

（松村理司）

一般外来

よく見るけれども，診たことない

Case **18**

患者●27歳の男性．病院の調理師．

主訴●発熱，関節痛，四肢の紅斑，浮腫．

現病歴●生来健康だったが，入院2日前の朝から全身倦怠感と関節痛があり，夜8時頃38℃の発熱に気づきロキソプロフェンとテプレノンを内服した．入院前日の朝は解熱しており仕事に行ったが，昼頃から寒気があり，再度ロキソプロフェンとテプレノンを内服した．その後，上肢と大腿部の紅斑および四肢末梢の浮腫が出現してきたため，同日夜に当院救急外来を受診．ロキソプロフェンによる薬疹を疑われてアセトアミノフェンを処方されて帰宅した．入院当日朝，発熱，紅斑，浮腫が持続し，咽頭痛，関節痛も強いため，当院外来を再受診した．その時の血液検査で肝機能障害を指摘され，入院となった．

生活歴●飲酒：1〜2合/日．喫煙：20本/日×7年．常用薬なし．妻と2人暮らし，ペットなし．

既往歴●なし．

家族歴●特記事項なし．

身体所見●身長173 cm，体重68 kg，意識清明，体温38.6℃，呼吸数16/分，脈拍72/分 整，血圧140/70 mmHg．体幹，四肢にうっすらと発疹(紅斑)を認めたが，それ以外は異常所見なし．

検査所見●RBC 478×10^4/μl，Hb 14.3 g/dl，Ht 42.9 %，WBC 10,300/μl (stab 19.0 %，seg 62.0 %，eos 1.0 %，baso 0.0 %，mono 7.0 %，lym 11.0 %)，Plt 20.6×10^4/μl，Glu 105 mg/dl，TP 6.8 g/dl，BUN 13.3 mg/dl，Cr 0.7 mg/dl，T-Bil 1.4 mg/dl，D-Bil 0.9 mg/dl，AST 92 IU/l，ALT 281 IU/l，LDH 205 IU/l，ALP 579 IU/l，γ-GTP 215 IU/l，AMY 27 IU/l，CPK 89 IU/l，Na 133 mEq/l，K 3.6 mEq/l，Cl 98 mEq/l，CRP 7.2 mg/dl．

尿検査：蛋白74 mg/dl，糖(−)，円柱(−)，ケトン(+)，ウロビリノゲン(3+)．

胸部X線・心電図：異常なし．

入院後経過●薬剤性皮疹および肝障害の疑いにて，内服薬を中止して経過をみた．第4病日には，紅斑はほぼ改善していたが39℃台の発熱が続き，手指の腫れぼったい感じが続いていた．第6病日，39℃の発熱が続き，「舌が赤くなって痛い(図1a)，手指が腫れて握れない，ふしぶしが痛い」の訴えがあり，軽度眼球結膜の充血，口唇の充血・腫脹(図1b)，頸部リンパ節腫脹(約1.5 cm)および腋窩リンパ節腫脹が認められた．

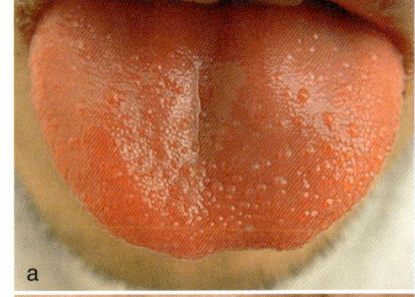

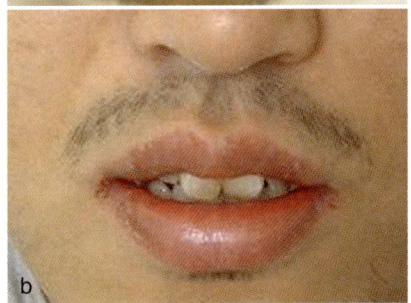

図1 第6病日に認められた苺舌(a)と口唇の充血・腫脹(b)

What's your diagnosis ?

問題リストとして，以下があげられた．
①原因不明の発熱（白血球・CRP 増加，赤沈亢進），②咽頭痛・関節痛，③手足の浮腫，④四肢の紅斑，⑤肝障害・高ビリルビン血症，⑥口腔粘膜の変化（口唇の充血・亀裂，苺舌），⑦両側結膜充血，⑧頸部および腋窩リンパ節腫脹．

正解 ▶ 川崎病（診断基準の 6/6 を満たす）

Clues（手がかり）
長引く発熱に，口唇，舌，結膜などの粘膜変化を伴う．

Red Herring（めくらまし）
- 薬剤使用歴から，まず薬疹が疑われた．
- 川崎病は小児の病気という先入観があった．

Clincher（決め手）
① 5 日以上続く原因不明の発熱
②口腔粘膜の変化（口唇の充血・亀裂，苺舌）
③四肢末梢の変化（手掌または足底の紅斑，手または足の浮腫，回復期の落屑）
④多形紅斑
⑤頸部リンパ節腫脹（少なくとも 1.5 cm）
⑥両側結膜充血
上記 6 項目のうち 5 項目を満たせば，川崎病と診断する．

本症例の経過と解説

川崎病は，MCLS（mucocutaneous lymphnode syndrome）とも呼ばれ，4 歳以下の小児に好発する急性熱性疾患である．合併症として，冠動脈炎を主体とする全身の血管炎を起こし，冠動脈瘤・心筋障害・心不全および末梢血管閉塞などを合併して，重症化する例がある．原因は不明であるが，多くの研究者は，さまざまな感染症に続発する免疫反応を介した血管炎の最終の共通経路と考えている[1]．

成人期に起こる川崎病は「成人発症型川崎病＝adult（onset）Kawasaki disease」と呼ばれ，30 例ほどの症例報告がある．平均年齢は 24.3 歳．男女比は 1：1．約半数に関節痛がみられ，2/3 に消化器症状がみられる（悪心，嘔吐，腹痛，下痢）．肝障害も 2/3 にみられる．冠動脈合併症は小児より少ない[2]．

川崎病によくみられる検査所見は，急性炎症所見（WBC ↑，左方移動，CRP ↑，ESR ↑，Plt ↑），正球性正色素性貧血，尿中白血球（尿道由来），肝トランスアミナーゼ↑，Bil ↑，髄液や関節液も炎症性反応を示す，などであるが，疾患特異的な検査はない[3]．

鑑別診断としては，①皮膚症状を呈するウイルス性疾患（麻疹，エコーウイルス，アデノウイルスなど），②トキシンによる疾患（毒素ショック症候群，猩紅熱

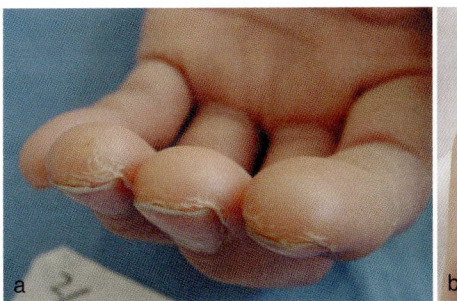

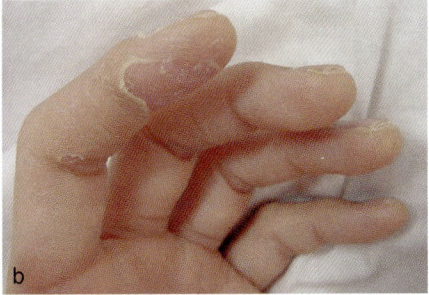

図2 手指先端の落屑 a：第13病日，b：第15病日．

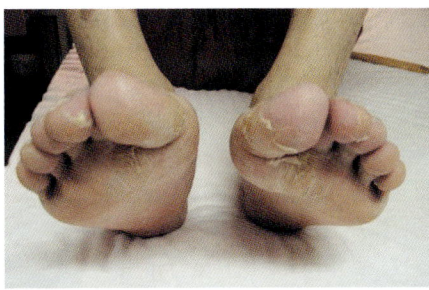

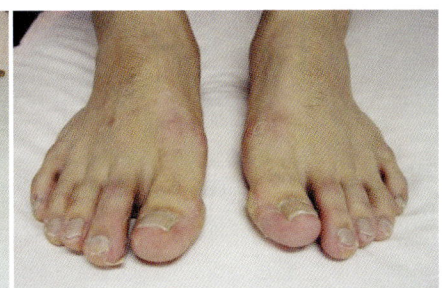

図3 第25病日に認めた足趾先端の落屑

など），③薬剤性（スティーヴンス-ジョンソン症候群など），があげられる[3]．

川崎病（MCLS）の治療は，γ-グロブリンとアスピリンの大量療法が行われる．γ-グロブリンは，小児では2 g/kgを10時間以上かけて点滴する方法が一般的になってきている．アスピリンは，初期に抗炎症作用を期待して，30～80 mg/kg/日を投与し，最終的に抗血小板作用を期待して3～5 mg/kgに減量する．

本症例では，γ-グロブリンの大量療法が奏効し，発熱や他の症状も改善を認めた．その後，第13病日には手指先端の落屑を認め（図2），第25病日には足趾の落屑を認めた（図3）．心エコー検査では，冠動脈が明瞭に描出され，冠動脈瘤の合併は認められなかった．

Clinical Pearls
- 川崎病は，小児（とくに4歳以下）で比較的よくみられる疾患であるが，まれに成人にも発症する．
- 疾患特異的な検査はなく，臨床症状が決め手．
- 治療はγ-グロブリンとアスピリン．

■文献
1) Sundel R : Etiology and clinical manifestations of Kawasaki disease. UpToDate 12.1.
2) Tomiyama J, et al : Acute febrile Kawasaki disease in adults — case report and review of the literature. Jpn J Med **30** : 285-289, 1991.
3) Sundel R : Diagnosis and treatment of Kawasaki disease. UpToDate 12.1.

〔高木幸夫〕

腹痛と貧血をつなぐ仕事

症例提示

半年前にてんかんによる痙攣発作の既往のある20歳の男性．1月下旬に，9日間続く食欲不振，前日からの腹部全体の疼痛，前胸部痛，倦怠感，赤色尿を訴えて救急外来を受診した．鎮痙薬・鎮痛薬で軽快，帰宅したが，翌日に全身痛，悪心・便汁様嘔吐をきたし，救急室を再受診した．嘔吐後に意識消失したため，入院となった．喫煙：40〜60本/日．飲酒：機会飲酒．眼瞼結膜は蒼白．歯肉縁（歯茎）・歯根に青黒い色素沈着を認める．腹部は平坦軟，全体に圧痛・反跳痛あり．腸蠕動音は減弱．両上肢屈筋群の筋力低下・握力低下あり．RBC 407×10^4/μl，Hb 12.1 g/dl，Ht 35.9%，MCV 88.2 fl，WBC 11,330/μl と軽度の正球性正色素性貧血・白血球増加があり，塗抹標本で赤血球好塩基性斑点を認めた．血糖・電解質は正常，便潜血はグアヤックで陽性，ヒトヘモグロビンは検査不可．腹部画像検査は正常．

鉛精錬会社に3カ月間勤務中という職業歴は取れていたが，現今の日本の労働環境で腹痛を起こすような鉛中毒はあり得ないと考えていたため，救急外来受診の時点では診断が思いつかず，心因性やペンタゾシン中毒までもが疑われた．しかし，詳しい仕事内容の聴取（救急外来受診の10日前に鉛精錬を直接行う部署に配置換えされたが，鉛曝露が濃厚であったにもかかわらず，防塵マスクの着用を怠っていた），症状が強いわりに腹部所見が乏しいこと，両上肢の筋力低下・握力低下，貧血・歯肉縁の色素沈着・赤血球好塩基性斑点の存在などより，入院第1病日には鉛中毒が疑われている．ジメルカプロール 400 mg/日の筋注および D-ペニシラミン 600 mg/日の経口投与を開始し，激烈な腹痛にはペンタゾシンで対処した．第2病日にはハロペリドールによる鎮静を開始し，鎮痛薬をブプレノルフィンに変更した．第5病日に入院当初の血中鉛濃度（正常：〜19 μg/dl）が 110 μg/dl と判明し，鉛中毒と確定診断した．第6病日に腹痛は軽減したので，鎮静を中止．ジメルカプロールを，入手したてのエデト酸カルシウム・2Na 2 g/日の静注・5日間に変更した．第11病日に，第6病日の血中鉛濃度が 65 μg/dl と改善しているのを確認して退院となった．

考察・解説

重金属中毒の一つである鉛中毒は，鉛疝痛と呼ばれる激しい腹痛をきたすだけでなく，ヘム合成障害による鉄芽球性貧血が鉄欠乏性貧血と区別しにくいために，いっそう消化器疾患と間違われやすい．本例で腹痛が疝痛様でなかったことと，上肢屈筋群（伸筋群ではなく）の筋力低下であったことは，鉛中毒として典型的ではなかった．歯肉縁（歯茎）・歯根の青黒い色素沈着は鉛縁と呼ばれ，感度は高くないが，鉛中毒の特徴的な徴候とされる．末梢血管から歯肉縁に移行した鉛と，口腔内の細菌によって産生された硫化水素が結合して硫化鉛となったものである．血色素量の低下程度よりもずっと蒼白な眼瞼結膜は，鉛蒼白と呼ばれるが，赤血球好塩基性斑点ともども必ずしも特異的なわけではない．

Clinical Pearl

- 「原因不明の腹痛と貧血」の鑑別診断には，鉛中毒も入れる．

（松村理司）

一般外来

旅行者下痢症？

Case 19

患者 ● ほとんど医師にかかったことがない，ADLはほぼ自立している81歳の男性．

主訴 ● 食欲低下，腹痛，下痢，立ちくらみ．

現病歴 ● 15日前から5日間，"人生最後の旅行"で妻と北京に出かけた．外食は餃子や油ものが多かった．屋台では食べず，生水，生野菜，生魚介類も摂取せず，もっぱら日本から持ち込んだお茶やビール，日本酒を飲んだが，ホテルの冷蔵庫の氷だけは利用した．帰国直後よりたまに鼻汁が出現し，徐々に食欲が低下してきた．6日前からは，腹痛（疝痛様，裏急後重あり）を伴うチョコレート色の下痢が認められた．2日前に左耳痛で近医にかかり，左外耳道炎と診断され，点耳薬（オフロキサシン）を処方されている．下痢は少量だが，7～8回/日と頻回になり，立ちくらみも出現し，転倒を頻回に繰り返すようになったため，外来を受診し，入院となった．妻にも下痢があったが，軽快している．この間の発熱は不明だが，悪寒・悪心・嘔吐はない．頭痛・関節痛・呼吸困難もない．

既往歴 ● 終戦時に肺結核（？）．

生活歴 ● **飲酒**：日本酒1合/日．**喫煙**：20年前に中止．**ペット**：鳥も含めなし．

家族歴 ● とくになし．

身体所見 ● 意識清明，体温40.2℃，呼吸数15/分，脈拍96/分 整，血圧120/90 mmHg（臥位），SpO₂ 95%（室内気）．**頭頸部**：結膜に黄染，蒼白なし．左副鼻腔圧痛あり．左外耳牽引痛あり．口腔内に発赤なし．頸部リンパ節腫脹なし．**胸部**：異常なし．**腹部**：腸雑音亢進．肝叩打痛あり．脾濁音界の拡大なし．心窩部に圧痛あり．筋性防御なし．反跳痛なし．Murphy徴候なし．**四肢**：左下腿に外傷性紫斑あり．**直腸**：肛門は発赤し，圧痛あり．

検査所見 ● Hb 14.0 g/dl，Ht 42.3%，WBC 10,000/μl（neut 90.7%），Plt 17.9 × 10⁴/μl，BUN 38.2 mg/dl，Cr 1.4 mg/dl，T-Bil 0.6 mg/dl，AST 276 IU/l，ALT 87 IU/l，ALP 148 IU/l，γ-GTP 23 IU/l，CPK 8,367 IU/l，Na 136 mEq/l，K 4.1 mEq/l，Cl 94 mEq/l，CRP 26.9 mg/dl．

尿検査：蛋白（2＋），潜血（3＋），RBC 1～5/HPF．

便検査：便潜血（1＋）．

心電図：洞性頻拍．

腹部X線：腸管ガス著明．

胸部X線（図1）：左下肺野に異常影あり．

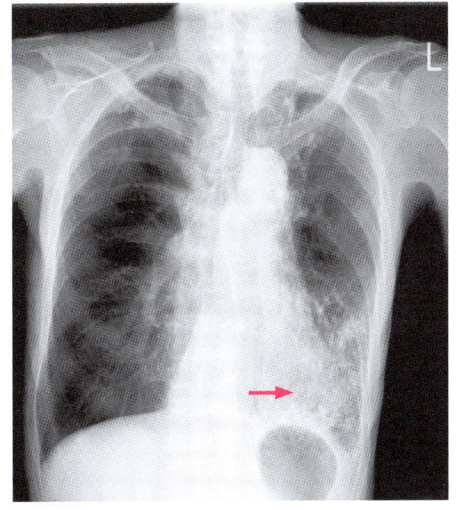

図1　胸部X線写真

What's your diagnosis ?

Diagnostic Tests

　左下肺野異常影は，入院時にルーチンに近く撮られている胸部X線写真でたまたま認められたものである．咳・痰はほとんどなく，胸痛はなく，呼吸数・呼吸音も正常であり，副雑音も聴取できなかったが，精査のために胸部CT写真（図2）を依頼した．気管支透亮像（air-bronchogram）が一部に認められ，「気腫状肺に肺胞充満陰影（consolidation）がかぶさった急性肺炎像」の可能性があるものの，気管支・細気管支拡張を主とする陳旧性の変化も相当程度に混在していると考えた．

　さて，本例の問題リストには，「海外旅行後，高熱，腹痛・下痢，腎機能障害，横紋筋融解症，左下肺野異常影」があげられた．いわゆる旅行者下痢症には非感染性のものもあるが，感染性の場合が多い．その起炎微生物には，腸管毒素性大腸菌をはじめ，細菌，ウイルス，原虫とさまざま含まれるが，これほどの高熱やチョコレート色の血性下痢をきたすことは珍しい．したがって，そのなかでは急性大腸型の臨床像を呈するサルモネラ属や赤痢菌属などの可能性が強く考えられた．腸管出血性大腸菌（O 157）の可能性も考えられた．また，マラリアや毒素性ショック症候群も鑑別診断にあがった．さらに，高熱・肺病変・下痢に対してはレジオネラ症も考えるべきだという意見があった．そこで，血液培養，便虫卵，便培養，ベロ毒素，末梢血塗抹（1,000倍）の諸検査とともに，尿中レジオネラ抗原検査も依頼した．

　初期治療としては，脱水，腎機能障害，横紋筋融解症に対して3,900 ml/日の十分な補液，細菌性腸炎の疑いに対してセフトリアキソン1 g×1/日とシプロフロキサシン300 mg×2/日を処方した．しかしながら，40℃を超える発熱は続き，入院第3病日には多量の膿性痰を喀出するようになり，呼吸数30/分，SpO$_2$ 92％（経鼻酸素3 l/分）と増悪が認められた．なお，喀痰のグラム染色・培養，抗酸菌染色・培養は，すべて陰性であった．第4病日には軽度ながら意識障害が生じ，意思疎通が障害されるようになった．バイタルサインは不安定のままであり，外耳道炎も両側にみられるようになった．ランブル鞭毛虫や赤痢アメーバなどの原虫をカバーするためのメトロニダゾールの追加，およびセフトリアキソン2 g/日への増量が考慮された矢先に，尿中レジオネラ抗原検査の結果が返ってきた．陽性！　なお，当初提出したほかの検査は，すべて陰性であった．

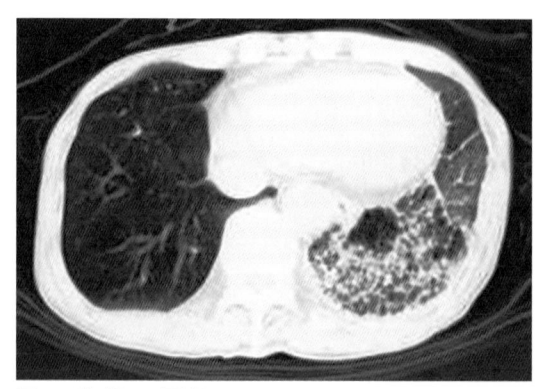

図2　胸部CT写真

正解　レジオネラ症

Clues（手がかり）
高熱・腹痛・下痢・肺病変・膿性痰・意識障害・肝機能異常・横紋筋融解症，腎機能障害．

Red Herring（めくらまし）
初期症状が，旅行と氷摂取にひき続く高熱・腹痛・下痢・脱水症状だけであり，呼吸器症状がほとんど目立たなかった．

Clincher（決め手）
● 尿中レジオネラ抗原陽性．

本症例の経過と解説

レボフロキサシン 500 mg×1/日＋リファンピシン 600 mg×1/日に変更したところ，発熱・腹痛・下痢ともに日単位で改善した．胸部 X 線像の改善にはかなり時間を要したが，異常影は 1 カ月後には半減，2 カ月後にはほとんど消退した．つまり，異常影のすべてが，レジオネラ肺炎による急性のものであった．

レジオネラ肺炎は，異型肺炎の 1 つに数えられることがある．異型肺炎とは，そもそも 1940 年当時に，細菌学的検査によって起炎微生物を検出できない肺炎という意味で，細菌性肺炎と区別して命名されたものである．マイコプラズマ，クラミジア，リケッチア，ウイルスによる肺炎が含まれるが，1970 年代にレジオネラ肺炎が加わった．

異型肺炎は一般に，発症が比較的緩徐であり，初期には肺外症状（発熱，悪寒，筋肉痛，頭痛）だけのことが多く，当初から膿性痰であることは少なく，consolidation（肺胞充満）の身体所見に乏しい．また，発熱の程度の割に頻脈を呈しにくく，これは Faget 徴候（比較的徐脈）といわれる．

ところで，レジオネラ肺炎は，一般的な細菌学的検査では菌を染色・同定できないという点以外は，異型肺炎の特徴をあまりもっていない．発症はあまり緩徐ではなく，呼吸困難・胸痛・膿性痰も伴いやすいという点では，むしろ典型的な細菌性肺炎に似る．ただし，比較的徐脈をきたしたという報告はあり[1]，本例にも相当すると考えられる．

下痢（21〜50%），悪心・嘔吐（8〜49%），腹痛などの消化器症状がかなり頻繁にみられやすい[2]が，それが前景に出すぎると，本例でみられたようにめくらましになってしまうことがある．そのほかの特徴には，低ナトリウム血症や意識障害や肝機能異常があり，後二者は本例でも認められた．横紋筋融解症・急性腎不全の合併の報告も散見され[3,4]，本例の腎機能障害は，脱水と横紋筋融解症によるものと考えられる．肺炎以外の症状が強い場合は，レジオネラ肺炎というよりレジオネラ症のほうが適切な命名かもしれない．なお，外耳道炎の合併の報告は

なく，本例での因果関係も不明である．

　レジオネラ症は，高齢者，大酒家，喫煙者，慢性肺疾患患者，免疫抑制状態患者に発症しやすい．汚染された水や飛沫が感染源とされるが，本例の感染源が現地産の氷かどうかは不明である．集団発生が時折報告され，日本でも循環式温泉（浴槽）でのレジオネラ属菌の大量検出が危険視されたことがある．欧米では，入院を要する市中肺炎の2～15％とされるレジオネラ肺炎だが，日本での報告が少ないのは，診断体制の整備がなお未熟だからである．尿中レジオネラ抗原は，症状出現の2～3日後から検出されはじめ，約2週間は陽性が持続する．レジオネラ症の大半は *Legionella pneumophila* 血清型1によるが，尿中レジオネラ抗原検査は，この血清型1に対してのみ有効で，感度70～90％，特異度ほぼ100％である．その検出自体は1時間以内で可能である．地域病院で結果を実際に入手するのに数年前までは本例のように数日を要したが，今は自前でできるようになり，ずいぶん迅速になった．

Clinical Pearls
- レジオネラ症では，肺外症状，とくに下痢症状が前景に出ることがある．意識障害や肝機能異常もよく起こり，かなり特異的である．横紋筋融解症・急性腎不全の合併も散見される．
- 比較的徐脈がみられることがある．
- レジオネラ症の感染源は水や飛沫であり，日本では循環式温泉におけるレジオネラ属菌の大量検出が危険視されたことがある．
- 尿中レジオネラ抗原検査は，感度70～90％，特異度ほぼ100％である．*Legionella pneumophila* 血清型1に対してのみ有効だが，レジオネラ症の大半は，この血清型1によって起こる．その検出自体は1時間以内であるが，数年前までは地域病院での結果の入手には数日を要した．日本でレジオネラ症が過小にしか診断されてこなかったのは，このような診断体制の不備も大きい．

■文献
1）中屋孝清，他：比較的徐脈を呈したレジオネラ肺炎の2例．呼吸 20：922-929, 2001.
2）Pedoro-Botet, ML, et al：Clinical manifestations and diagnosis of Legionella infection. UpToDate 16.1.
3）池田篤平，他：レジオネラ肺炎経過中に副神経・腓骨神経麻痺及び横紋筋融解症を合併した一例．臨神経 43：448, 2003.
4）上田崇，他：横紋筋融解症，急性腎不全を来たしたレジオネラ肺炎の1例．日透析医学会誌 36（Suppl 1）：1022, 2003.

（松村理司・榊原美果）

勝手に手が動きます！

一般外来 　　　　　　　　　　　　　　　　　　　　　　　　　　　　Case 20

患者●77歳，女性．

主訴●左上肢不随意運動．

現病歴●生来健康．普段よりほとんど医療機関にかからず，自営業に従事しており，検診などは受けていなかった．5月20日頃より，とくに誘因なく，意志とは無関係に左上肢が動くのを自覚．同時に呂律が回りにくいことも自覚した．徐々に症状が強くなるため，5月29日に当院を受診した．

既往歴●30歳頃に子宮筋腫摘出術．

生活歴●飲酒・喫煙：なし．

家族歴●特記事項なし．

身体所見●身長155 cm，体重53 kg，BMI 22.1，意識清明，見当識障害なし，体温36.8℃，脈拍64/分 整，血圧120/50 mmHg．**頭頸部**：異常なし．**胸部**：心音異常なし，呼吸音清明．**腹部**：異常なし，四肢浮腫なし．**神経**：理解良好，脳神経系異常なし．会話のスピードはやや低下するも，嗄声なし．左上肢に不随意運動あり．左上肢以外はとくに筋力低下を認めず．左上肢で触覚，温痛覚軽度低下．深部感覚は両側下肢で軽度低下．深部腱反射両側で低下，病的反射は認めず．協調運動については左上肢で稚拙．

不随意運動について：①左上肢遠位部優位に出現し，左顔面筋にもしかめ面様の不随意収縮が認められた．②動きは不規則（回内・回外運動中心）で，急速であったが，緩徐な時もあった．③覚醒時には継続して出現していたが，意志で一時的に止めることが可能で，睡眠中は消失した．

検査所見●RBC 437×10^4/μl，Hb 13.3 g/dl，Ht 40.7%，WBC 10,900/μl（neut 64.9%，eos 1.0%，baso 0.1%，mono 7.6%，lym 27.2%），Plt 17.3×10^4/μl，Glu 337 mg/dl，PT 96.2%，APTT 28.7秒，HbA$_{1c}$ 14.6%，TP 6.1 g/dl，BUN 17.7 mg/dl，Cr 0.5 mg/dl，T-Cho 192 mg/dl，T-Bil 0.5 mg/dl，AST 20 IU/l，ALT 19 IU/l，LDH 231 IU/l，ALP 331 IU/l，γ-GTP 19 IU/l，CPK 105 IU/l，Na 138 mEq/l，K 4.3 mEq/l，Cl 104 mEq/l，CRP 0.4 mg/dl．

動脈血ガス分析（室内気）：pH 7.469，PaCO$_2$ 31.9 Torr，PaO$_2$ 104 Torr，HCO$_3^-$ 23.1 mmol/l，BE 1.2 mmol/l．

尿検査：蛋白（−），糖（3＋），潜血（−），ケトン体（−）．

尿中Cペプチド：98 μg/日（基準値：16〜120）．

血清浸透圧：301 mOsm/l．

What's your diagnosis ?

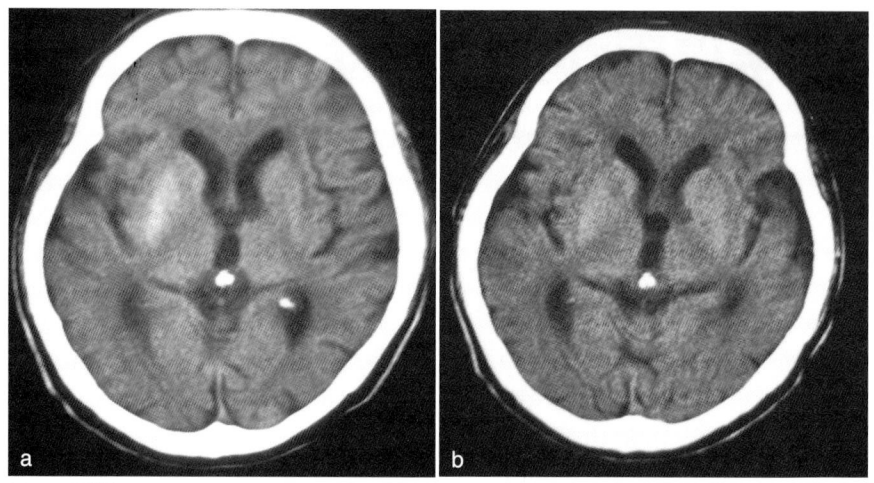

図1 頭部CT a:入院当日，b:入院12日目．

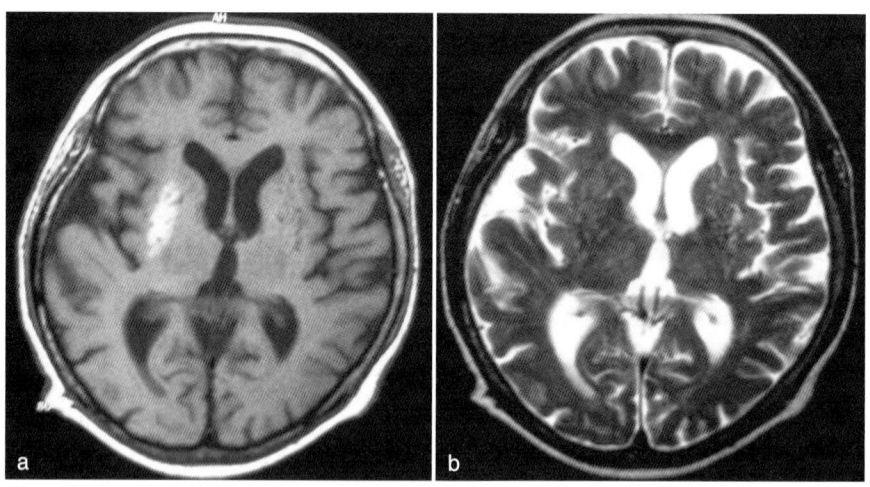

図2 頭部MRI（入院23日目） a:T₁強調，b:T₂強調．

Diagnostic Tests
- 頭部CT（図1）：入院当日，入院12日目．
- 頭部MRI（図2）：入院23日目．
- SPECT：右内頸動脈領域の灌流低下．

正解 ▶ 非ケトン性糖尿病性舞踏病

Clues（手がかり）
- 不随意運動について：舞踏病と考えられる．
- 検査所見について：随時血糖が 200 mg/dl を超えており，HbA$_{1c}$ が高値であることから糖尿病と考えられる．ケトアシドーシスの証拠はない．
- 画像所見について：CT；急性期に，不随意運動と反対側の被殻に圧排効果を

伴わない辺縁不明瞭な高吸収域あり．慢性期において，低吸収域は残さず消失．MRI：慢性期にT_1強調像で高信号，T_2強調像で等信号を示す病変を認める．辺縁の浮腫性変化なし．
- 臨床経過について：緩慢な発症形式，発症後高血圧や錐体路徴候を伴わず，入院後約10日で不随意運動消失．

Red Herring（めくらまし）

CTで認める右被殻高吸収域が出血を示唆し，また高血圧性脳出血の好発部位でもあるため，それとの鑑別が困難であった．

Clincher（決め手）

- CT，MRIの所見および経過が糖尿病性舞踏病に典型的であった．

本症例の経過と解説

頭部CTにおいて右被殻高吸収域を認めたことより被殻出血を疑い，グリセオール® 200 ml/日の投与を行った．入院時血液検査より著明な高血糖を認め（HbA_{1c}：14.6％），適宜インスリン投与により血糖補正を行った．不随意運動は徐々に軽快し，入院10日目にはほぼ消失．構音障害，感覚障害も消失した．入院12日目に施行したCTにて，入院時に認めた被殻の高吸収域は低吸収域を残さずほぼ消失．入院23日目に施行したMRIで，辺縁の浮腫性変化を認めなかった．速やかに症状が軽快した経過と比較的特徴的なCT，MRIの所見から，本症例は高血圧性の被殻出血とは異なり，非ケトン性高血糖に伴う片側舞踏運動（hemichorea）と考えられた．

糖尿病患者において，片側性または両側性舞踏病およびバリズムを生じたとする報告は1960年代頃から散見される．今までに報告されている80例50報告から，糖尿病性舞踏病・バリズムの臨床像（表1）と画像所見（表2）をまとめる．

従来，舞踏病はハンチントン病や有棘赤血球舞踏病（chorea-acanthosis），シデナム舞踏病などで観察され，バリズムは主に血管障害による視床下核の病変が関与すると考えられてきた．本病態は，臨床症状と反対側の被殻や尾状核の病変によってこれらの不随意運動が生じる可能性を示している．しかし，これらの詳細な発現機序の解明については不明な点も多い．また，これまでに3例の剖検と2例の脳生検所見が報告されているが，いずれの症例においても反応性あるいは腫大したアストロサイトおよび毛細血管内皮細胞などの細胞増生がみられ，石灰化や出血を思わせる鉄を貪食したマクロファージやヘモジデリンの沈着は認められなかったことが共通している．高血糖による高浸透圧が脳血液関門を破壊して点状出血を引き起こすという説は，今のところ病理所見から点状出血は確認されておらず，可能性は少ないと思われる．金属（Zn，Mg）沈着説，非ケトン性高浸透圧性糖尿病に関連して基底核におけるGABAの枯渇や代謝異常説などが考えられているが，本症例に特徴的な画像所見をうまく説明できる説はなく，詳細は不明である．今後，病態生理の解明のため，さらなる症例の蓄積が望まれる．

表1 糖尿病性舞踏病・バリズムの臨床像
（50報告・80例のまとめ）（文献1より一部改変）

- 年齢　15～92歳に分布（平均67歳）
  60歳代：25例，70歳代：28例（60歳代以降で80％）
- 性別　男：女＝1：1.18
- 糖尿病
  既往歴あり：39例（48.8％），平均罹病期間8.1年
  初発と思われるもの：27例（33.8％）
  記載のないもの：14例（うち6例はHbA$_{1c}$高値）
- 高血圧
  既往歴あり：33例（41.3％），平均罹病期間12.4年
  既往歴なし：34例
  記載のないもの：13例
- 発症時の血糖値
  高血糖：75例（93.8％），平均値510 mg/dl（169～1,300 mg/dl）
  正常：4例
  低血糖：1例
- 発症時のHbA$_{1c}$
  記載のあるもの21例の平均値は13.0％（9.5～18.7％）
- 発症時の血清浸透圧
  記載のあるもの39例の平均値は316 mOsm/l（283～390 mOsm/l）
- その他の検査所見
  ケトアシドーシス：3/80例
  尿中ケトン陽性：3/80例
  低Na血症：6/80例
  腎機能障害：6/80例
- 不随意運動
  種類　舞踏病：30例（37.5％）
  　　　バリズム：17例（21.3％）
  　　　舞踏病＋バリズム：24例（30％）
  　　　舞踏病＋アテトーゼ：9例（11.3％）
  罹患側　右：36例（45％）
  　　　　左：26例（32.5％）
  　　　　両側：17例（21.3％）
- 治療と予後
  血糖コントロールやハロペリドールなどの投与で比較的
  　　早期に改善：54例
  再度高血糖・低血糖などにて再発：21例

表2 糖尿病性舞踏病・バリズムの画像所見
（50報告・80例のまとめ）（文献1より一部改変）

- CT所見（記載は1981年より68例）
  種類
  　高吸収域：38例
  　低吸収域：2例
  　正常：24例
  　その他：4例（石灰化3例，エンハンスメント1例）
  病変部位（高吸収域）
  　尾状核：2例
  　被殻：15例
  　尾状核・被殻：8例
  　尾状核・被殻・淡蒼球：5例
  　被殻・淡蒼球：4例
  　基底核：4例
  高吸収域の経過
  　消退：3例
  　消失：7例
  　低吸収域：1例（1カ月後）
  　発症前より高吸収域があったもの：2例
- MRI所見（記載は1989年より48例）
  種類　T$_1$　高信号：35例
  　　　　　　正常：13例
  　　　T$_2$　低信号：16例
  　　　　　　正常：21例
  　　　　　　記載なし：11例
  病変部位（T$_1$高信号）
  　被殻：23例
  　尾状核・被殻：3例
  　尾状核・被殻・淡蒼球：7例
  　被殻・淡蒼球：2例
  T$_1$高信号の経過
  　消退：6例，平均7.8カ月（1.5～2.5カ月）
  　消失：9例，平均8.5カ月（3.5～12カ月）
- SPECT所見（15例で施行）
  病変部位（基底核）での低下：12例
  病変部位（基底核）での増加：2例

Clinical Pearls
- 舞踏病の鑑別に高血糖によるものを考慮に入れる．
- その診断には画像所見が手がかりとなる．

■文献
1) 中川真一：糖尿病と脳神経．Brain Med 11：90-96, 1999.
2) 泉雅之, 他：糖尿病におけるchorea-ballism. 神経内科 54：128-138, 2001.
3) Chang MH, et al：Putaminal petechial haemorrhage as the cause of chorea — a neuroimaging study. J Neurol Neurosurg Psychiatry 63：300-303, 1997.
4) Nagai C, et al：Hyperintense putamen on T1-weighted MR images in a case of chorea with hyperglycemia. Am J Neuroradiol 16：1243-1246, 1995.
5) Shan DE, et al：Hemichorea-hemiballism—an explanation for MR signal changes. Am J Neuroradiol 19：863-870, 1998.
6) 中村浩一郎：糖尿病における不随意運動．Clinical Neuroscience 20, 2002.
7) 亀田亘, 他：非ケトン性高血糖に伴ったchorea-ballismの経時的CT所見. 被殻病変に脳浮腫が示唆された1例．神経内科 55：283-285, 2001.

（玉木千里・高木幸夫）

一般外来

Case 21

Mはどこ？
（エム）

患者●62歳，女性．

主訴●下肢のしびれとむくみ．

現病歴●2年前に高血圧と労作時呼吸困難にて近医を受診．その時に眼瞼浮腫と下腿浮腫を指摘されていた．降圧療法と利尿薬にて症状は軽快，浮腫も軽減したため自己中断していた．その翌年に下肢のしびれが出現，下腿浮腫も増強してきたため精査目的にて当院に入院．入院中に多血症，リンパ節腫脹（生検にて反応性の変化のみ），脾腫，ACTH 高値（デキサメタゾン抑制試験，ACTH 持続試験にて異常は認めなかった）を指摘されていたが，原因不明として退院，経過観察されていた．今回，下肢のしびれ（膝から下が左右対称的にしびれる）と浮腫が増悪，労作時呼吸困難と腹部膨満感も伴うようになってきたため，再度精査目的に入院となった．また，午後になると 37.5℃までの発熱を認めている．

既往歴●8年前に子宮体癌にて子宮全摘術，その後1年間術後の化学療法を施行．

生活歴●飲酒：なし．喫煙：10本/日×40年．

内服薬●昨年よりプレドニゾロン 5 mg 内服中，そのほか，ループ利尿薬と ARB を内服中．

身体所見●身長 158 cm，体重 55 kg，体温 36.8℃，脈拍 90/分 整，血圧 146/100 mmHg，SpO_2 96%（室内気）．皮膚に色素沈着あり，やや剛毛傾向，顔面に血管腫散在．口腔内・口唇にも色素沈着あり．肝臓は触れないが，脾臓は左季肋部に5cm触れる．下腿に pitting edema あり．**神経**：両下腿に 6/10 程度の触覚低下，温痛覚は正常，深部知覚は正常．その他，特記すべき異常所見なし．

検査所見●ESR 6 mm/hr，RBC $510×10^4/\mu l$，Hb 13.7 g/dl，Ht 40.7%，WBC 5,800/μl（neut 64.0%，eos 1.7%，baso 0.1%，mono 9.1%，lym 25.0%），Plt $310×10^3/\mu l$，Glu 105 mg/dl，TP 5.3 g/dl，BUN 23.1 mg/dl，Cr 0.6 mg/dl，T-Cho 142 mg/dl，TG 154 mg/dl，T-Bil 0.4 mg/dl，AST 4 IU/l，ALT 3 IU/l，LDH 83 IU/l，ALP 381 IU/l，γ-GTP 14 IU/l，CPK 9 IU/l，Na 144 mEq/l，K 4.3 mEq/l，Cl 104 mEq/l，CRP 0.1 mg/dl，ACTH 129 pg/ml（7.4〜55.7），intact PTH 77 pg/ml，PRL 20.70 ng/ml（1.4〜14.6）．蛋白分画：Mピークを認めず．

尿検査：特記すべき所見なし．

胸部X線：肺うっ血なし，肺動脈の軽度拡張あり．

心電図：特記すべき所見なし．

腹部エコー：脾腫を認める．

心エコー：推定 RV 圧が 42 mmHg と上昇．

What's your diagnosis ?

Diagnostic Tests

- NCV：MCV/SCV の均質な低下，終末潜時遅延，F 波潜時遅延.
- 骨髄穿刺：形質細胞 1.2%.
- 全身骨 X 線：特記すべき所見なし.
- 腹壁脂肪生検・胃粘膜生検：Congo red 陰性.
- 血清クリオグロブリン：陰性.
- 血清アミロイド A：$6.5\,\mu g/ml$（< 8）.
- 血清免疫蛋白電気泳動，尿免疫蛋白電気泳動：ともに M 蛋白を認めず.
- 血清・尿の免疫固定法：ともに M 蛋白 λ 型を認める.

正解 ▶ POEMS 症候群

Clues（手がかり）

ポリニューロパチーと脾腫・リンパ節腫大，内分泌異常，皮膚色素沈着・剛毛・血管腫などの皮膚異常がそろっていた．鑑別すべき疾患としては，クリオグロブリン血症やアミロイドーシスなどがあがる．

Red Herring（めくらまし）

蛋白分画で M ピークを認めず，また免疫電気泳動（血清・尿）でも M 蛋白を同定できなかったこと．

Clincher（決め手）

- 免疫固定法にて M 蛋白を同定したこと．

本症例の経過

ポリニューロパチーと臓器腫大（脾腫），内分泌異常（ACTH 高値，PRL 高値など），皮膚変化（色素沈着・剛毛など）から，POEMS 症候群が最も疑わしいと考えられたが，蛋白分画，血清・尿免疫電気泳動でも M 蛋白を認めず，診断基準を満たさなかった（診断基準は表 1 参照）．しかし，ごく少量の M 蛋白でも鋭敏に検出する免疫固定法（immunofixation）を施行したところ，血清・尿ともに M

表 1　POEMS 症候群の診断基準　　　　　　　　　　　　　　（文献 2）

- 大基準
  - ポリニューロパチー
  - モノクローナルな形質細胞異常
- 小基準
  - 融骨性変化
  - 臓器腫大（脾臓，肝臓，リンパ節）
  - 体液量増加（末梢性浮腫，胸水，腹水）
  - 内分泌異常（副腎，甲状腺，下垂体，副甲状腺，膵臓）
  - 皮膚変化（色素沈着，血管腫など）
  - 視神経（乳頭浮腫）

2 つの大基準と少なくとも 1 つの小基準を満たすこと．

蛋白λ型を認めたため，POEMS症候群と診断した．鑑別診断として，クリオグロブリン血症，アミロイドーシスなどがあったがいずれも否定的であった．

腹部膨満感は脾腫のため，また，労作時呼吸困難の原因となった肺高血圧症（心エコーにて推定RV圧の上昇を確認），浮腫もPOEMS症候群の一徴候と考えられる．

本症例では，MP療法（メルファラン8 mg＋プレドニゾロン60 mg 4日間，4週ごとに投与）を開始，現在までに4クール終了しており，下肢のしびれと腹部膨満感の改善が得られている．

解説　POEMS症候群はCrow-Fukase症候群ともいわれ，Polyneuropathy, Organomegaly, Endocrinopathy, Monoclonal protein, Skin changeのそれぞれの頭文字をとって命名されている．比較的本邦に多い疾患であり，好発年齢は50歳前後である．発症機序の詳細は不明であるが，近年VEGF（血管内皮細胞増殖因子）の関与がクローズアップされている．

診断基準としては2003年にDispenzieriらが提唱しているもの（表1）が広く用いられている．本邦では，M蛋白が陰性の例が約25％程度あるとされており，大基準をポリニューロパチーのみとしている私案が報告されている．しかし，本症例のように免疫固定法（免疫電気泳動と異なり，抗原が拡散しないうちに抗血清と反応させるため，より微量なM蛋白が検出可能である）を用いるとM蛋白が証明される例があるかもしれない．

以下，症状について述べる．ポリニューロパチーは対称性に遠位優位に進行する感覚および運動のニューロパチーである．臓器腫大は脾腫やリンパ節腫大など約50％に認める．内分泌異常は主には性機能低下として現れる場合が多く，勃起不全や月経不順，女性化乳房の形で顕在化するほか，甲状腺機能異常，副甲状腺・副腎の異常，糖尿病などがある．その他の所見として，骨病変，腎障害，血栓傾向，浮腫，肺高血圧，うっ血乳頭などが比較的多く報告されている．

生存期間の中央値は13.7年といわれるが，浮腫やばち指のある症例はもう少し短縮する．治療に関しては標準化されたものがなく，約半数程度に効果がみられるMP療法を中心に，VAD（ビンクリスチン＋アドリアマイシン＋デキサメタゾン）/CHOP（シクロホスファミド＋ドキソルビシン＋ビンクリスチン＋プレドニゾロン）療法や放射線療法，幹細胞移植などが試されている．

Clinical Pearl
- 免疫電気泳動でM蛋白が認められない場合でも免疫固定法にてM蛋白が証明されることがあり，原因不明のポリニューロパチーをみた場合に施行すると，診断に役立つ．

■文献
1) 有村公良, 他：Crow-Fukase症候群とVEGF. 神経進歩 47, 545-554, 2003.
2) Dispenzieri A, et al : POEMS syndrome — difinition and long-term outcome. Blood 101 : 2496, 2003.
3) POEMS syndrome. UpToDate 15.3.

（井上賀元・磯野　理・高木幸夫）

お腹の中の落とし穴？

症例提示

　下血を繰り返している59歳の女性．2週間続く間欠的心窩部痛と労作時呼吸困難を訴えて救急外来を受診した．既往歴はきわめて豊富で，15年前に十二指腸潰瘍，10年前に気管支喘息，高血圧，鉄欠乏性貧血，子宮筋腫，2年前に慢性膵炎の急性増悪がある．喫煙は1日10本以下，飲酒は1日ウイスキー水割り2～3杯．1年1カ月前に一般外来で動悸と疲労感を訴えた．Hb 4.8 g/dl で，その2カ月前は 11.5 g/dl．便潜血（ヒトヘモグロビン）陽性．上部消化管内視鏡検査では正常．大腸内視鏡検査は不完全で，S状結腸に多数の憩室ありとしかわからず．注腸造影では，上行・下行・S状結腸に多発性憩室を認める．大腸憩室症からの出血によるものと仮診断し，輸血のみで観察．その1カ月後，つまり1年前に，暗赤色の血便を訴え，入院．Hb 4.0 g/dl．腹部血管撮影検査（上・下腸間膜動脈造影）は正常．大腸内視鏡検査でも，多数の憩室以外は正常．CT では，主膵管拡張と石灰化仮性嚢胞だけの所見．超音波検査でも追加所見なし．輸血を行い，退院．その後も何度も心窩部痛や背部痛を訴え，時にはタール便ありとのこと．上部消化管内視鏡検査では正常．「慢性膵炎の急性増悪と大腸憩室症からの出血」との診断は不変で，外来で頻回の輸血を実施した．

　今回は Hb 4.6 g/dl．上・下部消化管内視鏡検査は，従来と不変．経口小腸造影も正常．大腸癌や大腸血管病変の可能性は否定的．絶対的証拠もなく，普通はそれほど大量になることはないものの，貧血の原因は，大腸憩室症からの出血によるものと考えられた．そこで，上行結腸およびS状・下行結腸切除術が行われた．術後5日目に下血がみられたが，吻合部からの出血と考え，輸血のみ実施．その後，経過順調であったが，術後18日目にトイレで血液混入のタール便が中等量あり．歩こうとして，ふらつき，倒れかけた．顔色不良，口唇色不良．上部消化管内視鏡検査で，ファーター乳頭より血液の出現を認めた．初めて施行した腹腔動脈造影では，胃十二指腸動脈より腫瘤状に造影される部位あり．十二指腸腫瘍を疑い，膵頭十二指腸切除を施行．病理検査では，悪性所見はなく，慢性膵炎所見のみ．仮性嚢胞に増生した毛細血管からの出血だったのではないかと考えられた．術後は下血なく，経過良好である．

考察・解説

　Hemosuccus pancreaticus（膵管内出血）である．慢性膵炎や膵仮性嚢胞や膵腫瘍の合併症であり，炎症性偽性動脈瘤が膵管と瘻を形成したり，仮性嚢胞や膵腫瘍が血管に侵食して，血管と膵管とに交通ができたりして起こる．上部消化管出血のまれな原因の一つだが，そのほかにもまれなものとして，Dieulafoy 潰瘍，胃前庭部血管拡張，門脈圧亢進性胃症，血性胆汁，動脈腸瘻などがある．

　1回目の腹部血管撮影検査で，なぜ腹腔動脈を含めなかったのか，と悔やまれる．ともあれ，hemosuccus pancreaticus の存在を知ることが第一義である．

Clinical Pearl

- 上部消化管出血のまれな原因として，慢性膵炎などに合併する hemosuccus pancreaticus がある．

（松村理司）

一般外来

臍から汁

Case 22

患者 ● 18 歳，男性．
主訴 ● 下腹部痛，臍からの滲出液．
現病歴 ● 3 月 19 日より体動時に下腹部の痛みを自覚していたが，筋肉痛と思い放置していた．3 月 27 日より臍からの黒色の垢様固形物の排出およびそれに引き続き排出される滲出液に気付き，3 月 29 日に当院総合診療科外来を受診した．腹部軟部組織の炎症の診断にてセフォチアムヘキセチル錠および耐性乳酸菌錠が処方された．腹痛，滲出液排出が軽快しないため，3 月 31 日に外来を再受診したが，29 日に採取した滲出液検体から多剤耐性 *Enterococcus avium* が培養された．精査加療目的で当科に入院となった．なお，経過中に悪心・下痢などの消化器症状は認めなかった．
既往歴 ● 3 歳時：虫垂炎，薬物にて治療．
家族歴 ● 妹：小学生の頃に臍部から排液があり，抗菌薬治療にて軽快した．
身体所見 ● 身長 166 cm，体重 52 kg，BMI 18.9，意識清明，体温 37.4℃，脈拍 80/分 整，血圧 128/58 mmHg．**頭頸部**：眼瞼結膜貧血なし，眼球結膜黄疸なし，口腔内異常なし，表在リンパ節触知せず．**胸部**：呼吸音正常，心音 I → II → III（−）IV（−）．**腹部**：臍周縁に発赤を認め，臍底部は発赤を伴う隆起を認める．臍右下方に隆起を認め，圧痛を伴う．下腹部正中に軽度の圧痛あり．肝脾腫を認めず，下腿浮腫なし．**直腸診**：異常なし．**神経**：異常所見なし．
検査所見 ● RBC $469×10^4/\mu l$，Hb 14.4 g/dl，Ht 42.6%，WBC $8,200/\mu l$，Plt $16×10^4/\mu l$．TP 7.4 g/dl，ChE 295 IU/l，BUN 13 mg/dl，Cr 0.7 mg/dl，T-Bil 0.8 mg/dl，AST 15 IU/l，ALT 12 IU/l，LDH 174 IU/l，ALP 526 IU/l，γ-GTP 10 IU/l，Na 138 mEq/l，K 4.1 mEq/l，Cl 100 mEq/l，CRP 3.3 mg/dl．
尿検査：蛋白（−），糖（−），潜血（−），尿沈渣；RBC＜1/HPF，WBC＜1/HPF，上皮（−）．
一般細菌培養（膿）：*Enterococcus avium*（1＋），coagulase-negative *Staphylococcus* 極少量．
胸部・腹部単純 X 線：明らかな異常を認めず．

What's your diagnosis ?

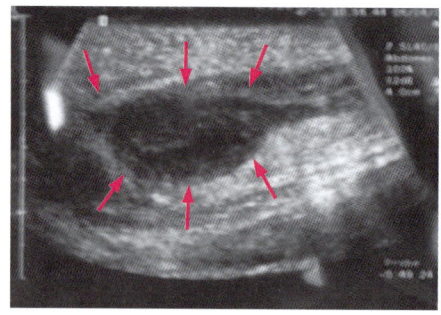

図1　腹部エコー写真 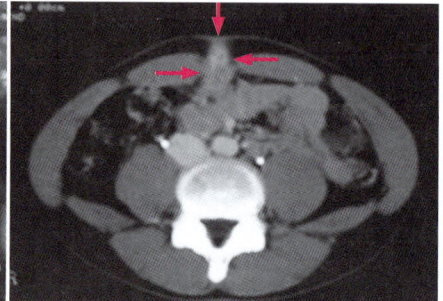　　　図2　腹部CT写真

Diagnostic Tests
- 腹部エコー：肝，胆，膵，腎に異常なし．腹水なし．腹直筋鞘と腹膜との間の空間を主座とする炎症性の病変（一部膿瘍もある）を認める（図1）．
- 腹部CT：臍レベル，皮下から腹壁を貫通して存在する，造影剤で周囲が強調される2×4 cm強の腫瘤性病変が認められた．内部は不均一に造影され，一部に液化層を認める（図2）．膀胱直腸窩に少量の腹水を認める．

正解 ▶ 尿膜管遺残による膿瘍形成

Clues（手がかり）
- 腹部臍周縁の皮膚所見．
- 臍からの滲出液，細菌培養にて *Enterococcus avium*.

Red Herring（めくらまし）
臍周囲発赤は蜂巣炎を，下腹部圧痛は他の腹腔内炎症性疾患を疑わせるかもしれない．

Clincher（決め手）
- 腹部エコー，腹部CT.

入院後の経過と解説
　胎生期構造物（尿膜管や臍腸管など）の遺残への感染，または消化管の炎症の腹膜への波及を疑い，検出された菌に感受性のあるレボフロキサシン内服で治療を開始した．しかし症状の改善がみられず，4月3日よりゲンタマイシン，バンコマイシン，アンピシリンの点滴静注に変更．バンコマイシン投与後に瘙痒を伴う皮疹が出現したが，red man syndromeと考え，クロルフェニラミン（d体）投与およびバンコマイシン点滴速度を0.5 g/時より遅くすることで対処した．抗菌薬点滴静注から4日目には，臍部は隆起・発赤を認めるものの臍下部の自発痛・発赤・圧痛は消失．7日間抗菌薬点滴静注を継続し，以後はレボフロキサシン内服とした．泌尿器科コンサルテーション後，4月13日より臍部の生理食塩水による洗浄とポビドンヨード消毒を追加．当初は洗浄により膿の排出を認めたが，1

週間後にはほぼ認めなくなり，4月20日にレボフロキサシンを終了し退院とした．

　胎生期に臍に接して膀胱頂部に形成された尿膜管は，出生後ただちに膀胱とともに下方へ移動するが，生涯にわたり退化消失するものではなく，尿膜管は膀胱壁内からその上部に数 cm にわたり存在する．通常，臍と尿膜管の間は正中臍靱帯となり，尿膜管の上端は閉鎖している．膀胱端は膀胱粘膜下で閉鎖している場合と，膀胱と交通している場合がある．しかしながら，管腔構造の尿膜管自体は増生あるいは剝離上皮で，内腔は通常閉鎖しているため，膀胱と交通のある場合でも正常の排尿状態では尿膜管に尿が流入することはない．なお，尿膜管の形成不全，下降不全として次のようなものがある[1]．

①**尿膜管性膀胱憩室**(vesicourachal diverticulum)：尿膜管下端が囊状に拡大し，あたかも憩室のようになったもの．憩室炎や結石形成でみつかることが多い．なお，排尿障害のある小児では，高い排尿圧により憩室様に拡張した尿膜管を膀胱造影や手術時に認めることがある．

②**尿膜管囊胞**(urachal cyst)：尿膜管の中央部が囊状に拡張したもの．膀胱，臍との交通はない．炎症を起こしやすく，発熱，圧痛，膀胱刺激症状を呈することがある．

③**尿膜管臍瘻**(umbilical urachus sinus)：尿膜管が臍に開口するもので，臍より粘液分泌が起こる．

④**膀胱臍尿瘻**(patent urachus)：尿膜管が形成不全，下降不全を起こし，膀胱が臍と完全に交通しているもの．出産後の臍帯脱落とともに臍部より尿が漏れる．

　起炎菌は尿路由来か皮膚由来と考えられ，尿膜管性膀胱憩室の感染は *Enterobacteriaceae* や *enterococci* など尿路感染症の起炎菌と共通であり，他方，尿膜管臍瘻，膀胱臍尿瘻の感染では *Staphylococcus aureus* がしばしば報告される．

　治療は，まず抗菌薬投与を行い，その後に外科的に切除すべきとする見解がある．抗菌薬は，培養・感受性結果が得られるまでは *Enterobacteriaceae*, *enterococci*, *Staphylococcus aureus* に効力を有するものを用いるが，嫌気性菌をカバーする必要性は定まっていない．排膿治療のみでは，30％の患者で再発したとの報告がある．全身の感染症が安定化した後，膀胱と交通している部分を含め，尿膜管を摘出すべきであると提唱されている．

　本症例では，画像上は尿膜管臍瘻の所見および膀胱憩室の所見を認めたが，明らかに膀胱臍尿瘻と診断しうる所見は認めなかった．膿検体の培養から *Enterococcus avium* および coagulase-negative *Staphylococcus* が検出され，尿路由来および皮膚由来の両方を認めたことになるが，院内 ICT (infection control team) は *Enterococcus avium* は起炎菌とは考えにくいとの意見であった．

Clinical Pearl

●遺残した尿膜管が感染巣となりうる．

■文献
1) Ward TT, et al : Infected urachal remnants in the adult — case report and review. Clin Infect Dis **16** : 26-29, 1993.

（須藤　章・小田垣孝雄・小山　弘）

薬剤性肝腫瘤？

症例提示

　ANCA 関連血管炎合併の強皮症を持つ 49 歳の主婦．他院にて 9 年前に強皮症および間質性肺炎と診断され，8 年間 D-ペニシラミンとプレドニゾロンを 5〜10 mg/日程度内服しており，1 年 3 カ月前より間質性肺炎の増悪にてシクロホスファミドのパルスを 750 mg/月で投与されていた．4 カ月前に肺胞出血および MPO-ANCA 陽性のため ANCA 関連血管炎の併発と診断され，ステロイドパルス後，プレドニゾロン 50 mg まで増量された．その後，漸減され 26 mg となった時点で，自宅近くである当院へ転院となった．転院時，バイタルは体温 36.5℃，呼吸数 28/分，脈拍 104/分 整，血圧 100/70 mmHg，SpO_2 99％（室内気）であった．満月様顔貌，頬部の毛細血管拡張，皮膚の菲薄化，buffalo hump，多毛とクッシング様徴候を認め，顔面・体幹・上肢の皮膚硬化，舌小帯の短縮，左示指先端の皮膚潰瘍，両肺底部のベルクロ・ラ音といった全身性強皮症の徴候も認めた．腹部は平坦・軟，圧痛を認めず，肝脾も触知しなかった．

　検査上，AST 33 IU/*l*，ALT 56 IU/*l*，ALP 622 IU/*l*，LDH 492 IU/*l*，γ-GTP 292 IU/*l* と上昇を認めていた．T-Bil は 0.4 mg/d*l* と正常で，HCV 抗体や HBs 抗原は陰性であった．前医に問い合わせたところ，4 カ月前のステロイドパルス以後徐々に肝胆道系酵素の上昇を認めていたとのことであった．腹部超音波にて直径が 9〜28 mm の高エコーの腫瘤が散在し，一部は低エコーの halo を伴っていた．肝ダイナミック CT では境界不明瞭で，早期相でも実質相や後期相でも濃染するものもあれば，早期相のみの濃染で実質相以降は低吸収に染まるような結節が複数個みられた．エコーガイド下に腫瘤の針生検を行ったが，その数時間後収縮期血圧が 90 mmHg 台と低下，脈拍 120/分台と上昇し，腹部 CT にて穿刺部位よりの肝被膜下および腹腔内出血を認めたが，幸いにも輸血や手術をすることなく，翌日には腹腔内出血の増量は CT 上認めなかった．

　肝腫瘤生検の病理組織では，血液の充満した嚢胞と拡張した肝洞様血管（sinusoid）との所見がみられ，肝紫斑病（peliosis hepatis）と診断した．

考察・解説

　肝紫斑病は数 mm から数 cm の血液を充満した嚢胞と拡張した肝シヌソイドからなる病変で，肉眼的には肝実質内の紫斑のようにみられる病変であることからその名がついている．蛋白同化ステロイド・経口避妊薬・ステロイド・アザチオプリン・タモキシフェン・メトトレキサートなどの薬剤や，結核・悪性腫瘍などの慢性消耗性疾患，AIDS 患者での *Bartonella* 感染などが原因となるものがあるが，その発症機序は不明である．一般には無症状であり，肝機能異常で見つかることが多いが，嚢胞の破裂により致死性の出血を認めることもある．画像上腫瘤性病変としてみられ，エコー上や CT 上の特徴は多様でほかの腫瘍性疾患との鑑別は困難であり，診断に外科的切除や生検を要することが多い．ただし，本例のように生検後の大出血もあり，その適応には十分注意を要する．

Clinical Pearls

- ステロイド内服中の患者に肝機能障害と腫瘤性病変を認めた場合，肝紫斑病も考える．
- 肝紫斑病も考慮して肝生検を行う時は，出血に関してとくに慎重を期する．　　（植西憲達）

なくても，ある

Case 23

一般外来

患者● ADL自立の90歳の女性．

主訴● 意識障害．

現病歴● 入院1年半前と半年前に1度ずつ意識障害があった．入院2カ月前より頻度が増し，入院1週間前には，2日間連続する意識障害がみられた．意識障害が起こる前日には，全身倦怠感や手がふるえるなどの予兆があり，意識障害はいつも起床時よりみられ，腹臥位でいるか，座位で頭を抱え，他人が触ろうとすると手足に力を入れて「痛い」という．意識障害時，呼びかけに対して反射的にうなずくことはあるが，記憶ははっきりしない．便失禁はみられることがあったが，舌咬傷はなかった．外来にて頭部CT，頭部MRIを施行するが特記すべき異常がみられず，精査目的に入院となった．

既往歴● 特記事項なし．**アレルギー**：なし．

生活歴● 飲酒：なし．喫煙：80歳まで吸っていた（詳細不明）．渡航歴：なし．3カ月前より便秘傾向．

内服薬● メコバラミン，酸化マグネシウム．

家族歴● 特記事項なし．

身体所見● 身長145 cm，体重36 kg，意識レベル JCS 3，体温36.4℃，呼吸数18/分，脈拍96/分整，血圧130/60 mmHg，SpO_2 98％（室内気）．**頭頸部・胸部**：異常なし．**腹部**：平坦軟，腸音正常，圧痛なし，肝脾腫なし，血管雑音なし．**四肢**：浮腫なし，チアノーゼなし，ばち状指なし．**眼球運動**：左眼は以前より内転位，外転運動障害あり，眼振なし．**ほかの脳神経系**：正常．**感覚系**：異常なし．**運動系**：下肢に廃用と思われる若干の筋力低下を認める，左右差なし．深部腱反射；左右差なし．踵膝試験；正常．振戦なし．

検査所見● Hb 13.7 g/dl，Ht 40.9％，WBC 4,200/μl，Plt $25.6×10^4$/μl，MCV 94.1 fl，Glu 131 mg/dl，TP 6.8 g/dl，PT-INR 1.21，BUN 14.1 mg/dl，Cr 0.5 mg/dl，T-Bil 1.6 mg/dl，D-Bil 0.3 mg/dl，AST 36 IU/l，ALT 19 IU/l，LDH 240 IU/l，ALP 350 IU/l，γ-GTP 13 IU/l，AMY 86 IU/l，CPK 66 IU/l，CRP 0.0 mg/dl，Na 141 mEq/l，K 3.9 mEq/l，Cl 109 mEq/l．HBC（-），HCV（-），RPR（-），FT_4正常，TSH正常，サイロイドテスト陰性，マイクロゾーム陰性．

尿検査：pH 7.0，蛋白（-），糖（-），ケトン（-），ビリルビン（-），RBC 1〜4/HPF，WBC 1〜4/HPF．

動脈血ガス分析（室内気）：pH 7.480，$PaCO_2$ 33.5 Torr，PaO_2 82.7 Torr，HCO_3^- 24.4 mEq/l，SaO_2 98.4％．

心電図：正常洞調律，心拍数70/分，正常．

胸部X線：特記事項なし．

What's your diagnosis ?

Diagnostic Tests   意識混濁時に，以下の検査を行った．
- 血中アンモニア濃度：256μg/dl．
- 脳波：高電位の緩やかな徐波と鈍い鋭波が繰り返し出現している→「三相波」．
- 腹部カラードプラーエコー検査：門脈左枝から左肝静脈へシャントあり（図1, 2）．

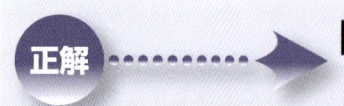

正解 ▶ Portal-systemic encephalopathy
（門脈-体循環シャントによる肝性脳症）

Clues（手がかり）
- 軽快と増悪を繰り返す意識障害．

Red Herring（めくらまし）
- 肝疾患の既往なし．
- 肝機能異常なし．

Clincher（決め手）
- 腹部カラードプラーエコー検査にて，シャント血流を証明．

本症例の経過　保存的に治療し，それでもコントロール不可の時に経静脈的シャント閉塞術を行うこととなった．排便コントロールと，ラクツロース，アミノレバンEN®内服のみにて症状は消失し，血中アンモニアも基準範囲内に改善したので，内服を継続しながら退院となった．退院後も症状の再発なく経過している．

Portal-systemic encephalopathy　肝障害，門脈圧亢進を伴わない，門脈-体循環（静脈）シャントによる肝性脳症．1964年にRaskinが先天性の肝内シャントによるものを報告したのが最初である．その後，腹部画像診断の発展により多数報告されるようになってきた．

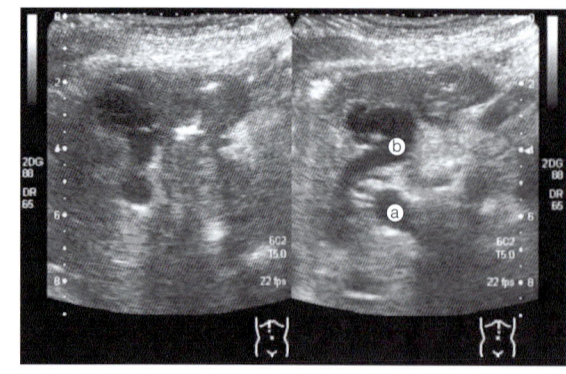

図1　腹部エコー検査
ほぼ正中に門脈左枝（a）と左肝静脈（b）がみられる．

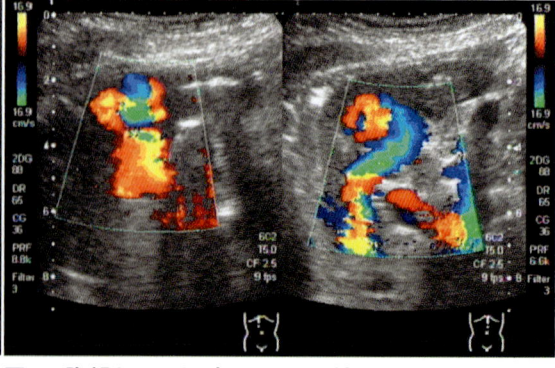

図2　腹部カラードプラーエコー検査
図1と同じ断面であり，門脈左枝からシャントを経て，左肝静脈へと流れている．

表1 Portal-systemic encephalopathy の分類
- Ⅰ型　肝内型
　　Ia型　びまん型，Ib型　非びまん型，Ic型　混合型
- Ⅱ型　肝内外型
- Ⅲ型　肝外型（シャントのみ）
- Ⅳ型　肝外型（血行動態が IPH と同様）
- Ⅴ型　肝外型（門脈の欠損）

1999年の日本での集計では，47例の報告があった．先天異常，肝実質の萎縮，医原性（手術，生検），外傷などで起こるが，原因は不明なことが多いとされている．シャントの解剖学的な位置と血行動態によって5つの型に分類されている（**表1**）．中高年以後に発症することが多く，脳の感受性の増加，肝機能の低下，持続的な高アンモニア血症による脳の変化などが要因と考えられている．

　本疾患は以下の場合に疑う．
①肝性脳症が疑われるが，肝硬変ではない．
②肝機能検査異常はないが，血中アンモニア，とくに小児では胆汁酸，ガラクトースが高い．
③肝機能検査で異常がなく，精神症状を繰り返す．
④エコー，CT，MRIにて血管異常が認められる．
⑤腹部血管造影の門脈相で肝臓への門脈血流流入がない．

　増悪因子として，肝性脳症と同様に高蛋白食や便秘などがある．診断および評価は，肝性脳症と同等のものおよびカラードプラーエコーや門脈造影などの血行動態の評価によるもので行われる．治療は，まず肝性脳症と同じ保存的治療を行い，それでもコントロールできない場合に，手術や経静脈的にシャントの閉塞が考慮される．

　肝硬変がなくても肝性脳症はあり得る，という症例であった．

Clinical Pearl
- 意識障害の診断に際しては，肝機能異常がなくても肝性脳症は除外できず，除外するためには血中アンモニアを測定する必要がある．

■文献
1) Watanabe A : Portal-systemic encephalopathy in non-cirrhotic patients—classification of clinical types, diagnosis and treatment. J Gastroenterol Hepatol　15 : 969-979, 2000.

（山西　卓・井上賀元・高木幸夫）

もう大人ですけど

症例提示

　5歳の時に扁桃摘出術の既往がある以外は著患のない薬局勤務の40歳の女性．2週間前に発熱，咽頭痛，左前頸部のリンパ節腫脹をきたし，その4日後より頸部・両手関節・右膝上部の痛みが出現し，近医で抗菌薬（詳細不明）と解熱鎮痛薬が投与されたが改善しなかった．さらに4日後に左脛骨近位部・右足背の腫脹・疼痛・熱感を自覚した．発熱が持続し，痛みが強いため入院となった．痛みは安静後がとくに強く，動かすと軽快するという特徴があった．入院時，バイタルは体温37.5℃以外正常で，咽頭は軽度発赤，前頸部の圧痛を伴う複数のリンパ節腫脹を認めた．心音の異常や皮疹などは認めなかった．第二胸椎棘突起上・左肘頭・右長母指伸筋腱・短母指外転筋腱・右膝関節・左膝蓋骨直下・右第一中足骨基部の発赤・腫脹・熱感・圧痛を認めた．検査上は赤沈1時間値66 mm，CRP 3.22 mg/dlを認めた以外，血算・生化学・肝機能は正常であったが，ASLOが844 IU/mlと上昇していた．抗菌薬が前医で処方されていたため咽頭培養が陰性であったのは予想通りであった．抗核抗体は40倍で，パルボウイルスIgM，血液培養，尿の淋菌・クラミジアPCRはいずれも陰性であった．心電図でPR間隔の延長はなかった．

　溶連菌感染後4日という早期に起こった関節炎でNSAIDsへの反応も悪く，関節のみならず腱付着部や腱鞘といった関節周囲の炎症を起こしているという特異的症状より溶連菌感染後反応性関節炎と診断し，ジクロフェナク25 mgを1日4回とベンジルペニシリンカリウム1,200万単位/日を1週間投与した．胸椎・膝・右手・右足背の関節・関節周囲炎は1週間程度で改善した．その後も順次，右肩関節周囲→右胸鎖関節→左手の長母指伸筋腱→左肩関節周囲に炎症をきたしたが，これらも1週間程度で改善し，退院となった．退院後も主に腱付着部を中心に同時に1〜2カ所，炎症を繰り返すようなことが1年以上続いている．退院後のASLOは咽頭痛より1カ月後で1,039 IU/mlと上昇を示し，4カ月後で178 IU/mlと低下し，咽頭炎の原因が溶連菌感染症であったことは確定的であった．

考察・解説

　溶連菌感染後反応性関節炎はリウマチ熱のJones criteriaの大基準である関節炎以外に心炎・舞踏症状・輪状紅斑・皮下結節などを認めず，以下のような臨床的特徴を呈するものをいう．すなわち，リウマチ熱と比較し，成人発症が多いこと，咽頭炎から関節炎の期間が数日から2週と短いこと，アスピリンやNSAIDsへの反応が悪いこと，関節以外にも腱付着部や腱鞘などにも炎症を起こすことである．長期にフォローしても心合併率が非常に低いのも特徴的である．治療は対症的に解熱鎮痛薬を使用するが，リウマチ熱の時のように心合併症予防のためのペニシリン長期内服が必要かどうかは議論のあるところである．

Clinical Pearls

- 溶連菌感染後に関節痛を訴えた場合は，リウマチ熱以外に溶連菌感染後反応性関節炎も疑う．成人の発症であればなおさらである．
- 関節痛を訴える患者は関節炎であるとは限らない．関節周囲，すなわち腱付着部・腱・筋・腱鞘・滑液包なども念頭に置きながら診察を進める．

（植西憲達）

一般外来

目覚めはブラックコーヒーで？

Case 24

患者● 十二指腸潰瘍の既往がある35歳の男性．電車の運転手．

主訴● 意識混濁，冷汗．

現病歴● 一昨年に心窩部痛で近医受診．十二指腸潰瘍診断時の血液検査にて低血糖傾向（最低値43 mg/dl）を指摘され，昨年7月に当院紹介となった．外来精査では下垂体－副腎機能に低下を認めず，低血糖症状も全く認めないため，経過観察されていた．今年4月14日朝，予定時刻に起床できず妻に起こされたが，呼びかけに対する応答不明瞭，意識混濁状態であった．砂糖入り飲料の摂取で症状は消失したものの，15日，16日の朝にも同様の症状を認めた．16日夕にはふらつきと冷汗が出現し，砂糖内服で改善した．精査加療目的にて4月22日入院となった．

システムレビュー● あり：冷汗，振戦，意識混濁．
なし：動悸，空腹感，肥満，過食，体重変化，発熱，皮膚の色素沈着，倦怠感，寒がり，声の変化，眉毛脱落，便秘，浮腫，皮膚乾燥，四肢麻痺，陰毛・腋毛脱落，性器萎縮，上部消化管手術歴，悪心・嘔吐，先行感染．

既往歴● 23，32歳：十二指腸潰瘍．アレルギー：なし．

生活歴● 飲酒：ビール 350 ml/日．喫煙：20本/日×15年．

内服薬● なし．

家族歴● 特記事項なし．

身体所見● 身長180 cm，体重80 kg，体温36.1℃，呼吸数22/分，脈拍72/分 整，血圧112/68 mmHg．**頭頸部**：貧血・黄疸なし，口腔内異常なし，甲状腺腫大なし，表在リンパ節触れず．**胸部**：心音は整で心雑音なし，呼吸音は清．**腹部**：平坦，軟，腸音正常，圧痛・反跳痛・筋性防御なし，肝・脾触知せず．**四肢**：浮腫なし．**神経**：異常なし．**皮膚**：色素沈着・乾燥なし，眉毛・腋毛・陰毛の脱落なし．

検査所見● RBC 436×10^4/μl，Hb 13.6 g/dl，Ht 41.8%，WBC 5,910/μl（neut 66.0%，eos 1.0%，mono 7.0%，lym 26.0%），Plt 24.3×10^4/μl，MCV 95.9 fl，Glu 74 mg/dl，TP 6.6 g/dl，Alb 4.4 g/dl，BUN 17 mg/dl，Cr 0.8 mg/dl，T-Bil 0.4 mg/dl，AST 17 IU/l，ALT 24 IU/l，LDH 156 IU/l，ALP 169 IU/l，CPK 63 IU/l，Na 141 mEq/l，K 4.1 mEq/l，Cl 105 mEq/l，Ca 9.3 mg/dl，P 3.2 mEq/l，CRP 0.2 mg/dl，HBV（－），HCV（－）．
尿検査：蛋白（－），糖（－），潜血（－），ケトン体（－）．**便検査**：潜血（－）．
ある1日の血糖値（毎食前）：29-36-36 mg/dl（低血糖症状軽度あり，砂糖内服で改善した）．
75 g経口ブドウ糖負荷試験（OGTT）：耐糖能異常なし．

What's your diagnosis ?

Diagnostic Tests
- 72 時間絶食負荷試験(表 1, 2)：インスリノーマのパターン(表 3).
- 腹部造影 CT：膵尾部に造影される径 2 cm の mass lesion あり(図 1).

正解 ━━━━▶ インスリノーマ

表 1　72 時間絶食負荷試験　　　　　　　　　　　　　　　　　　　　　　　　　（文献 1 を筆者改訳）

①最後に食事をとり終えた時を始まりとする．すべての内服薬を中止する．
②カロリーなし，カフェインなしの飲み物のみ可とする．
③日中は活動を勧める．
④6 時間ごとに血清中の血糖，インスリン，C- ペプチド，プロインスリン値(保険適用外にて最終のみ)を測定．血糖値が 60 mg/dl 以下になるまで繰り返し，それ以降は 1〜2 時間ごとに測定する．
⑤血糖値が 45 mg/dl 以下で，低血糖症状を呈した時点で絶食を終了とする．
⑥絶食の最後に，血清中の血糖，インスリン，C- ペプチド，プロインスリン，3- ヒドロキシ酪酸，スルホニル尿素(測定不可)を測定し，その後グルカゴン 1 mg 静注し，その 10 分，20 分，30 分後に血糖値を測定する．
⑦ホルモン欠損を疑う場合は，コルチゾール，GH，グルカゴンを絶食の最初と最後に測定する．

表 2　72 時間絶食試験の解釈　　　　　　　　　　　　　　　　　　　　　　　　（文献 1 を筆者改訳）

	症状	血糖 (mg/dl)	インスリン (μU/ml)	CPR (nmol/l)	プロインスリン (pmol/l)	3-ヒドロキシ酪酸 (mmol/l)	血漿中 SU 剤
正常	−	≧ 40	< 6	< 0.2	< 5	> 2.7	──
有症状者	+	≧ 40	< 6	< 0.2	< 5	> 2.7	──
インスリノーマ	+	≦ 45	≧ 6	≧ 0.2	≧ 5	≦ 2.7	──
インスリン過剰投与（詐病含む）	+	≦ 45	≧ 6	< 0.2	< 5	≦ 2.7	──
SU 剤誘発性低血糖	+	≦ 45	≧ 6	≧ 0.2	≧ 5	≦ 2.7	検出

表 3　本症例の 72 時間絶食試験の結果

	血糖 (mg/dl)	インスリン (μU/ml)	CPR (nmol/l)	コルチゾール (μg/dl)	GH (ng/ml)	グルカゴン (pg/ml)
早朝	──	──	──	18.6	15.1	96
6 時間後	30 ↓	6 ↓	1.7 ↓	──	──	──
低血糖症状出現時 (8 時間後)	23 ↓	7 ↑	1.6 ↑	16	0.9	95
基準値	< 45	< 6	< 0.2	4.5〜21.1	0.03〜0.57	70〜160

低血糖症状出現時　3-ヒドロキシ酪酸　0.19 ↓（< 2.7 mmol/l）
　　　　　　　　　プロインスリン　　59 ↑（< 5 pmol/l）
グルカゴン負荷後の血糖値　10-20-30 分後　45-65-79（変化量 > 25 mg/dl）
インスリノーマのパターンに合致

Clues（手がかり）

- 糖分摂取で改善する低血糖症状から本疾患を疑い，絶食試験を施行，診断した．
- 腫瘍の部位診断は画像および血管造影を利用した動脈内カルシウム注入により行った．

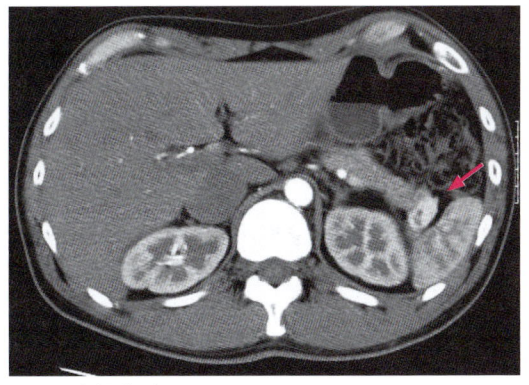

図1 腹部造影CT
膵尾部に造影される径2 cmのmass lesionあり．

Red Herring（めくらまし）

初診時の血糖値が低いにもかかわらず全く症状を欠いていたために，下垂体 - 副腎機能低下を除外したうえで，経過観察としていた．

Clincher（決め手）

- 72時間絶食負荷試験．
- 腹部造影CT．

本症例の経過　1日の血糖測定にて，著しい低血糖と糖分摂取で改善する低血糖症状を認めた．72時間絶食負荷試験では絶食開始8時間後に低血糖症状が出現し，低血糖，血中インスリン正常上限，血中C-ペプチド（CPR）・プロインスリン高値，血中ケトン体低値であり，グルカゴン負荷にて低血糖改善を認めた（表3）．腹部造影CTにて膵尾部に腫瘤を認め，選択的カルシウム動脈内注入試験（ASVS；arterial stimulation with venous sampling*）では膵尾部のみに反応を認めた．

術中エコーで膵の他部位，肝に転移を認めず，膵尾部切除，脾臓摘出術を施行された．術後に低血糖や低血糖症状は改善し，18カ月経過後も再発を認めていない．なお，検索範囲内でMEN-I型（multiple endocrine neoplasia type-I）は認められなかった．

解説　■低血糖症のアプローチ

低血糖症状を訴える患者では，①健康そうにみえる患者（healthy-appearing），②病的にみえる患者（ill-appearing）に分けてアプローチを行う[2,3]．全身的な病気がなさそうな①の群では，インスリノーマや詐病などを鑑別にあげる．一方②の群では，敗血症，乳酸アシドーシスや内分泌系疾患が鑑別に含まれる．

＊選択的カルシウム動脈内注入試験（ASVS）
　グルコン酸カルシウムを選択的に，①胃十二指腸動脈，②上腸間膜動脈，③脾動脈，④肝動脈に注入し，肝静脈よりサンプリングを行う．各部位の選択刺激後に，インスリン分泌の反応がある場合，それぞれ①上部膵頭・頸部，②下部膵頭・鉤部，③膵体・尾部，④肝臓（転移）への腫瘍の存在を示唆する[1]．

入院中の患者では，インスリン治療の影響やショックの有無も検討する．低血糖を引き起こす薬剤としては，ペンタミジンや慢性腎不全の患者へのST合剤などがある．医師による処方間違いや薬剤師による薬の取り違えによる低血糖も考慮に入れる．また，後期ダンピング症候群に代表される食後(反応性)低血糖も鑑別の一つである．

■インスリノーマ

インスリノーマはまれな疾患(0.4例/10万人/年)[4]であり，臨床症状ではWhippleの三徴，①空腹時や運動時の中枢神経症状を伴う低血糖発作，②低血糖(Glu 50 mg/dl以下)，③糖の補充によって速やかに症状が改善，がある．ほかに低血糖症状の改善のための過食による体重増多は18%にあり，健忘も比較的多く認められる[3]．

一般的に，低血糖症状はneuroglycopenic symptomsと呼ばれる意識混濁，行動異常などの中枢神経症状と，sympathoadrenal symptomsと呼ばれる動悸，冷汗，震えなどの自律神経症状に分けられる[2,3]．低血糖発作のため，当疾患では，神経疾患，精神疾患，パニック発作などと間違われることもある[2〜4]．

診断には72時間絶食負荷試験が行われる[2,3]．部位診断として，腹部造影CTやシンチグラフィ，血管造影や術中のエコーが行われる．選択的カルシウム動脈内注入試験は必須ではないが，画像診断で明らかでない腫瘍の存在の検出に有用であり，上記の検査によって，術前腫瘍部位診断は98%とされている[3]．

インスリノーマの224例の検討[4]では，194例で良性単発性腫瘍であったが，16例は良性であるが多発性であり，13例は悪性(転移ありを悪性と定義した場合)であり，MEN-I型は17例で認められた．臨床経過では，196例で6カ月内の再発は認めなかったが，再発率は10年で6%，20年で8%とされており，19例では低血糖症状が持続したとされている．

この患者さんは，ブラックコーヒー(無糖)では目は覚めていなかったでしょう．

Clinical Pearls
- 低血糖をみた時には，①健康そうにみえる群，②病的にみえる群，に分けてアプローチする．
- 鑑別には72時間絶食負荷試験を行う(インスリノーマなら低血糖がほぼ確実に誘発され，かつケトン体が低値を示す)．

■文献
1) Pereira LP, et al : Insulinoma and islet cell hyperplasia—value of the calcium intraarterial stimulation test when findings of other preoperative studies are negative. Radiology **206** : 703-709, 1998.
2) Service FJ : Hypoglycemic disorder. N Engl J Med **332** : 1144-1152, 1995.
3) Service FJ : Insulinoma. UpToDate 12.3.
4) Service FJ, et al : Functioning insulinoma-incidence, recurrence and long term survival of patients—a 60-year study. Mayo Clin Proc **66** : 711-719, 1991.

(米本千春・川島篤志・藤本卓司)

Case 25 一般外来

正攻法！

患者 ● 71歳，男性．会社勤めをしていたが，5年前から無職．

主訴 ● 下痢．

現病歴 ● 5カ月前に発熱を主訴に近医を受診し，高CRP血症（最高値23 mg/dl，外来では6〜8 mg/dl）のため，今回の入院2カ月前に当院を紹介受診し，精査入院となった．M蛋白血症・高CRP血症を伴う骨髄単球系の異常と診断した．以後，月1回外来通院していた．入院17日前より軟便が出現し，排便時に鮮血の付着があった．入院16日前から水様性下痢（数回/日，夜間もあり）になり，粘液・血液が混じることもあった．症状の改善なく，当院を受診したが便培養で病原性のものは認めず，著変なしと判断した．入院7日前，感冒症状にて近医を受診し，レボフロキサシン，エンテロノンR®，ロペラミドを処方された．以後，点滴目的にて近医に通院していたが，年末であったことと症状の改善がないため，当院に入院となった．

システムレビュー ● **あり**：体重減少（3週間で5 kg），食欲低下，全身倦怠感．**なし**：発熱，動悸，労作時呼吸困難，立ちくらみ，悪寒，戦慄，周りに同様の症状の人，悪心，嘔吐，腹痛，排便時腹痛，発汗過多，易疲労性，脱力，腹部膨満感，下痢の増悪・寛解因子．

既往歴 ● 虫垂炎（術後），外痔核（術後），胃潰瘍（24年前まで4回）．**アレルギー**：さば．

生活歴 ● 飲酒：機会飲酒．喫煙：15本/日×53年．

内服薬 ● ナプロキセン，ミソプロストール（当院から）．入院7日前から上述（近医から）．

家族歴 ● 父：脳梗塞．母：子宮癌．

身体所見 ● 身長170 cm，体重62 kg，体温36.6℃，呼吸数14/分，脈拍100/分 整（体位による変化なし），血圧95/50 mmHg．**頭頸部**：貧血・黄疸なし，口腔内異常なし，甲状腺腫大なし，表在リンパ節触れず．**胸部**：心音は整で心雑音なし，呼吸音は清．**腹部**：平坦軟，腸音正常，右下腹部〜右鼠径部に圧痛あり，反跳痛・筋性防御なし，肝・脾触知せず．**直腸診**（外来時に施行）：便付着なし，圧痛なし，外痔核あり．**四肢**：浮腫なし．**皮膚**：色素沈着・乾燥なし．**神経**：異常なし．

検査所見 ● **入院時**：Hb 9.8 g/dl，Ht 28.8%，MCV 87.8 fl，WBC 11,950/μl（seg 75%，eos 3%，mono 7%，lym 15%），Plt 32.4×10^4/μl，Glu 80 mg/dl，TP 7.4 g/dl，Alb 2.7 g/dl，BUN 15 mg/dl，Cr 0.8 mg/dl，T-Bil 0.6 mg/dl，AST 14 IU/l，ALT 9 IU/l，LDH 102 IU/l，ALP 301 IU/l，Na 137 mEq/l，K 3.9 mEq/l，Cl 103 mEq/l，Ca 8.2 mg/dl，CRP 13.0 mg/dl．

尿検査：異常なし．**便検査**：潜血（+/+）．

外来および入院後：便培養は病原性のもの認めず，CDトキシンは陰性（それぞれ2回施行）．

参考：第1回目退院時も本疾患治療後も，M蛋白血症，高CRP血症，単球増多は認めている．

What's your diagnosis ?

Diagnostic Tests
- 大腸内視鏡の便汁の検鏡.
- 問診での同性間性交渉歴の聴取.
- 血中アメーバ抗体.

正解 ▶ アメーバ赤痢

Clues（手がかり）
- 細菌培養陰性の亜急性下痢症と粘血便.

Red Herring（めくらまし）
- 原病の M 蛋白血症, 単球系異常の既往.

Clincher（決め手）
- 便の鏡検（虫体の観察）.

本症例の経過　大腸内視鏡検査にて本疾患を疑い, 検体を迅速に検鏡してもらったところ, アメーバ虫体を認めた. また血中アメーバ抗体価は 400 倍と上昇していた. 腹部エコーでは肝膿瘍は認めなかった.

　感染経路について問診したところ, 海外渡航は 10 年前（香港）で, 生ものの摂取もはっきりしなかった. 同性間性交渉に関して問診したところ, 性的接触があった（最終は約半年前）. 追加にて性感染症に関する検査を行ったが, HIV, HBV/HCV や梅毒は陰性であった（経過でも陰性を確認）.

　診断後, メトロニダゾール 2,250 mg/日を投与した. メトロニダゾールの副作用と思われる食欲不振が認められたが, 徐々に改善した. 抗菌薬開始後 5 日目には軟便, 14 日目には固形便を認めた. 排便に関しては現在も異常なく, 体重も増加した. 貧血は軽度改善したが, 前述したとおり, 現在も M 蛋白血症, 高 CRP 血症（6〜8 mg/dl 程度）, 単球増多は同様である.

アメーバ赤痢　アメーバ赤痢は, 亜熱帯・熱帯を中心に世界で 5 億人が感染している[1]. Entamoeba 属は, *E. histolytica* と *E. dispar* に分けられる. *E. dispar* は結腸に無症状の共生寄生虫としてとどまり, 治療の必要はない. *E. histolytica* の多く（90％）は結腸で共生状態となり無症状であるが, 残りが亜急性の大腸炎を起こす. また, 腸管粘膜からの血行性転移で, 肝臓・肺・脳などに膿瘍を形成する腸管外アメーバ症を発病する.

　感染経路は, 輸入感染症（流行地域への旅行で汚染食物・飲料水からの経口感染）と男性同性愛歴によるものが多くを占める. 後者の場合, 梅毒や HIV 感染症が高率に認められるのでチェックが必要である.

　潜伏期は一般に 2〜3 週間であるが, 数カ月〜数年にわたり無症状のこともあ

表1 アメーバ赤痢の主症状の頻度 (文献1, 2より著者改変)

	発熱	腹痛	体重減少	血便	テネスムス
UpToDate[1]より	8〜38%	12〜80%	50%以下	094〜100%	―
日本の47例の報告[2]より	12.8%	42.6%	―	63.8〜80.9%	21.3%

る[1]．症状は比較的緩徐の発症で，大腸型の下痢を呈する．主症状の頻度を表1にまとめた．重症の大腸炎から穿孔/腹膜炎を起こす頻度は0.5%とされている[1]．

検査での糞便検鏡は抗体検査に比べて感度が低いが，迅速に検鏡することがポイントであり，日を別にして3回提出することによって，85〜95%検出することが可能とされている[1]．血清抗体は感度がよく，感染後5〜7日で陽転する[1]．しかし，大腸炎では腸管を通過するだけであり陰性のことも多いので注意が必要である[2]．

大腸内視鏡検査では，直腸や盲腸などが好発部位であり，たこいぼ状びらん/潰瘍，多発性小潰瘍などの特徴的な病変を認める[2]．潰瘍底から採取した検体の検鏡で虫体を認めれば確定診断となる．

治療は *E. histolytica* に対して行う．メトロニダゾールの内服（1,500〜2,250 mg/日を7〜10日間）で，治癒率は約90%とされる[1]．

Clinical Pearls
- 慢性下痢では原虫の可能性も考え，新鮮な便・検体を鏡検をしよう．できれば3回！
- 下痢疾患では，観便を（自分ですることが大切です）．
- 性感染症を疑ったら問診が大切．どんな相手でも…．

■文献
1) Leder K : Intestinal amebiasis. UpToDate 13.3.
2) 吉川晃司，他：アメーバ赤痢．別冊日本臨牀 24 : 423-426, 1999.

（中村　恵・川島篤志・藤本卓司）

お「固い」人？

症例提示

　50歳代の女性．4年前に腰痛，腰部の伸展困難が出現し，やがて両膝関節の伸展困難，腰部の屈曲困難を伴うようになった．おおむね10分以上椅子に座ると股関節・膝関節が屈曲拘縮状態となったが，立ち上がって数分するといつも通りに歩けるという．3年前に前医神経内科を紹介受診し，多発神経炎の診断にてステロイド薬の筋注治療を受け，その日のうちに股関節の屈曲拘縮は軽快した．プレドニゾロンの内服を60 mg/日より開始し，1週間に10 mgずつ減量したが再燃は認めなかった．内服終了後1カ月で下肢屈曲拘縮は再燃して徐々に悪化したが，ステロイド薬への恐怖心のため放置していた．3年間症状は不変であったが，今年になり当院神経内科を受診し神経学的にとくに異常は指摘されず，整形外科紹介受診にて仙腸関節炎を指摘されたのみであり，下肢屈曲拘縮の精査加療目的で総合診療科を紹介受診した．

　身体診察では，座位保持後の膝関節可動域範囲が右30°〜135°，左10°〜135°，股関節可動域範囲は右15°〜135°，左15°〜135°と可動域制限を認めたが，数分間の立位維持により関節可動域は回復した．ほかに特記すべき身体診察所見はない．血液検査ではCKが220 IU/lと軽度の高値を示したため甲状腺機能を測定したところ，TSH 20.0 μU/ml，FT_4 0.67 ng/dlであり，甲状腺機能低下症に伴うミオパチーを疑い，レボチロキシンナトリウムの内服を開始した．2カ月後にTSH値，FT_4値は正常化したが，座位後の一過性下肢屈曲拘縮は消失せず，全くの手詰まり状態で困りはてた．

　ここで，基本に忠実に病歴に戻った．3年前にステロイド治療で症状が消失した経過がある．ただし，神経炎とは思えない．炎症性疾患ではないがステロイドが奏効する病態….外来にて，ACTHおよび血漿コルチゾール値を測ると，いずれも測定感度未満であった．迅速ACTH負荷テストにて血漿コルチゾール値は無反応であり，脳下垂体MRIでは異常を認めなかった．入院にて脳下垂体前葉の負荷試験を行い，ACTH単独欠損二次性副腎皮質機能低下症と診断した．プレドニゾロン5 mg/日の内服治療により下肢屈曲拘縮は4日目には改善傾向を認め，2週間後には消失した．

考察・解説

　副腎皮質機能低下症と下肢屈曲拘縮はstiff-person syndromeとの関連でいくつかの報告がある．Stiff-person syndromeの診断基準は，①体幹筋が固縮，②歩行困難，③脊椎の変形および前彎，④急な体動，騒音あるいは感情の高揚で引き起こされるスパスム，⑤運動・知覚は正常，⑥筋電図上continuous motor-unit activityを認め，ジアゼパムにより消失，⑦知能は正常，⑧抗GAD抗体陽性または抗amphiphysin抗体陽性の8項目がある．本症例ではstiff-person syndromeに典型的とされる④⑥を認めず，また⑧も陰性であった．プレドニゾロン内服治療により症状が速やかに消失したことからも，副腎皮質機能低下症における下肢屈曲拘縮と，stiff-person syndromeとは別の疾患概念であろうと思われる．

Clinical Pearl

- 答えは患者の言葉のなかにある．

（小田垣孝雄）

一般外来

何かが足りない

Case 26

患者 ● 20歳，男性，体育学部柔道部員．

主訴 ● 呼吸困難，浮腫，体重増加．

現病歴 ● 1週間前に周囲の人に顔面のむくみを指摘された．同時期から，4階まで階段を上る際に今までなかった息切れが出現した．3日前から柔道の練習に全くついていけなくなった．受診前日，長距離走時に嘔吐したため，周囲から受診を勧められて来院した．

1週間前から夜間に息苦しさで眼が覚める．体重は10日間で5 kg増加した．尿は15回/日と頻回に出ている．飲水は1カ月前から1日3 l 程度摂取．心窩部痛あり．

既往歴・家族歴 ● 特記すべき事項なし．

生活歴 ● 飲酒：なし．喫煙：20本/日×1年．内服薬：なし．

身体所見 ● 身長178 cm，体重83 kg，体温37.2℃，呼吸数12/分，脈拍48/分 整，血圧178/96 mmHg．眼瞼周囲に浮腫あり．咽頭：発赤なし．頸部：頸静脈怒張なし，hepatojugular reflux（肝頸静脈逆流）あり．胸部：心音；Ⅲ音聴取せず，雑音なし，呼吸音；異常なし．腹部：肝臓を鎖骨中線上で肋骨弓下3 cm触知する．下肢：両下腿に著明な圧痕浮腫（pitting edema）あり．

検査所見 ● Hb 11.4 g/dl，Ht 34.0%，WBC 4,500/μl，Plt 23.0×10⁴/μl，Glu 89 mg/dl，TP 6.7 g/dl，Alb 3.8 g/dl，BUN 20.4 mg/dl，Cr 1.1 mg/dl，UA 9.4 mg/dl，T-Bil 0.4 mg/dl，AST 44 IU/l，ALT 52 IU/l，LDH 340 IU/l，ALP 250 IU/l，CPK 381 IU/l，Na 143 mEq/l，K 4.5 mEq/l，Cl 111 mEq/l，CRP＜0.2 mg/dl．

尿検査：pH 5.5，蛋白（±），糖（−），潜血（±），RBC 0〜1/HPF，WBC 5〜10/HPF．

心電図：洞性徐脈．わずかなQT延長あるが，明らかなST変化はなし．

胸部X線：心拡大がみられる（図1）．写真では不鮮明だがKerley B lineもみられる．

外来主治医は当初心筋炎を考え循環器内科にコンサルトしたが，診察・心エコー所見から「心原性の可能性はない」と評価され，総合内科に入院となった．

入院後経過 ● 浮腫，労作性呼吸困難，高血圧の鑑別として当初想定した心筋炎が否定的であり，再検討した．病歴上，尿検異常がほとんどない点を除けば，年齢，経過から急性糸球体腎炎の臨床像に合致するものと考えられた．病歴を再確認したところ，約3週間前に高熱を伴う咽頭痛があったことが判明した．

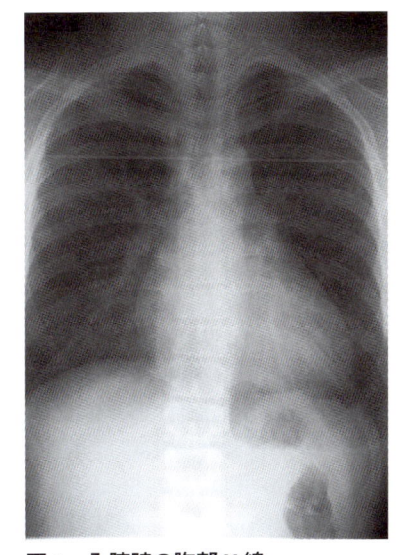

図1 入院時の胸部X線

What's your diagnosis ?

Diagnostic Tests
- ASO 881 IU/ml, CH$_{50}$ < 5 U/ml, C$_3$ 6.8 mg/dl, C$_4$ 16.3 mg/dl.
- 咽頭培養：有意菌なし．

正解　溶連菌感染後急性糸球体性腎炎（腎外症候性）

Clues（手がかり）
- 急性咽頭炎後．
- 潜伏期間をおいての浮腫＋高血圧．

Red Herring（めくらまし）
- 尿検査正常．
- 心拡大，hepatojugular reflux 陽性．

Clincher（決め手）
- ASO 高値．
- 低補体．

本症例の経過　入院後，安静，飲水制限，食事制限にて浮腫は改善し，自覚症状を認めなくなった．収縮期血圧 150 mmHg 程度の高血圧は持続したためアンギオテンシンⅡ受容体拮抗薬を開始し，退院となった．退院前の胸部単純Ｘ線（図2）で心拡大の改善が認められた．降圧薬は退院後数カ月で不要となった．

解説　溶連菌感染後急性糸球体腎炎（poststreptococcal acute glomerulonephritis）は，感染症状の後，一定の潜伏期間をおいて血尿，浮腫，高血圧の三徴を呈する急性腎炎であるが，本症例では，尿検査異常がほとんどなく，入院後繰り返し行っても異常は検出されなかった．

小児科領域では，こうした尿所見に異常がない，または軽微な尿所見異常を呈し，腎外症状である浮腫・高血圧などが目立つ症例の存在はよく知られており，腎外症候性急性糸球体腎炎と呼ばれている[1]．急性糸球体腎炎の1〜5％を占めるとされるが，10％に至るとの報告もある．腎外症状として，うっ血性心不全や高血圧性脳症を示す重症例も報告されている．

なぜ血尿・蛋白尿をきたさないのかは現在でも確固たる説明はないが，血尿・蛋白尿をきたす機序と，浮腫・高血圧をきたす機序は異なる可能性が指摘されており，本症例とは逆に血尿・蛋白尿をきたすが，浮腫・高血圧を呈さない無症候性糸球体性腎炎の存在も知られる．

急性糸球体腎炎の診断は典型例では容易であるが，腎外症候

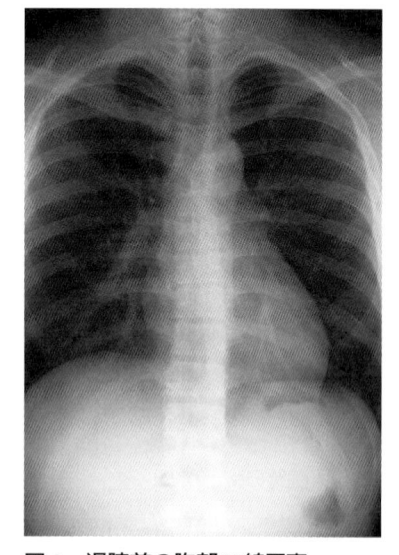

図2　退院前の胸部Ｘ線写真

の場合，診断は難しく，見落とされている症例もかなりあると推察される．こうした症例では原因不明の高血圧，浮腫がほとんどの症例で共通しているとされ，本疾患を疑う契機になる．とくにそれが若年者かつ急性咽頭炎など溶連菌感染を思わせる先行感染に続発して起こる場合，さらに疑わしい．

　一般に，疾患の特徴を簡潔に示す「三徴」という言い方がよくされる（ネフローゼにおける浮腫，蛋白尿，脂質異常症など）．疾患の特徴を把握するのにはこうした徴候の組み合わせは有用であるが，実地診療ではこうした三徴がそろわないことはむしろよくあり，すべてがそろわなくても早期に除外しないことが鑑別診断の鉄則である．本症例の場合，疾患の本質的な特徴と考えていた尿検異常が認められなかったために，急性糸球体腎炎の可能性を除外してしまっていたが，それを除けば典型的な経過であり，経過を再検討し，文献上こうした症例がみられることを確認し，診断に至った．

　診断の難しい浮腫として，筆者らの経験では，脚気，クロウ-深瀬症候群（POEMS症候群），好酸球性血管浮腫，アミロイドーシス，薬剤性（カルシウム拮抗薬など），refeeding edemaなどがある．浮腫の場合，頻度の高いものとして心疾患，腎疾患，肝硬変，低蛋白血症があるが，これらが否定的である場合，上記にあげたような浮腫をきたす特徴的な疾患のリストを再検討することで診断につながる場合がある．腎外症候性腎炎は，とくに若年者の場合，このリストに加えるべき診断である．

Clinical Pearls
- 三徴のすべてを満たさないことは一般臨床ではよくあることである．
- 原因不明の浮腫・高血圧では，尿検査正常でも急性糸球体腎炎を鑑別に．

■文献
1) 福間裕子：腎外症候性急性糸球体性腎炎の1症例―本邦28症例の臨床的検討．小児科臨床 54：1439-1443, 2001．

（石丸裕康・橋本典論・小谷凡子）

冬の雷鳥

症例提示

60歳の女性．3年前の血圧は110/60 mmHg程度だったが，2年前に高血圧を指摘され，近医で複数の降圧薬の処方を受けていた．1年半前から，歩行時に両側膝下にしびれ感あり．6カ月前より増悪，500 m程度の歩行で両側膝下にしびれ・痛みも感じ，歩行不可能となった．5分程度の休息で症状は軽快．喫煙歴なし．3D-CT angiography（CTA）を施行されたが，胸部下行大動脈から，腹部大動脈，両側膝まで動脈はきれいにみえた．また脊椎のMRIでは，脊椎管狭窄症を認めなかった．精査のため，総合診療科に紹介された．

既往歴：20歳で肺結核，腸閉塞といわれたが詳細不明．5年前に甲状腺眼症（euthyroid ophthalmopathy）にて放射線照射，手術，ステロイド内服．**身体所見**：体温36.1℃，脈拍60/分 整，血圧は右上肢184/76~0 mmHg，左上肢186/80~0 mmHgと0 mmHgまで聴取．下肢収縮期血圧は右下腿122 mmHg，左下腿114 mmHg．頭頸部，左眼軽度眼球突出，甲状腺腫なし．胸部に過剰心音・心雑音なし，呼吸音正常．背部では下部胸椎レベルで血管雑音を聴取．腹部は平坦軟，圧痛・抵抗・腫瘤なし，肝脾触れず，上腹部正中で収縮期に血管雑音あり．下腿浮腫なし．**検査所見**：Hb 12.2 g/d*l*，ESR 24 mm/時，CRP 0.1 mg/d*l*．尿検査，一般生化学検査に異常なし．胸部X線正面・側面像で上行大動脈から弓部，下行大動脈にかけて顕著な石灰化陰影があり，大動脈を縁取りするように線状に横隔膜下まで続いていた．高血圧歴が2年しかない60歳女性としては不自然なものだった．

背部，腹部の血管雑音，胸部X線での大動脈壁の著明な変化から，CTAでは正常であったが大動脈の狭窄病変を強く疑った．このためMRAを撮影したところ，胸部から腹部大動脈にかけて大動脈の著明な狭窄を認めた．腹部単純CTを行ったところ，大動脈に著明な石灰化があり，腹部大動脈で内腔の狭窄が著明であった．最初のCTA撮影時には単純撮影をしておらず，造影の画像のみであった．造影写真では，狭窄のある動脈を石灰化部分が保護色のように取り囲み，結果としてきれいな狭窄のない大動脈にみえていた．診断後，血管外科にて腋窩動脈からのバイパス手術を行い，症状は改善した．

考察・解説

間欠性跛行がありCTAと脊椎MRIが撮影されたが診断に至らず，紹介された患者である．身体診察で，下肢の血圧低下，背部の血管雑音の聴取など明瞭な変化があった．胸部X線でも，大動脈壁に沿って顕著な石灰化がみられた．再度画像を確認して診断に至った．

大動脈の狭窄を伴う石灰化の原因として，大動脈炎症候群があったものと考えた．大動脈炎症候群のなかには，年余にわたり診断されずに経過しているものもあるようである．

背部の血管雑音は大動脈縮窄症で有名である．50歳を過ぎてからの急な高血圧の発症や，治療抵抗性の高血圧は，二次性高血圧を思わせるものであった．脈圧の拡大や血圧聴診時にコロトコフ音を0 mmHgまで聴取するのは，高齢者でも時にみられるが，硬化した大動脈の影響と考えられた．

Clinical Pearl

- いくら優れていても，画像検査だけでは診断できない．特異的な病歴や身体診察の異常所見があれば，疾患のある可能性が高い．

（川上　剛・新保卓郎）

一般外来

混ぜればわかる！

Case 27

患者●2カ月前に初産を正常分娩で経験している生来健康な35歳の女性.

主訴●疼痛を伴う紫斑.

現病歴●4月上旬，右前腕屈側の紫斑と同部位の疼痛に気付いた．徐々に紫斑の増大を認めたため，当院救急外来を受診した．緊急で行った血算，凝固系検査ではAPTTのみの延長を認めたが，全身状態は安定していたため，翌日に総合内科外来を受診するよう説明を受け，帰宅した．上肢の紫斑は徐々に消退傾向にあったため，受診せずにしばらく自宅で様子をみていたが，4月末頃から左右大腿に体動時に疼痛を伴う巨大な紫斑が出現したため，5月上旬に総合内科外来を受診した．

既往歴●同年2月の初産以前に流産の既往なし．鼻出血，歯肉出血，下血，不正性器出血などの粘膜出血を認めず，これまでの既往もない．発熱・気道・消化器・尿路症状・日光過敏・関節腫脹・胸痛なし．動脈血栓・静脈血栓の既往なし．家庭内暴力を含む外傷歴なし．

内服薬●酸化マグネシウム．

家族歴●膠原病，出血性疾患の家族歴なし．

身体所見●頭頸部：眼瞼結膜貧血なし．胸部：心音，呼吸音ともに異常を認めず．四肢：両大腿内側から屈側にかけて，不整形の巨大な紫斑を認める（図1）．腫脹は認めない．大腿の紫斑以外には皮疹なし．肩・肘・膝・足関節腫脹なし．直腸診：腫瘤および圧痛を認めず，便潜血陰性．

検査所見●Hb 11.6 g/dl，WBC 5,300/μl，Plt 42.6×10⁴/μl，APTT 68.2秒，Fibrinogen 368 mg/dl，出血時間 3.5分，ESR 14 mm/hr，TP 7.7 g/dl，Alb 4.6 g/dl，BUN 13 mg/dl，Cr 0.6 mg/dl，T-Cho 213 mg/dl，Na 142 mEq/l，K 4.1 mEq/l，Cl 108 mEq/l，PT 11.3秒．

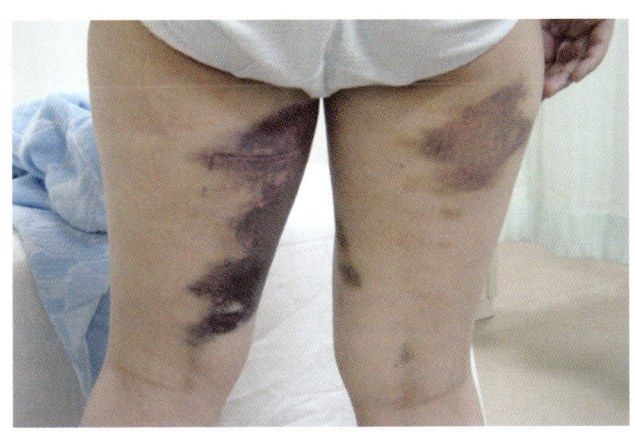

図1 左右の大腿にみられた巨大な紫斑

What's your diagnosis ?

Diagnostic Tests

- 免疫血清検査：ループスアンチコアグラント；正常，抗CL-β_2GPI抗体；正常，抗核抗体；陰性．
- 凝固・線溶系検査：von Willebrand因子；正常，第XII因子活性；正常，Rumpel-Leede試験；正常，第VIII因子活性3％，第IX因子活性124％，第XI因子活性134％．

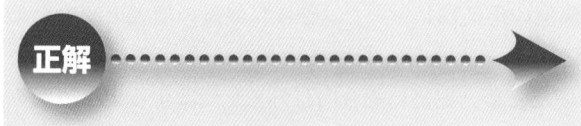

正解 → 後天性血友病A
（後天性第VIII因子阻害物質による）

Clues（手がかり）
- APTT単独延長．

Red Herring（めくらまし）
- 女性であったこと．
- 出血性疾患の既往・家族歴がなかったこと．

Clincher（決め手）
- 第VIII因子活性の著明な低下．
- 出産後．

本症例の経過と解説

　鑑別疾患として，抗リン脂質抗体症候群，von Willebrand病，第XII因子欠損症を考え，外来にて検査を行ったが，いずれも否定的であった．次いで測定した第VIII因子活性結果が判明する直前に突然左下腿の激しい疼痛と腫脹が出現したため，患者はこれまでの検査データを持ち，大学病院を受診した．血液腫瘍科にてBethesda assayとmixing testが施行され，第VIII因子inhibitor（阻害物質）の存在が確認された．下腿の腫脹は筋肉内出血によるものと考えられた．

　第VIII因子inhibitorが23 Bethesda unitと高値を示したためプレドニゾロンを1 mg/kgで内服開始したところ，APTTは徐々に短縮し3週間目に正常化，さらにその約2週間後にはinhibitorの消失が確認された．プレドニゾロンを半量まで減量し退院となった．

　本疾患の確定診断にはmixing test（患者血清を正常血清と混ぜ，APTTを測定．Inhibitorが存在すればAPTTは正常化しない）とBethesda assay（同じく患者血清と正常血清を混合し，第VIII因子活性を測定）を行う．本疾患はinhibitorによる凝固障害のなかではもっとも頻度が高く，周産期（とくに産後），関節リウマチ，SLE（全身性エリテマトーデス），悪性腫瘍，薬剤性などの原因があげられている．産後の場合は初産後がほとんどで，出産から発症までの期間の中間値は2カ月[1]とする報告があり，本症例はこれに合致している．また，外傷歴や血液疾患の既往のない患者に突然出現する巨大出血斑で発症することが多い．

　治療としては，急性出血に対し第VIII因子や活性型第VII因子の補充（本症例の場

合，プレドニゾロン投与と安静，下肢挙上のみで血腫は縮小を認めたため用いず）を行い，プレドニゾロンやシクロホスファミドによりinhibitor除去を図る[2]．予後に関してはさまざまな報告があるが，周産期発症に関しては，多くの報告で死亡率は10％未満である[3]．輸血などの対症療法のみで自然寛解に至る例も少なからずあるとされている[4]．

Clinical Pearls
- Inhibitorによる止血障害はまれではあるが，外傷などの原因がなく急性出血をきたす病態として覚えておく必要がある．
- 凝固系スクリーニングにおいてAPTT単独延長を認める場合，血友病を示唆する家族歴がなく，女性であっても，凝固因子活性を測定すべきである．

■文献
1) Hauser I, et al : Post-partum factor Ⅷ inhibitors — a review of the literature with special reference to the value of steroid and immunosuppressive treatment. Thromb Haemost 73 : 1-5, 1995.
2) Green D, et al : Factor Ⅷ antibodies in rheumatoid arthritis—effect of cyclophosphamide. Arch Intern Med 140 : 1232-1235, 1980.
3) Franchini M : Haemostasis and pregnancy. Thromb Haemost 95 : 401-413, 2006.
4) Green D, et al : A survey of 215 non-hemophilic patients with inhibitors to factor Ⅷ. Thromb Haemost 45 : 200-203, 1981.

〔齋藤　彩・上田剛士・川端　浩〕

Typical presentation

症例提示

　30歳代の生来健康な男性．東南アジア出張から帰国後8日目（受診1カ月半前）に38℃を超える発熱が出現し，これに対して近医で抗菌薬などの加療を受けた．ここでの血液検査では一過性の肝機能障害（ALT 300 IU/*l* 程度）を認めていたが確定診断はつかず，上気道炎とされていた．その後発熱が消失したため経過をみていたが，1週間前から再燃し，連日38℃を超えるようになってきたため当院を受診した．発熱以外の盗汗・体重減少・上気道症状・下痢・排尿時痛・皮疹などの随伴症状はなかった．東南アジア出張中は都心部のホテルだけに滞在しており，虫刺されや生水飲水，性行為感染症のリスク行為も否定された．身体所見で重症感はなく，心雑音やリンパ節腫脹など特定の局所徴候は認められなかった．検査では軽度の肝機能障害（AST 57 IU/*l*，ALT 58 IU/*l*，LDH 328 IU/*l*）と炎症反応の上昇（CRP 6.7 mg/d*l*）を認めるのみで，マラリア原虫塗抹検査や血液培養も陰性であった．デング熱などのウイルス性疾患を考えて経過を観察したところ，発熱や検査値の異常は1週間ほどで自然に改善した．しかしながら，その数日後に突然の大量下血をきたし緊急入院となった．入院後に施行した大腸スコープでは回盲部に出血を伴う潰瘍性病変を認め，組織培養や便培養を繰り返したところ便培養で *Salmonella paratyphi*. A を検出し，腸チフスと診断した．支持療法と抗菌薬の再投与を行ったところ，徐々に状態は軽快した．

考察・解説

　典型的な腸チフス（typhoid fever）の経過は計3〜4週で，さらに3つの時期に分けられる．最初は発熱（半分程度の症例で比較的徐脈を伴う）と菌血症期，次が腹痛と皮疹（rose spots），最後が肝脾腫と腸管出血や穿孔が起こる時期である．いわゆる旅行者下痢症などにみられる下痢は少なく，むしろ便秘が30％程度の例で認められる．腹痛がみられる症例も同じく30％程度と多くはない．さらに注意が必要なのは，抗菌薬による治療を行わなくともほとんどの症状は軽快してしまい，そのなかの10％ほどに出血や穿孔などの重大な腸管合併症が起きるとされていることである．本症例をレトロスペクティブにさかのぼってみると，抗菌薬による修飾はあったにせよ，発熱以外の症状がないことや自然に軽快していることからは腸チフスをもっと疑う必要があった．典型的な疾患経過を詳細に理解し，便培養や血液培養を繰り返し，あるいはもっとも感度が高いとされる骨髄培養を行っていれば，もう少し早く診断が可能であったかもしれない．なお感染は菌体を含む水や食物の摂取で起こるといわれているが，本例では原因は不明であった．

Clinical Pearl

- 腸チフスはその名前と異なり，腹部症状を主体とする疾患ではない．むしろ全身性熱性疾患である．

〈島田利彦〉

一般外来

Case 28

"会話困難" は診断困難で治療困難？

患者●53歳，男性．ボウリング場に勤務．

主訴●発語障害，摂食低下．

現病歴●元来健康であったが，3年前の9月頃から会話のリズムが遅くなってきたため某総合病院神経内科を受診．頭部 MRI・採血などを行ったが原因は特定できず，"会話困難症"と診断され，昨年4月まで通院していた．その後も徐々に会話困難が進行し，今年に入ってからは，こちらの言葉はわかっているようだが意味をなす単語を発することがなくなり，会話が成り立たなくなってきた．9月になって，仕事も困難となり退職した．この頃までは排泄，風呂，食事はとくに変化なかったが，11月頃から尿失禁もみられるようになっていた．

　来院5日前までご飯を1日2杯程度食べていたが，4日前より3～4口摂取するのみで排便もみられなくなったため，11月18日食欲低下を主訴に救急外来を受診．発語障害，摂食低下の精査目的で入院となった．咳，痰，鼻水，悪心，嘔吐，腹痛，頭痛，嚥下障害，筋力低下，関節症状はないが，それ以上の問診は困難であった．

既往歴●虫垂炎で手術（若い時，詳細不明），痔の手術（22歳）．**アレルギー**：なし．

生活歴●妻，子どもと3人暮らし．**飲酒**：機会飲酒．**喫煙**：20歳頃～2年前まで40本/日．

内服薬●市販のバファリン® 頓用．

家族歴●父：胃癌．母：心不全．姉：うつ病．

身体所見●意識レベル GCS E3V2M5，体温 36.8℃，脈拍 73/分 整，血圧 97/74 mmHg，頭頸部，心臓，肺，腹部，皮膚とも正常．**神経**：瞳孔は3 mm で対光反射正常，明らかな顔面神経麻痺認めず，口蓋垂や舌偏位は認めないが，それ以外の脳神経の診察は困難．四肢の筋力は減弱認めず，筋萎縮も認めない．感覚障害については評価困難．腱反射は両上肢で軽度亢進しているが，下肢では PTR・ATR ともに消失．Hoffmann や Babinski，Chaddock といった異常反射は認めない．不随意運動は口唇ジスキネジアのような動きのみで，体幹・四肢の舞踏病様の動きやミオクローヌスは認めない．

検査所見●Hb 14.8 g/dl，MCV 93.4 fl，WBC 7,100 /μl，Plt 27.4 ×10⁴/μl，Glu 112 mg/dl，TP 7.3 g/dl，Alb 4.3 g/dl，BUN 13 mg/dl，Cr 0.7 mg/dl，T-Bil 2.0 mg/dl，AST 27 IU/l，ALT 21 IU/l，LDH 192 IU/l，AMY 45 IU/l，CPK 75 IU/l，Na 140 mEq/l，K 4.3 mEq/l，Cl 101 mEq/l，Ca 9.3 mEq/l，CRP 0.23 mg/dl．
頭部 CT：図 1．

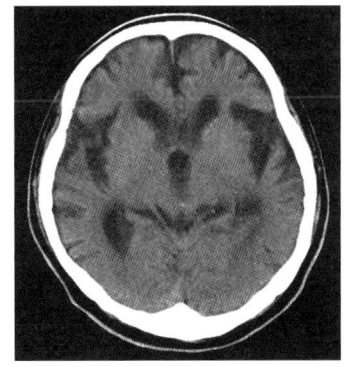

図1　入院時の頭部 CT
両側側頭葉に著明な萎縮像がみられ，前頭葉や側頭葉に広範な脳溝の開大を認めた．

What's your diagnosis ?

さまざまなアプローチがあるとは思われるが，われわれは発語障害を認知症と置き換え，potentially reversible dementia（PRD；潜在的に改善可能性のある認知症）を除外することから鑑別を始めた．

　脳外科的疾患といわれる慢性硬膜下血腫，正常圧水頭症，脳腫瘍は頭部 CT より否定的であった．うつ病も経過より考えがたいと考えた．代謝性疾患（血糖異常，電解質異常，腎不全，肝不全，甲状腺機能低下，副腎不全，ビタミン B 群欠乏症）を示唆する所見は乏しいが，甲状腺機能やビタミン欠乏に関しては検査の追加が必要と考えた．薬剤性・アルコール性については既往より否定的と考えた．慢性髄膜炎（結核，クリプトコッカス，悪性腫瘍），単純ヘルペス脳炎，進行麻痺，HIV 脳症といった頭蓋内感染症については検査が必須と思われた．

Diagnostic Tests
- STS 定量 1：128，TP 定量 21,100 倍．
- ビタミン B_1，ビタミン B_{12}，甲状腺機能は正常範囲．
- 髄液検査：色調；無色，混濁；透明．蛋白 96 mg/dl，糖 70 mg/dl，Cl 131 mEq/l，細胞数 36/3 μl，リンパ球 33/3 μl，RBC 0/3 μl．ADA 1.9 IU/l，細菌・抗酸菌培養陰性．STS 定量 1：8．

正解　▶ 神経梅毒

Clues（手がかり）
- 比較的若年発症で亜急性〜慢性進行性の認知症．

Red Herring（めくらまし）
- 専門医への通院歴があること．
- 精神疾患の家族歴があること．

Clincher（決め手）
- 血液検査にて STS 高値・TPHA 陽性．
- 髄液細胞数増多・蛋白増多，髄液中 STS 陽性．

本症例の経過と解説
　神経梅毒の診断後，ペニシリン G 300 万単位 4 時間ごとの 14 日間の投与により，入院時は不可能であった握手や，歩行器にての歩行も可能となったが，意思の疎通は困難であり，長期療養型病院へ転院の運びとなった．

　梅毒は本邦でも毎年 550 人程度の報告数があり，必ずしもまれな疾患ではない．とくに HIV 患者では 15％が梅毒に感染しており，うち 1％で神経梅毒をきたしているため，非常に重要である．早期顕症梅毒は 20 歳代をピークに若年成人が多いが，70 歳代でもみられる．晩期梅毒は 40 歳代（30 歳代後半〜60 歳代）での報告が多い．

表1 神経梅毒の分類

分類	神経梅毒の特徴
無症候性	神経梅毒の多くは無症候性であるが，未治療では10年で20％が顕性となる[1,2]．
脊髄癆	過去最多の病型だったが，現在はもっとも少ない型となった．感染後20～30年後に脊髄後索の変性により失調(42％)，振動覚低下(52％)，電撃痛(75％)，腱反射の消失(Westphal徴候は81％)，瞳孔異常(94％．Argyll Robertson瞳孔が48％)などにて発症することで有名である[3]．
進行麻痺	感染後15～20年後に発症する精神症状が目立った認知症症状で，末期には四肢麻痺を呈する．瞳孔異常を伴うことが多い．巣症状・痙攣が生じることもある．進行すると意識が低下し，廃疾状態となる．本症例の病型はこの進行麻痺であったと考えられた．
その他	感染1年後程度で髄膜炎症状を呈する髄膜型，感染5～12年後に髄膜炎症状に加え脳神経麻痺(とくにⅦ・Ⅷ)，血管炎とそれに伴う脳梗塞など多彩な症状を呈する髄膜血管型，視神経萎縮が急激に進行する視神経萎縮型などが存在する．

梅毒第1期は平均3週間で発症する硬性下疳などであるが，紅色で周囲に膨隆した硬結を伴う無痛性の皮疹で，3～6週間で自然軽快するために見落とされることも多い．

第2期は平均3カ月後に起こる．バラ疹が有名だが，20～25％は皮膚病変を自覚していない．無痛性全身性リンパ節腫大が85％と最多だが，これも2～6週間で自然軽快するために見落とされることがある．

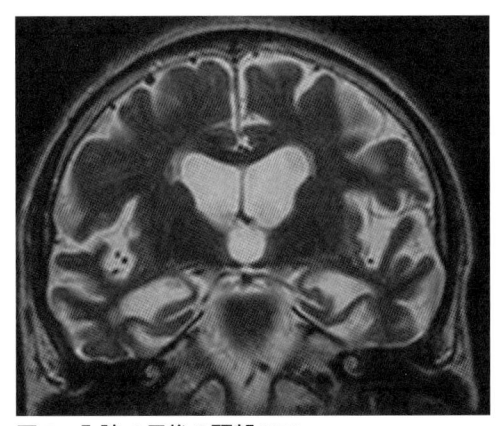

図2 入院4日後の頭部MRI

本症例では不特定多数との性交渉などのリスクファクターや，皮疹や陰部病変などの既往は，聴取できるかぎりは陰性であった．重大な合併疾患であるHIVについても，HIV抗体は陰性であった．

第1・2期の状態で適切な加療がなされない場合，初感染から5～35年の経過を経て約8％の患者が神経梅毒へと進行する(表1)．

抗菌薬の開発前は脊髄癆が半数，進行麻痺をあわせると70％を占め，神経梅毒の代名詞として有名な感があったが，現在では髄膜型・髄膜血管・視神経萎縮型が80％以上を占めるようになっている．

PRDの頻度は報告によりさまざまであるが，最近では認知症の2.2％を占めるとされている[4]．とくに70歳未満の場合，PRDの可能性は70歳以上の6倍であり，若年発症では積極的に疑うべきである[5]．PRDのうち14％のみが治療により完全に回復し，13％が部分的に回復するとされている[3]．つまり，PRDと診断される過半数はすでに不可逆的な状態であり，いかに早期診断が重要であるかがうかがわれる．

神経梅毒では頭部画像検査にて，髄膜血管型での虚血性脳病変やゴム腫を検出

したり，進行麻痺では脳実質の器質的変化を検出しうるが，このような変化はほとんど治療には反応しない．とくに，側頭葉内側の萎縮は進行麻痺において予後不良徴候とされ[6]，本症例でも著明な萎縮が確認できた(図2)．

Clinical Pearls

- 認知症を診る時は potentially reversible dementia の鑑別診断を除外することから始める．比較的若年発症，あるいは亜急性進行例ではなおさらである．
- 神経梅毒は potentially reversible dementia の一つだが，診断が遅れると不可逆的となるため，原因不明の神経・精神疾患では必ず鑑別に入れる．
- アーガイル・ロバートソン瞳孔などの瞳孔異常は比較的感度が高いとされていたが，なくても STS のチェックなしに神経梅毒を否定してはならない．

■文献
1) Marra C : Naurosyphilis. UpToDate 14.2.
2) Kasper DL, et al : Harrison's principle of internal medicine 16th ed. McGraw-Hill, New York, pp977-985, 2005.
3) Rowland LP, et al : Spirochete infections—Neurosyphilis. In Merritt's neurology, 11th ed. pp235-242, Lippincott Williams & Wilkins, Philadelphia, 2005.
4) Clarfield AM, et al : The decreasing prevalence of reversible dementias—an updated meta-analysis. Arch Intern Med 163 : 2219-2229, 2003.
5) Knopman DS, et al : Incidence and causes of nondegenerative nonvascular dementia—a population-based study. Arch Neurol 63 : 218-221, 2006.
6) Kodama K, et al : Relationship between MRI findings and prognosis for patients with general paresis. J Neuropsychiaty Clin Neurosci 12 : 246-250, 2000.

(上田剛士・酒見英太)

一般外来   Case 29

僕だけじゃ，十分じゃなかったのね…！？

患者●65歳，男性．

主訴●嘔吐．

現病歴●6月に体重減少，両側胸水のため呼吸器内科へ入院し精査されるも感染や腫瘍の存在は証明されず，自己免疫性の胸膜炎との診断でプレドニゾロン30 mgの内服を開始，症状は改善し15 mgまで減量して外来フォローとなっていた．11月18日より悪心・嘔吐が出現し持続したため，11月22日に当院を受診し総合診療部へ入院した．

システムレビュー●体重変化，咳嗽，胸部痛，息切れ，腹痛，下痢・便秘，めまい，しびれ・脱力はいずれもなし．夜間頻尿あり，頭痛は呼吸器内科入院中より持続しており，ロキソプロフェンをほぼ毎日内服．

既往歴●虫垂炎，外傷性右眼球損傷，ぶどう膜炎，自己免疫性膵炎．

身体所見●身長167 cm，体重54 kg，体温36.6℃，呼吸数12/分，脈拍78/分 整，血圧154/98 mmHg．意識清明．頭頸部：右眼が義眼．胸部：異常所見なし．腹部：右下腹部に手術痕あり．四肢：浮腫なし．神経：項部硬直なし，その他も異常なし．

検査所見●Hb 14.2 g/dl，WBC 7,800/μl，Plt 8.1×10^4/μl，HbA$_{1c}$ 9.1%，TP 8.6 g/dl，Alb 4.4 g/dl，BUN 13 mg/dl，Cr 0.6 mg/dl，UA 2.1 mg/dl，AST 20 IU/l，ALT 26 IU/l，LDH 146 IU/l，γ-GTP 28 IU/l，T-Bil 1.1 mg/dl，Na 126 mEq/l，Cl 87 mEq/l，K 4.3 mEq/l，CRP 0.18 mg/dl，血清浸透圧257 mOsm，ACTH 25.9 pg/ml，コルチゾール11.9 μg/dl，TSH 0.05 μU/ml，fT$_4$ 1.51 ng/dl，HIV-1,2型抗体陰性，β-Dグルカン4.5 pg/ml．

尿検査：蛋白(±)，糖(−)，ケトン(1+)，潜血(±)，浸透圧648 mOsm，Na 118 mEq/l．

胸部X線：右肺底部胸膜肥厚，右肋骨横隔膜角が鈍．

頭部単純CT：異常所見なし．

入院後経過●胸膜炎に関連するSIADH(抗利尿ホルモン分泌異常症)に起因する嘔吐と考えて補液にてNaの補正を行い，Na値は改善傾向となったが，第7病日より意識レベルが軽度低下(JCS 1)し，第9病日にはさらに悪化傾向(JCS 30)となった．項部硬直が軽度陽性のため髄液検査を施行し，初圧11 cmH$_2$O，細胞数324/3 μl(多核280，単核44)，糖18 mg/dl(血糖108 mg/dl)，蛋白90.8 mg/dl，ADA 10.5 IU/l，グラム染色陰性，抗酸菌PCR陰性，墨汁染色陰性，培養でも細菌・真菌・抗酸菌いずれも陰性であり，原因病原体は不明であったものの髄膜脳炎の可能性が強く考えられた．ほぼ同時に施行した頭部単純MRIでは，軽度の水頭症の存在が疑われた．

What's your diagnosis ?

Diagnostic Tests

髄液検査からは，結核性，真菌性，細菌性いずれの可能性も考えられたが，これまでの経過や髄液中糖減少などより結核性髄膜炎を第一に考慮すべきと考え，第9病日より抗結核薬4剤(INH[イソニアジド]，RFP[リファンピシン]，PZA[ピラジナミド]，EB[エタンブトール])の投与を開始した．また水頭症に対してマンニトールおよびデキサメタゾンも併用した．第10病日には会話や食事摂取が可能なまでに回復し，しばらくこの状態を維持できていたが，第17病日に再び意識レベルの低下をきたし(JCS 3)，食事摂取も不能の状態となった．この時は項部硬直がはっきりと認められたため，同日髄液検査を再検したところ，初圧270 mmH$_2$O，軽度混濁あり，細胞数 3,872/3 μl (多核 2,316，単核 1,558)，蛋白 90.6 mg/dl，糖 13 mg/dl (血糖 180 mg/dl)，ADA 6.7 IU/l と髄液所見の明らかな増悪を認めた．グラム染色，抗酸菌PCR，墨汁染色を再検したところ，今回は墨汁染色にてクリプトコッカスの菌体が認められ(図1)，さらにラテックス凝集法による髄液中クリプトコッカス抗原も陽性であった(同時に提出した血清でも陽性)．数日後，第17病日の髄液培養にて *Cryptococcus neoformans* が検出されたとの報告を受けた．第19病日に施行した頭部造影MRI(図2)では，水頭症の悪化に加え，側脳室壁，迂回槽表面，第四脳室外側陥凹，内耳道壁，第四脳室壁に造影効果を認めた．

正解 ▶ クリプトコッカス髄膜脳炎

Clues(手がかり)
- ステロイド長期内服中．
- 慢性頭痛・嘔吐．
- 亜急性髄膜炎．
- 水頭症．

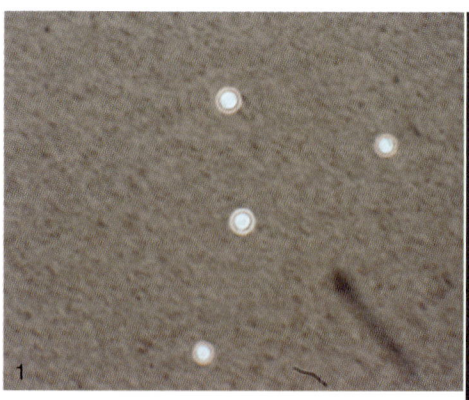

図1　墨汁染色結果(第17病日)
図2　頭部造影MRI(第19病日)
第四脳室壁に造影効果がみられる．

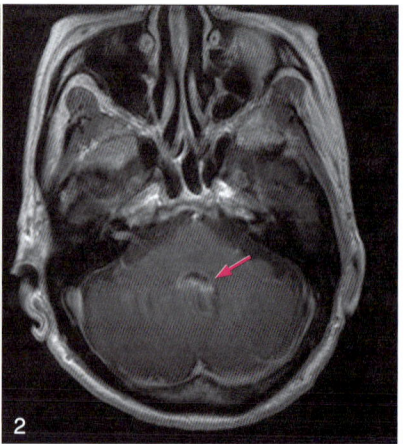

Red Herring（めくらまし）
- SIADH による低 Na 血症．
- 1 回目の髄液検査で ADA 高め，墨汁染色，培養ともに陰性．

Clincher（決め手）
- 髄液の墨汁染色陽性，培養陽性．
- 髄液および血清中クリプトコッカス抗原陽性．

本症例の経過　抗結核薬は中止し，第 17 病日よりアムホテリシン B（AMPH-B）の経静脈投与（40 mg/日まで段階的に増量）およびフルシトシン（5-FC）4.5 g/日の経管投与を開始したが，意識レベルの回復は乏しく，水頭症の改善も認めなかったため，腰椎穿刺を繰り返し行い，頭蓋内圧の減圧を図った．一方髄液所見では，それまで多核球優位であったものが第 22 病日以降単核球優位となり，蛋白は第 26 病日に 197.8 mg/dl まで上昇，培養は第 22 病日以降陰性となり，墨汁染色も第 38 病日以降陰性となったが，抗原検査では終始陽性が持続した．長期に AMPH-B ＋ 5-FC の投与を継続したが，意識状態の回復には至らず，その後麻痺性イレウスや細菌性肺炎を繰り返し，第 142 病日に死亡された．

解説　本症例はステロイド薬を長期内服中の non-HIV 患者に発症したクリプトコッカス髄膜脳炎であった．中枢神経系クリプトコッカス感染症はほぼ全例で何らかの脳実質病変が認められるため，一般によく使われる"髄膜炎"よりは"髄膜脳炎"と表現するほうが適切である[1]．AIDS をはじめとする免疫不全患者における日和見感染症としてきわめて重要な疾患であり，non-HIV 患者では，ステロイド薬使用，移植，血液系腫瘍，糖尿病，慢性腎不全，肝硬変などの患者に発症することが多い．以下，non-HIV 患者におけるクリプトコッカス髄膜脳炎について述べる．

Non-HIV 患者におけるクリプトコッカス髄膜脳炎は AIDS 患者のものと比べて，初発症状は軽く，亜急性の経過をとることが多い．特徴的な症状はないが，頭痛，悪心，嘔吐は比較的早期から認められることが多く，意識状態の変化は約半数でしかみられない．また，発熱，項部硬直を全く欠くことも珍しくない．進行するにつれてこれらの症状が増悪し，意識混濁，精神状態の変化が加わってくる．

診断には髄液検査が必須であり，一般的には初圧上昇，糖減少，蛋白上昇，細胞数は 20〜200/μl 程度で単核球優位であることが多いが，最初に多核球優位であってもその後の経過中に，急速に単核球優位に変化するとされている[2]．培養で *Cryptococcus neoformans* が証明されれば診断は確定できる．墨汁染色はクリプトコッカス感染症を疑った際によく行われるが，とくに non-HIV 患者での感度は高くなく，50% 程度とされている[1]．一方，ラテックス凝集反応による抗原検査は感度，特異度ともに 90% 以上と高く，最も有用な診断的検査であり，髄液中抗原のみでなく血清中抗原の検索も同等の診断的価値がある．ちなみに

β-Dグルカンはクリプトコッカス感染症では上昇しないため，診断には用いられない．

　頭部画像検査ではCTやMRIは正常であることも多いが，水頭症による脳室拡大，髄膜の造影効果，Virchow-Robin腔の拡大などが多く報告されている[3]．いわゆるcryptococcomaといわれる腫瘤を形成するのは10％と少ない[1]．

　鑑別診断としては，同様に亜急性の中枢神経系感染症で，肺病変の先行，SIADHによる低Na血症を合併しうる疾患として結核性髄膜炎が最も重要であり，髄液検査所見も似ているため，とくに注意が必要である．

　治療はAMPH-Bと5-FCの併用が標準的であるが，死亡率は55％と高く，ステロイド薬治療中の患者ではその減量または中止ができなければ成績はさらに低下する．また頭蓋内圧亢進症の治療としてのステロイド投与はクリプトコッカス髄膜脳炎では有効性が示されておらず，用いるべきではないとされている[4]．しかしながら水頭症のマネジメントは予後にとって重要で，腰椎穿刺の反復，脳室穿刺，V-Pシャントなどでコントロールする必要がある．

　当症例では，1回目の髄液検査の際に墨汁染色のみを行い，抗原検査を提出していなかったが，この時に髄液あるいは血清中の抗原検査を提出していれば約1週間早く診断できていた可能性が高い．また，当初結核性髄膜炎として治療開始したため，積極的にステロイド薬を使用して頭蓋内圧のコントロールを図ったが，これが病状に悪影響を与えた可能性もある．

　クリプトコッカス髄膜脳炎の診断には，僕（墨）だけじゃ，十（汁）分じゃなかった症例でした．

Clinical Pearls
- 髄膜炎や髄膜脳炎を疑う症例では，起炎菌がはっきりするまでは，繰り返し髄液検査を行う必要がある．
- 免疫不全者で発熱・頭痛など，髄膜炎を示唆する症状が出現した時には，クリプトコッカス髄膜脳炎の可能性も考え，たとえ一度墨汁染色が陰性であっても，さらに抗原検査を含む検索を行う必要がある．
- クリプトコッカス髄膜脳炎においては，頭蓋内圧亢進のコントロール目的でもステロイド薬の使用は避けたほうがよい．

■文献
1) Gary MC, et al : Cryptococcal meningo encephalitis in non-HIV-infected patients. UpToDate 13.3.
2) Ropper AH, et al : Fungal infections of the nervous system. Adams and Victor's principles of neurology, 8th ed. pp620-622, McGraw-Hill, New York, 2005.
3) Cheng YC, et al : Radiological manifestations of cryptococcal infection in central nervous system. J Chin Med Assoc 66 : 19-26, 2003.
4) Michael SS, et al : Practice guidelines for the management of cryptococcal disease. Clin Infect Dis 30 : 710-718, 2000.

（増田浩三・谷澤朋美・松本拓也）

Case 30

一般外来

あつ
厚！

患者	75歳，男性．72歳まで下水道工事関係に勤務．
主訴	嚥下障害，頭痛．
現病歴	2年前から糖尿病（食事療法のみでHbA$_{1c}$ 5.8～6.5％のコントロール）にて外来通院中．昨年5月から嗄声，8月から右耳閉塞感（耳鼻科では感音性難聴といわれる）が出現したが，原因不明として経過観察されていた．今年2月には右顔面神経麻痺が出現，1カ月で軽快した．4月から嚥下困難が出現．胃透視，上部消化管内視鏡検査，喉頭ファイバー検査などで異常を認めないものの，嚥下障害は持続し，頭痛・味覚障害を伴うようになってきたため精査目的にて入院となった．なお，ここ3カ月で約7 kgの体重減少があった．
既往歴	左変形性膝関節症．
生活歴	飲酒：なし．喫煙：30本/日×60年間．
内服薬	フルボキサミン（SSRI），スルピリド，ビタミンB$_{12}$製剤．
身体所見	身長150 cm，体重45 kg，BMI 20.0，体温36.4℃，呼吸数16/分，脈拍80/分 整，血圧136/76 mmHg，SpO$_2$ 96％（室内気）．右耳に補聴器使用．髄膜刺激徴候（neck stiffness, neck flexion test）陰性．その他，頭頸部・胸腹部・四肢手指足趾に異常所見なし． **神経**：嗅覚・視野（対面法）異常なし．瞳孔；左右同大，対光反射正常，眼球運動正常，顔面の知覚に左右差なし，角膜反射正常，顔面神経に麻痺を認めず．右混合性難聴（Weber法・Rinne法ともに陽性）．咽頭；カーテン徴候陰性．胸鎖乳突筋・僧帽筋力に左右差なし．舌は正中挺出，萎縮・線維束攣縮認めず．その他，運動系・深部腱反射・感覚系・協調運動・歩行に異常を認めず．
検査所見	RBC 451×10^4/μl，Hb 13.3 g/dl，Ht 40.8％，WBC 8,000/μl，Plt 31.6×10^4/μl，**ESR 150 mm/hr**，Glu 79 mg/dl，**HbA$_{1c}$ 6.0％**，TP 7.3 g/dl，BUN 12.8 mg/dl，Cr 0.6 mg/dl，T-Bil 0.4 mg/dl，AST 37 IU/l，ALT 30 IU/l，LDH 238 IU/l，ALP 289 IU/l，γ-GTP 52 IU/l，Na 137 mEq/l，K 4.7 mEq/l，Cl 101 mEq/l，**CRP 4.0 mg/dl**． 尿検査，胸部X線，心電図，胃X線・上部消化管内視鏡検査，眼底検査：特記すべき所見なし． **喉頭鏡検査**：声帯運動は正常．

What's your diagnosis ?

Diagnostic Tests
- 頭部 CT：右小脳テントの肥厚を認める（図1）．
- 頭部 MRI：右小脳テントの肥厚を認める（図2, 3）．
- 髄液所見：外観は清で無色透明，初圧 17 cmH$_2$O，終圧 8 cmH$_2$O，細胞数 20/3 μl（単核：多核＝18：2），蛋白 41 mg/d*l*，糖 86 mg/d*l*，Cl 115 mEq/*l*，髄液細胞診：Class Ⅱ，細菌・抗酸菌培養陰性，結核菌 PCR 陰性，髄液中 ADA 1.3 IU/*l*（正常範囲内），髄液中 ACE 0.1 IU/*l*（正常範囲内）．
- リウマチ因子（定量）：129.9 IU/m*l*．
- ANCA：PR3-ANCA 10 EU 未満，MPO-ANCA 24 EU（基準値：10 未満）．
- 抗核抗体：陰性．

正解 ▶ 肥厚性硬膜炎

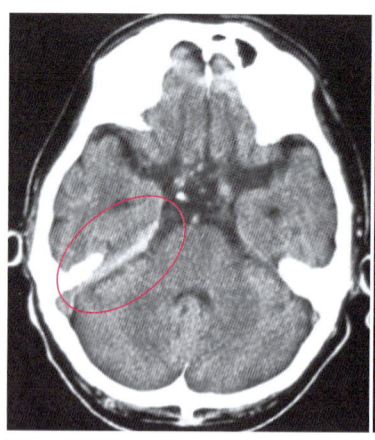

図1　頭部 CT

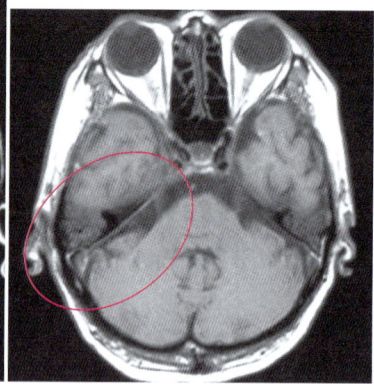

図2　頭部 MRI

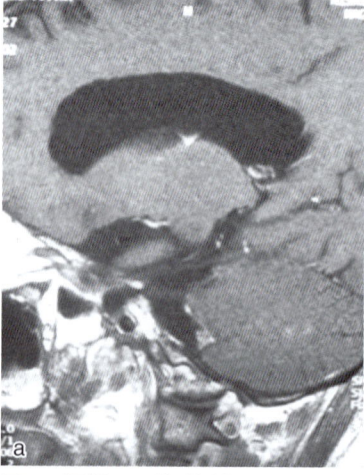

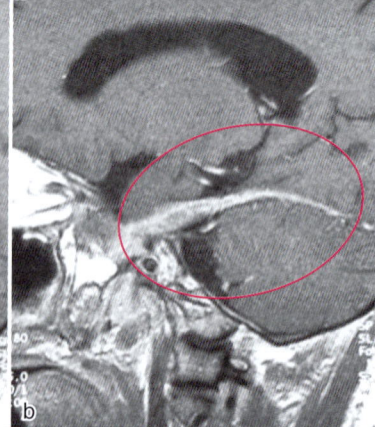

図3　頭部 MRI（矢状断）　a：左，b：右．
図1〜3 すべてに右小脳テントの肥厚を認める．

Clues（手がかり）

- 頭痛および右第Ⅶ～Ⅹ脳神経由来としてまとめられる症状（嗄声・嚥下障害・右難聴・右顔面神経麻痺の既往）.
- 炎症反応高値.

Red Herring（めくらまし）

多彩な症状が年単位で出現と消失を繰り返していたため，不定愁訴とされていた．

Clincher（決め手）

- 頭部 CT および MRI での硬膜肥厚所見.

本症例の経過　画像所見から肥厚性硬膜炎（hypertrophic pachymeningitis）と診断し，プレドニゾロン 30 mg の投与を開始したところ，開始後 2 週間目には頭痛・嗄声・嚥下困難・難聴・味覚障害のすべてが改善，CRP も陰性化した．頭部 CT 上も硬膜の肥厚がやや改善したようにみられた．その後，プレドニゾロンは 2 週おきに減量し，5 mg/日となった時点で退院とした．

リウマチ因子および MPO-ANCA が陽性であったが，全身疾患としての症状は見当たらず，治療とともに正常範囲内となった．

解説　肥厚性硬膜炎は，硬膜の肥厚により頭痛・脳神経麻痺・痙攣発作などさまざまな神経症状を呈する疾患であり，1869 年に Charcot らが報告したのが初めである．

40 歳台以降に多く，明らかな性差はない．臨床徴候として多いものは多発性の脳神経徴候と頭痛である．小脳テントが肥厚するものは小脳橋角部が圧迫され，本症例のように片側の多発脳神経障害が長期にわたって進行，または再発・寛解を繰り返すことが多い．

リンパ球や形質細胞などの炎症細胞の浸潤を伴う著明な線維化による限局性またはびまん性の硬膜肥厚が本症の病態であり，頭蓋内では頭蓋底や小脳テント・大脳鎌が，脊髄では頸髄が好発部位であることが知られている．

画像上での特徴として，腫瘍性病変と違って，造影効果がくも膜側に強い，硬膜肥厚が比較的平滑である，骨実質の破壊がない，などがある．

本症のうち続発性のものは，感染，膠原病や血管炎などの慢性炎症，悪性腫瘍に伴うものが知られている．感染症に続発するものは，病原体の硬膜への感染，または病原体の感染による炎症が硬膜に波及して硬膜肥厚が生じるとされている．原因となる病原体として，梅毒，結核，真菌，HTLV-1，*Propionibacterium acnes*，*Pseudomonas aeruginosa* などが知られているが，一般検査や髄液検査，培養検査にて起因菌が同定されず，硬膜生検または剖検によって起因菌が明らかとなる症例もある．

関節リウマチに伴うものはリウマチ性肥厚性硬膜炎として知られており，とく

に罹病期間が長い症例やリウマチ因子が陽性である症例が多いとされている一方，本症例のように関節症状を認めないもののリウマチ因子のみが陽性である例が散見されている．他の膠原病としては，多発性筋炎，MCTD（混合性結合組織病），シェーグレン症候群，さらにサルコイドーシス，リンパ球性下垂体炎，トロサ−ハント症候群によるものも報告されている．またウェゲナー肉芽腫症や結節性多発血管炎に合併したものや，本症例のように他の臨床症状は明らかではないものの p-ANCA 陽性例（ある報告では 71％で陽性といわれる）が報告されている．悪性腫瘍としては，乳癌，肺癌，前立腺癌，悪性黒色腫，悪性リンパ腫の硬膜播種によるものが知られている．

　内科的治療として，特発性の場合や基礎疾患に膠原病や血管炎が関与するものは，感染症の合併を否定したうえでステロイドが第一選択となる．経口で 1 mg/kg 程度より開始し，漸減するのが一般的であるが，中止や減量により再燃する場合が多いため，年余にわたる経過観察が必要である．治療期間のエビデンスはないが，数カ月から数年にわたるものが多い．予後は 53％で良好であるが，死亡例はウェゲナー肉芽腫症に伴うものが多い．19％に再発を認めるとされる．

Clinical Pearl
● 頭痛に脳神経症状を伴い，炎症反応が陽性の場合は，肥厚性硬膜炎を鑑別に入れる．

■文献
1) Masson C, et al : Cranial pachymeningitis of unknown origin — a study of seven cases. Neurology 43 : 1329-1334, 1993.
2) Case records of the Massachusetts General Hospital — weekly clinicopathological excercises. Case 28_1998. N Engl J Med 339 : 755-763, 1998.
3) Sylaja PN, et al : Idiopathic hypertrophic cranial pachymeningitis. Neurol India 50 : 53-59, 2002.
4) 伊藤恒，他：肥厚性脳硬膜炎─基礎疾患との関連．神経内科 55 : 197-202, 2001.

（井上賀元・玉木千里・高木幸夫）

一般外来

Case 31

TBの前にエコーはいかが？

患者●軽度認知症のある90歳の女性．

主訴●発熱，咳嗽．

現病歴●入院10日前に39.2℃の発熱をきたし近医に受診．CRP 10 mg/dlが認められたが，インフルエンザ迅速抗原検査陰性，胸部X線と腹部エコー検査では特記すべき所見は指摘されず感冒と診断された．入院6日前，38℃台の発熱が継続し尿検査にて膿尿・細菌尿が認められたため，レボフロキサシン300 mg×1回/日とセフトリアキソン1 g点滴が開始された．この頃より家人が乾性咳嗽出現に気付く．高熱と膿尿が継続していたため，入院3日前にもレボフロキサシン300 mg×1回/日が継続投与されたが，発熱は継続．咳嗽は増悪傾向にあり，徐々に食欲と自発歩行が減少したため精査加療目的に入院となった．乾性咳嗽は認めるが，鼻水・咽頭痛や胸痛・呼吸困難は認めない．嘔吐・下痢・便秘・腹痛なし．頻尿・残尿感・排尿時痛なし．頭痛や関節痛・筋肉痛および皮疹は認めず，Jaw claudication（咀嚼中に顎がだるくなる）や視覚障害もない．旅行歴，病人・動物との接触歴もない．

既往歴●12年前と6年前に脳梗塞にて左不全片麻痺．結核の既往歴・接触歴なし．

内服薬●チクロピジン，イフェンプロジル．

生活歴●飲酒：なし．喫煙：20本/日×75年間．**ADL**：歩行自立，食事普通食，むせなし．

身体所見●意識清明，体温38.6℃，呼吸数14/分，脈拍85/分 整，血圧120/62 mmHg，SpO₂ 95%（室内気）．**全身状態**：栄養状態は良好だが，ややつらそう．**頭頸部**：結膜・口腔・甲状腺とも正常．側頭動脈両側硬結あり（拍動は側頭動脈遠位部で消失，発赤・圧痛はなし），項部硬直なし．**胸部**：心音・呼吸音とも清，過剰音なし．**腹部**：平坦軟，圧痛・叩打痛なし，肝脾腫なし．**リンパ節**：表在リンパ節腫脹なし．**四肢**：浮腫なし，四肢近位部の疼痛・圧痛なし．

検査所見●Hb 12.4 g/dl，WBC 6,900/μl（stab 2%，seg 77%，lym 12%，mono 8%，eos 0%，baso 1%），Plt 38.9×10⁴/μl，ESR 70 mm/hr，Glu 142 mg/dl，BUN 12.2 mg/dl，Cr 0.8 mg/dl，AST 55 IU/l，ALT 36 IU/l，ALP 253 IU/l，LDH 183 IU/l，Na 136 mEq/l，K 4.5 mEq/l，Cl 96 mEq/l．

尿検査：WBC 10～19/HPF，細菌（1+）．
尿培養：陰性（外来での尿培養も陰性で常在菌のコンタミネーションが疑われた）．
胸部X線：図1．

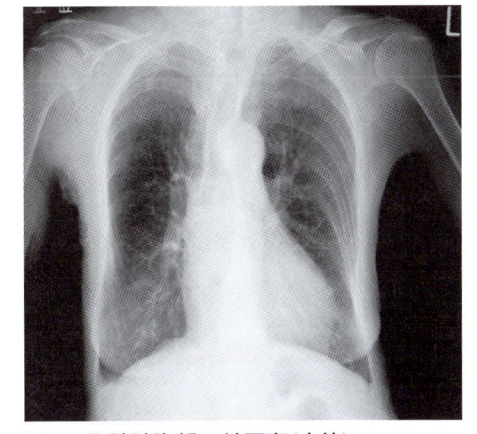

図1　入院時胸部X線写真（立位）

What's your diagnosis ?

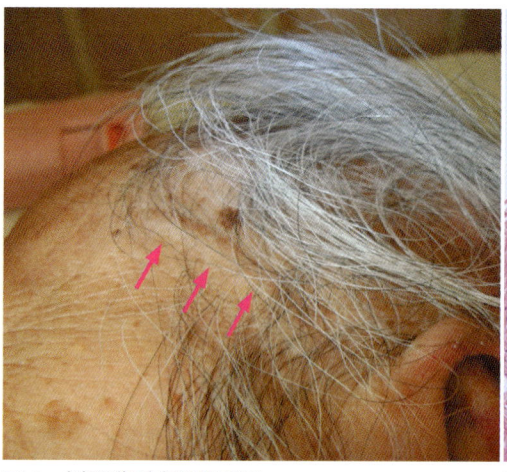

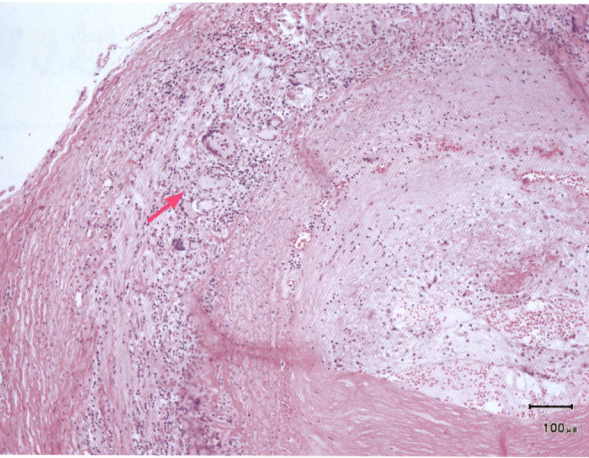

図2　側頭動脈肉眼的所見　　　　図3　側頭動脈生検標本

入院後経過　比較的急性の経過で発熱と咳嗽以外に症状が乏しいため，気道感染症を第一に考えた．胸部X線（図1）では明らかな肺炎像は認めず，胸部CTでもCOPD以外に特記すべき病的所見は認めなかった．また，レボフロキサシンに対する反応がみられないことから，一般的な細菌性肺炎・非定型肺炎は否定的であると考えられた．なお，喀痰誘発にても喀痰は採取できず，入院当日は評価できなかった．ツ反は陰性であった．

鑑別診断を不明熱全般に広げるにあたって，身体所見で側頭動脈硬結が認められたので（図2），側頭動脈炎を除外するため，入院翌日に側頭動脈生検を行った．

Diagnostic Tests
- 側頭動脈生検：内弾性板の断裂とともに全層性の炎症細胞浸潤，内膜の著明な肥厚と中膜に異物反応性巨細胞（図3，矢印）を認める．

正解　→　側頭動脈炎

Clues（手がかり）
- 高齢者の発熱．
- 側頭動脈硬結・拍動消失．

Red Herring（めくらまし）
- 比較的急性の経過．
- 咳嗽の存在．
- 頭痛・視覚症状，jaw claudication，近位筋の筋痛の欠如．

Clincher（決め手）

● 側頭動脈生検．

本症例の経過と解説

側頭動脈炎の発症平均年齢は70歳程度で，加齢とともに高頻度にみられる（60～64歳では50/100,000人，85～89歳では1,100/100,000人）[1]．また男女比は1：2で女性に多いことが知られている．症状としては，全身消耗症状，頭痛，視覚症状，動脈虚血症状，リウマチ性多発筋痛症（PMR）合併，の5つに大きく分類できよう（以後，本症例で満たす項目を下線で記す）．そのなかで比較的診断能が高い項目として，体重減少（+ LR〔陽性尤度比〕= 1.3），頭痛（+ LR = 1.2，− LR〔陰性尤度比〕= 0.7），複視（+ LR = 3.4），jaw claudication（+ LR = 4.2，− LR = 0.72）[2]，があるが，30～50％程度で合併するとされるPMRの症状の有無はあまり診断には寄与しない．身体所見では側頭動脈所見と眼科的診察（視神経萎縮・虚血性視神経炎：+ LR = 1.6）が重要である．側頭動脈所見としては数珠状（+ LR = 4.6）（本症例では今回は示していないが図2の対側の側頭動脈では数珠状変化を認めた），著明に拡張（+ LR = 4.3，− LR = 0.7），圧痛（+ LR = 2.6，−LR = 0.8），拍動消失（+ LR = 2.7），いずれかの異常あり（+ LR = 2.0，−LR = 0.5）が重要[2]である．これらの所見の簡単な組み合わせとしては，以下の3項目が簡便で有用かもしれない．

【側頭動脈炎診断のための3項目】① 新しい頭痛，② jaw claudication，③ 側頭動脈の異常．

3項目すべてあれば+ LR = 47だが，感度は34％しかない．本症例は③の1項目のみ満たしたが，1項目以上あれば+ LR = 2.9（2.0～4.1）と可能性を上げる．すべて満たさなければLR = 0.0（0.0～0.098）であり，ほぼ否定できる[3]．

次に，本症例では頭痛を呈する典型的症例ではないパターンだったことに悩まされたため，それらの点につき言及したい．

● **急性の経過**：側頭動脈炎の36％で急性の経過をとる．
● **主訴が不明熱**：側頭動脈炎の40％は不明熱のパターンで発症しているとの報告があるが，とくに高齢者の不明熱の16～17％を占めるとの報告[4]もあることから高齢者の不明熱では積極的に鑑別にあげたい．不明熱として受診した場合，高熱にもかかわらず白血球増多はみられないことが特徴で[5]，赤沈が正常ならば否定的である（ESR < 50 mm/hrでLR = 0.35，ESR < 30 mm/hrでLR = 0.02）[2,6]．
● **乾性咳嗽・咽頭痛などの呼吸器症状**：側頭動脈炎では呼吸器症状は9％であり，4％の症例では主症状で，とくに乾性咳嗽が多い[7,8]．この事実を知らないと，本症例のように乾性咳嗽+発熱のパターンでは鑑別疾患にあげることが困難であろう．

確定診断には側頭動脈炎に特異的な所見が重要視されるため，生検に委ねられることが多い．生検にあたってはいくつかの注意点がある．

● プレドニゾロン開始後2週間は診断に影響を与えないため，生検を理由に治療開始を遅らせない．

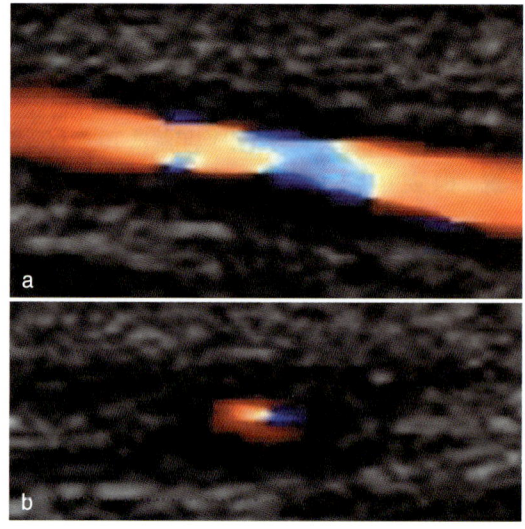

図4 側頭動脈エコー写真
a：側頭動脈長軸像．最大壁厚は1.0 mmであった．
b：側頭動脈短軸像．肥厚した血管壁がlowとなるhalo signを認める．

- 生検が陽性ならば確定診断として用いるが，陰性の場合 − LR ＝ 0.18 程度しかなく[6]否定できないため，偽陰性が問題．
- 偽陰性は病変が分節的な分布をするために起こるとされ，生検する場合は最低 2 cm 以上，3〜5 cm 程度採取し，多数の切片標本を作成することが勧められている．一方，対側の生検を行っても 95〜99％ で同様な結果であるとされ，両側生検まではする必要はない．

　また，実際の現場では，生検の偽陰性よりも患者の生検への抵抗感や結果を得るまでの時間も重要な問題である．生検の代わりとなるにはまだ時期尚早かもしれないが，この観点からは側頭動脈エコーが注目を浴びている．動脈壁肥厚により生じる halo sign は感度 69％，特異度 82％，＋ LR ＝ 3.8，− LR ＝ 0.38 であり[9]，本症例のように 1 mm の厚さがあれば（図4），特異度は 93％ あるとされる[10]．

　最後に治療についてであるが，一般的にはプレドニゾロン 40〜60 mg/日にて治療を行うが，今回は体格を考慮しプレドニゾロン 30 mg にて治療を開始した（メチルプレドニゾロン 15 mg/kg を 3 日間静注することで長期的にはステロイドを減量することができるとの報告もあるが[11]，本症例では行わなかった）．少量のアスピリンは頭蓋内虚血性イベントを 29％ から 8％ にする[12]ことから，アスピリン投与も行った．ステロイドにて 48 時間以内に症状は軽快するが，すべての所見が消失する 2〜4 週間は初期治療量で治療するべきとされている．本症例でも翌日には解熱し，その後退院され，現在は外来通院中である．

　結核（tuberculosis；TB）を考えたり側頭動脈生検（temporal a. biopsy；TB）をやる前にエコーを撮ってはいかが？

Clinical Pearls
- 高齢者での不明熱では常に側頭動脈炎も鑑別に含める.
- 乾性咳嗽や咽頭痛といった気道症状が側頭動脈炎診断の初発症状になりうる.
- 頭痛・jaw claudication・側頭動脈所見がすべて陰性であればほぼ否定できるが, いずれか一つでもあれば除外しない.
- 非侵襲的検査としてはエコーが有用かもしれない.

■文献
1) Lawrence RC, et al : Estimates of the prevalence of arthritis and selected musculoskeletal disorders in the United States. Arthritis Rheum 41 : 778-799, 1998.
2) Smetana GW, et al : Does this patient have temporal arteritis? JAMA 287 : 92-101, 2002.
3) Vilaseca J, et al : Clinical usefulness of temporal artery biopsy. Ann Rheum Dis 46 : 282-285, 1987
4) Mourad O, et al : A comprehensive evidence-based approach to fever of unknown origin. Arch Intern Med 163 : 545-551, 2003.
5) Calamia KT, et al : Giant cell arteritis (temporal arteritis) presenting as fever of undetermined origin. Arthritis Rheum 24 : 1414-1418, 1981.
6) Black ER, et al : Diagnostic strategies for common medical problems. American College of Physicians, Pennsylvania, 1999.
7) Hellmann DB, et al : Temporal arteritis — a cough, toothache, and tongue infarction. JAMA 287 : 2996-3000, 2002.
8) Cunha BA, et al : Fever of unknown origin—temporal arteritis presenting with persistent cough and elevated serum ferritin levels. Heart Lung 35 : 112-116, 2006.
9) Karassa FB, et al : Meta-analysis—test performance of ultrasonography for giant-cell arteritis. Ann Intern Med 142 : 359-369, 2005.
10) Salvarani C, et al : Is duplex ultrasonography useful for the diagnosis of giant-cell arteritis? Ann Intern Med 137 : 232-238, 2002.
11) Mazlumzadeh M, et al : Treatment of giant cell arteritis using induction therapy with high-dose glucocorticoids — a double-blind, placebo-controlled, randomized prospective clinical trial. Arthritis Rheum 54 : 3310-3318, 2006.
12) Nesher G, et al : Low-dose aspirin and prevention of cranial ischemic complications in giant cell arteritis. Arthritis Rheum 50 : 1332-1337, 2004.
13) Rao JK, et al : Limitations of the 1990 American College of Rheumatology classification criteria in the diagnosis of vasculitis. Ann Intern Med 129 : 345-352, 1998.

〈上田剛士・中山明子・酒見英太〉

肺が痛い

症例提示

　生来健康な20歳の男子大学生．来院前日に試験勉強のため徹夜し，明け方に2～3時間仮眠して目覚めると，全身倦怠感・乾性咳・前胸部の「しみる感じ」を自覚．午後になっても「肺がとても痛い．深く息ができず，空気が薄い．体が熱く，寒気がする」と訴えて14時に来院．喫煙は15本/日．来院時バイタルは38.6℃，114/72 mmHg，脈拍120/分 整，呼吸数20/分．心音・呼吸音に異常なし．歩いて採血・X線を受けにいった1時間後から急激に呼吸困難が増悪し，チアノーゼが出現．呼吸数38/分，陥没呼吸，全肺野で著明に呼吸音が減弱するが，喘鳴やラ音は聴かれず．頭頸部・腹部・四肢に異常認めず．ほかの医師らも応援に呼ばれた．

　血液ガスでpH 7.468，$PaCO_2$ 36.6 Torr，PaO_2 52.3 Torr，HCO_3^- 25.9 mEq/l で，$A-aDO_2$ は51.75 mmHgと開大．WBC 15,300/μl（seg 88％，lym 2％，eos 0％），尿ケトン3+，肝機能・腎機能正常．胸部X線・心電図・胸部単純造影CTは正常．心エコーで右房負荷なく，壁運動正常．「原因不明の急性呼吸不全」の診断でICUに入院となった．O_2・補液・NSAIDsで呼吸困難はやや改善．細菌感染症を疑い，血培2セット後にアンピシリン/スルバクタム+エリスロマイシンを開始．夜半に右季肋部痛が増強したが，腹部エコーでは胆嚢ポリープを認めるのみであった．受診翌朝には呼吸困難はさらにやや改善．O_2 5 l/分にて呼吸数 32/分，SpO_2 97％，PaO_2 150 Torr．深呼吸にて両肺野に聴取された喘鳴は試みに吸入したβ刺激薬で消失し，呼吸数も32/分から20/分へ低下した．「やっぱり喘息か？」とメチルプレドニゾロン(mPSL) 125 mgを点滴したら，「息が楽になりました」．しかし同日の胸部X線では肺野の透過性が全体に低下しており，胸部HRCTで肺胞小葉間隔壁の肥厚，両側下肺野背側の浸潤影，微小無気肺が確認された．同時に，ICU看護師による問診で喫煙歴が2週間しかないこと，さらに前夜の勉強中，立て続けに1箱の多量喫煙を行ったことが明らかになり，急性好酸球性肺炎(acute eosinophilic pneumonia)と診断された．mPSL 125 mg 1日4回の点滴を行い，2日間でほぼ軽快した．

考察・解説

　好酸球性肺炎は急性に発症する機序不明の疾患で，発熱・咳・呼吸困難に始まり$PaO_2 \leq$ 60 Torrの著明な低酸素血症・CT上びまん性の浸潤影・胸水・Kerley's B lineなどの所見を呈する．感染・喘息・アトピー歴に関係なく，1週間以内の急性経過で急性呼吸不全を発症．BAL液中の好酸球が28～50％増加していれば診断が確定し，ステロイド薬が著効して12～48時間で軽快，再発はまれ．1997年以降，喫煙との関連が内外で報告され，発症までの喫煙期間が2週間以内の者が29％，1カ月以内の者が45％，とくにMild Seven® (日本)，Lark®，Lucky Strike®，Marlboro®(米国)との因果関係は強く示唆される．本例でも外国産のニコチン・タールの強いタバコを短期間に多量喫煙したことが発症の契機になったと考えられた．

Clinical Pearl

- 若年者に限らず，喫煙者の問診では必ず期間も尋ねよう．

（猪飼　宏）

一般外来

医師も患者も意識朦朧!?

Case **32**

患者●43歳，女性．

主訴●発熱，頭痛，倦怠感．

現病歴●10年前より角膜炎を繰り返し，近医にて治療を受けるも改善せず，また同時期より右聴力低下，めまい，悪心も頻発するようになった．約9年前より右聴力低下が進行し，左聴力低下も出現してきたため近医にてプレドニゾロン（PSL）10〜20 mg/日の内服が開始された．PSL内服中は角膜炎・聴力低下の改善がみられるが，中止すると増悪するという経過を反復していた．その後，右聴力を完全に失い，2年前には左聴力もほとんど失った．聴力の改善がないため，昨年夏以降PSLは中止されていた．今年5月に移動性関節痛や頸部から両肩の筋肉痛が出現，8月には37℃台の発熱，頭痛，倦怠感も加わり改善しないため，当院総合診療部を受診した．

既往歴・家族歴●特記すべきことなし．

内服薬●アデノシン三リン酸，メコバラミン，補中益気湯，アシクロビル眼軟膏．

生活歴●飲酒：機会飲酒．喫煙：なし．

身体所見●身長162 cm，体重52 kg，意識清明，体温37.2℃，脈拍91/分 整，血圧102/58 mmHg．**頭頸部**：右眼球結膜外側部および左眼球結膜上部に充血あり（図1）．鼓膜・外耳道は異常なし．頸動脈雑音なし．**胸腹部**：異常なし．**四肢**：右第2・3趾基部に軽度圧痛あり，発赤・腫脹なし．**神経**：対座視野は検者と差なし．右視力0.8，左視力0.1．眼球運動異常なし，対光反射異常なし，眼瞼下垂なし，眼振なし．簡易聴力検査は両側ともに聴取不能．その他，脳神経系に異常所見なし．Barré徴候陰性，指鼻試験正常，表在覚・深部覚異常なし，Romberg試験陰性．

検査所見●Hb 11.5 g/d*l*，WBC 8,300/μ*l*，Plt 39.2×10^4/μ*l*，Glu 151 mg/d*l*，TP 7.4 g/d*l*，Alb 4.4 g/d*l*，BUN 9 mg/d*l*，Cr 0.5 mg/d*l*，AST 20 IU/*l*，ALT 24 IU/*l*，LDH 266 IU/*l*，ALP 266 IU/*l*，Na 140 mEq/*l*，Cl 100 mEq/*l*，CRP 4.11 mg/d*l*，赤沈 90.0 mm/1h，抗核抗体40倍，抗SS-A抗体陰性，抗SS-B抗体陰性，PR3-ANCA陰性，MPO-ANCA陰性，RPR陰性．

尿検査：蛋白（−），潜血（3＋），RBC 20〜25/HPF，円柱（−）．

心エコー：疣贅なし．

血液培養：陰性．

ツベルクリン反応：陰性．

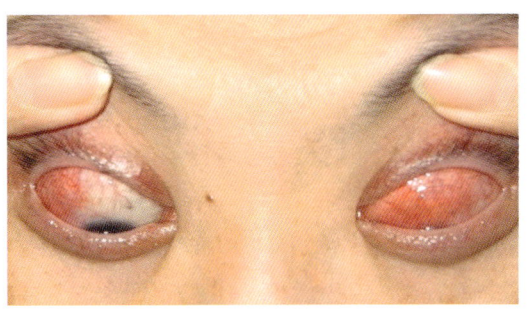

図1 眼球視診所見

What's your diagnosis ?

表1 眼および内耳症状を認める際の鑑別疾患

- 感染症
  先天性梅毒，Whipple 病，クラミジア感染症，ライム病，帯状疱疹
- 膠原病を含む免疫性疾患
  シェーグレン症候群，全身性エリテマトーデス，結節性多発動脈炎，Wegener 肉芽腫症，Cogan 症候群，ベーチェット病，再発性多発軟骨炎，巨細胞性血管炎，高安動脈炎，関節リウマチ，抗リン脂質抗体症候群，Churg-Strauss 症候群，Vogt-小柳-原田病，潰瘍性大腸炎，クローン病
- 腫瘍性疾患
  中枢神経系のリンパ腫，白血病
- 遺伝性疾患
  KID（keratitis-ichthyosis-deafness）症候群
- 原因不明
  Susac 症候群（retinocochleocerebral vasculopathy）

Diagnostic Tests　眼および内耳症状をともに認め，発熱，関節痛，炎症反応上昇を合併しうる疾患としては，表1にあげたものが考えられる．このうち大動脈への炎症の有無を確認するために，胸腹部の造影 MRI および造影 CT（3D-CT アンギオグラフィを含む）を行ったが，大動脈壁の炎症所見や狭窄などの異常所見は検出されなかった．一方，耳鼻科的診察では聴力検査にて両側聾，眼科的診察では左上強膜炎，左間質性角膜炎・角膜瘢痕性混濁を認め，前房や眼底に炎症所見は検出されなかった．

　これまでの経過（症状やステロイド薬に対する反応など）や検査所見を考慮し，また他の疾患を積極的に疑う症状・所見はなかったことから，Cogan 症候群と診断した．

正解 ▶ Cogan 症候群

Clues（手がかり）
- ステロイド薬により一時的に改善する眼症状および内耳症状（難聴・回転性めまい）．

Red Herring（めくらまし）
- ステロイド投与により難聴が改善するため，突発性難聴が疑われていた．

Clincher（決め手）
- 慢性炎症の症状・所見＋眼症状と内耳症状の併存＋ステロイド反応性．

本症例の経過　診断後 PSL 50 mg/日の内服を開始したところ，2 日目には微熱も出なくなり，頸部から両肩の筋肉痛，右足趾痛も消失，頭痛，めまいも改善がみられた．5 日目には眼痛・流涙などの眼症状も改善傾向となり，20 日後には強膜の発赤も消失した．左視力は入院時 0.1 であったが，治療開始後 49 日目には 0.4 まで改善し

た．CRP・赤沈も比較的速やかに低下し，PSL 開始 1 カ月後にはともに陰性化した．PSL を漸減し，20 mg/日となった時点で退院となったが，眼症状やめまいの改善に対して，聴力については全く改善が得られなかった．

一方，PSL 開始後まもなく，ステロイド性精神症状と思われる易怒性などが出現し，とくに夜間の症状が著明で，医師・看護師ともにその対応に苦慮する時期がしばらく続いた．

外来では PSL の減量・中止を目指しメトトレキサート内服の併用を開始して経過観察しており，現在のところ再増悪はみられていない．

解説　Cogan 症候群は David G. Cogan によって「非梅毒性の間質性角膜炎および前庭・聴覚障害をきたす症候群」として 1945 年に報告されたまれな疾患であり，若年成人に発症することが多く，性差はないとされている．病因は未だ不明であるが，自己免疫性疾患・全身性血管炎の一つとする考え方が主流であり，高安動脈炎・側頭動脈炎・ベーチェット病と並んで大動脈炎をきたしうる疾患としてあげておくべき疾患である．また結節性多発動脈炎のような中小血管炎を合併することもある．

Gluth らの報告では[1]，初発症状として突然の難聴(50%)，平衡障害(40%)，眼痛(32%)，羞明(23%)などが多く，発症時に前庭・聴覚症状のみの症例が 47%，眼症状のみが 33%で，これらを同時に発症する症例は 5%と少ない．しかし，その後の経過では両側性難聴が 100%，めまいが 90%，耳鳴が 80%と高頻度に出現し，突発性難聴やメニエール病と診断されていることも多い．一方，眼症状としては，間質性角膜炎が定型的で 77%と最も多く，それ以外にも虹彩炎・ぶどう膜炎(37%)や，強膜炎・上強膜炎(23%)，結膜炎(10%)などがみられる．耳・眼症状以外の全身症状としては，頭痛(40%)，関節痛(35%)，発熱(27%)，筋肉痛(22%)などの非特異的症状が比較的多く，大動脈炎・大動脈閉鎖不全をそれぞれ約 10%で合併することにはとくに注意が必要である．

検査所見では赤沈亢進，CRP 上昇などの炎症反応を認め，血清梅毒反応は陰性であり，疾患特異的な所見はない．そのため診断は症候および除外診断で行われる．

確立された治療法はないが，前眼部までにとどまる眼症状に対してはステロイド薬の点眼が有効で，恒久的な視力障害をきたす例は約 10%と少ない．一方，後眼部に及ぶ眼症状や前庭・聴覚症状，全身性血管炎の合併がみられる場合にはステロイド薬の全身投与(PSL 1〜2 mg/kg/日)が適応となり，経過によっては免疫抑制薬(シクロホスファミド，アザチオプリン，メトトレキサート，シクロスポリン，タクロリムス，インフリキシマブなど)の併用が考慮される．難聴が出現後可及的速やかに治療を開始することが重要であり，2 週間以内に治療に反応しなければ，聴力の回復は困難で聾となってしまうことが多い．

当症例では発症してからの経過中にステロイド治療を受けていた時期もあったが，治療は断続的であり，残念ながら両側とも高度難聴に至ってしまっていた．一方，眼症状・全身症状に関しては入院後開始したステロイド治療に対する反応

が良好で，症状の改善をみた．またステロイドによると考えられる精神症状に悩まされることとなったが，この疾患が高度の難聴に加えて視力をも奪う恐怖を患者に与えていたという背景を認識しておく必要があろう．

「盲」に対する不安と「聾」であるストレスに加え，ステロイド性精神症状をも発症し，その対応に難渋し医療者側も意識朦朧となってしまった症例である．

Clinical Pearls
- 原因不明の進行する難聴に眼症状の合併を認めた場合は，Cogan症候群を鑑別の一つにあげる．
- 聴力低下の出現後は治療を迅速に開始しなければならない．

■文献
1) Gluth MB, et al : Cogan syndrome — a retrospective review of 60 patients throughout a half century. Mayo Clin Proc 81 : 483-488, 2006.
2) St Clair EW, et al : Cogan's syndrome. UpToDate 13.2.
3) Grasland A, et al : Typical and atypical Cogan's syndrome — 32 cases and review of the literature. Rheumatology 43 : 1007-1015, 2004.

〈青松棟吉・増田浩三〉

紹介受診

What's your diagnosis?

紹介受診における診断の心得　　酒見英太

1 基本的に，診断のプロセスは一般外来におけるそれ（52頁参照）と同じである．

2 紹介である限りは，自分より前にその患者を診た医師がおり，何らかの検査や投薬がなされていることがほとんどであるので，それらについての情報を，漏れなく，かつ迅速に入手することが正確な診断につながる．

3 病歴や身体所見についての情報も前医から提供されるであろうが，それらは鵜呑みにせず，自ら詳細に取り直すべきである．バイタルサインなどの定量的なものは，経時的変化の参考にする．

4 検体検査や生理検査所見は結果のコピーを，画像検査所見はフィルムあるいはCDなどの電子媒体を提供していただくよう前医にお願いする．

5 投薬内容は，経口・非経口を問わず，種類・量・期間について正確な情報を入手する．また，手術や理学療法などの非薬物治療も施されていたら詳細を確認しておく．

6 もう一つ大事なことは，前医による患者への説明内容を確認しておくことである．とくに癌など予後の重篤になりうる疾患については然り．

7 初診が終わった段階で，その時点でのアセスメントと今後の方針について，迅速に紹介元の医師に報告するのを忘れないこと．

紹介受診

マレーシア産の肺炎？

Case 33

患者：27歳の男性．質屋の事務．1月21日にK病院より当院に転院した．

K病院の紹介状：「本年1月14日より下痢を伴って38℃の発熱出現．翌日には下痢はおさまったが，38～39℃の発熱が持続したため1月16日当院を受診．インフルエンザと診断し，解熱薬を処方し帰宅させたが，高熱は持続した．このため19日より入院させて加療を開始．入院時に著明な低酸素血症を認め，抗菌薬とステロイドを開始したが改善せず，専門的な治療が必要と考えられます．よろしくお願いします．」

既往歴：3歳：急性虫垂炎手術．24歳：帯状疱疹．

生活歴：未婚．両親・弟の4人暮らしで発熱者なし．飲酒：機会飲酒．喫煙：なし．常用薬なし．サーフィンが好きで，今までに4回東南アジアに行っている．この年末も12月28日より1月8日までダイビング目的でマレーシアに行き，現地人の結婚式にも参加．その際に家畜との接触があったという．

身体所見：意識レベル JCS 1，体温 38.2℃，呼吸数 26/分，脈拍 116/分 整，血圧 130/70 mmHg．頭頸部：頭部；結膜貧血調，やや黄染．リンパ節；腫脹なし．胸部：心雑音なし，肺雑音なし．腹部：平坦軟，腸グル音低下，肝臓肋弓下2横指触知，肝叩打痛あり，脾濁音塊拡大．四肢：外傷なし，浮腫なし．皮膚：出血斑なし，皮疹なし．神経：巣徴候なし．

検査所見：Hb 12.7 g/dl，MCV 88 fl，WBC 6,600/μl（前院で 3,300/μl，seg 85%，lym 8%，mono 2.5%，異形リンパ球 3.5%），Plt $1.5 \times 10^4/\mu l$，PT-INR 1.16，Fibrinogen 328 mg/dl，AT Ⅲ 71%，FDP 29.5 μg/dl，Glu 78 mg/dl，TP 4.7 g/dl，Alb 2.6 g/dl，BUN 9.0 mg/dl，Cr 0.8 mg/dl，T-Cho 65 mg/dl，T-Bil 5.8 mg/dl，D-Bil 3.7 mg/dl，AST 172 IU/l，ALT 213 IU/l，LDH 1523 IU/l，ALP 222 IU/l，LAP 213 IU/l，γ-GTP 54 IU/l，ChE 167 IU/l，AMY 24 IU/l，CPK 110 IU/l，Na 138 mEq/l，K 4.0 mEq/l，Cl 101 mEq/l，CO$_2$ 25 mEq/l，CRP 13.0 mg/dl．

動脈血ガス分析（O$_2$ 10 l mask）：pH 7.440，PaCO$_2$ 36.3 Torr，PaO$_2$ 78.9 Torr．

便潜血：ヒトHb(+)，WBC(-)．

尿検査：比重 1.015，蛋白 100 mg/dl，糖(-)，ケトン(±)，潜血(2+)，ウロビリノゲン 2.0，ビリルビン(-)，WBC(-)，RBC(-)．

胸部X線：図1．

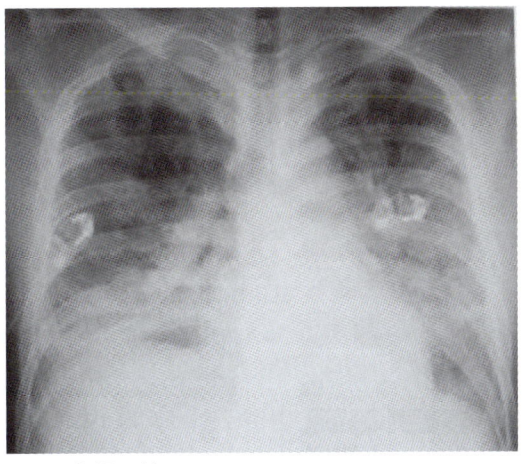

図1 胸部X線

What's your diagnosis？

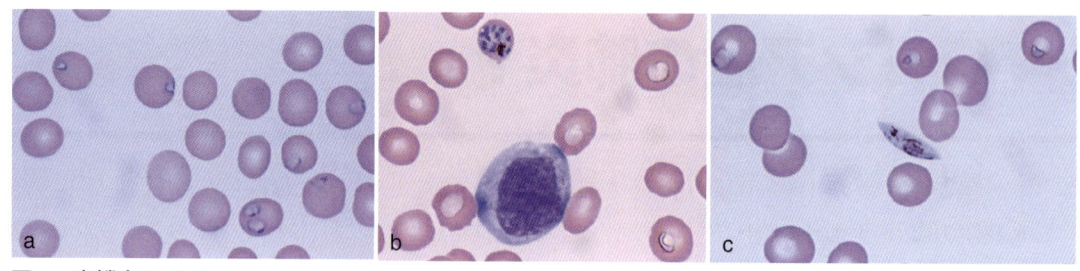

図2 末梢血スメア a：ring forms，b：schizont と異型リンパ球，c：gametocyte.

Diagnostic Tests
- HIV 抗体（ELISA 法）：（－）.
- CMV 抗体：IgM（－），IgG（＋），antigenemia（－）.
- EBV 抗体価：VCA-IgM ＜10，VCA-IgG 80，EA-DR IgG ＜10，EBNA 10.
- Coxiella 抗体価（ELISA 法）：Phase Ⅰ；IgM ＜16，IgG ＜16，Phase Ⅱ；IgM ＜16，IgG ＜16.
- 末梢血スメア：図2に示す.

正解 ▶ 熱帯熱マラリア

Clues（手がかり）
- 病歴上：東南アジア旅行，発熱，呼吸困難.
- 身体所見上：貧血，黄疸，肝脾腫，皮膚病変なし.
- 検査所見上：血小板減少，異型リンパ球，肝障害，低酸素血症.

Red Herring（めくらまし）
　入院時の間質性肺炎像と臨床的急性呼吸窮迫症候群（ARDS）に加え，初期の下痢からレジオネラ，東南アジア旅行と家畜との接触からQ熱，帯状疱疹の既往とリンパ球減少からニューモシスチス肺炎/AIDS，異型リンパ球からはウイルス感染と，異型肺炎を起こすウイルス・リケッチア・マイコプラズマ・細菌・真菌を疑わせ，血小板減少では播種性血管内凝固（DIC）やウイルス感染併発の特発性血小板減少性紫斑病（ITP）を考えさせられた．

Clincher（決め手）
- 末梢血スメアの強拡大.

本症例の経過と解説
　酸素投与，血小板輸血などの支持療法を施しつつ，Q熱，ウイルスを想定してミノサイクリン（MINO）と静注用免疫グロブリン（IVIG）の投与を開始し，EBV感染症関連のITPも考えメチルプレドニゾロン（mPSL）も1回投与したところで，やはりマラリアも否定しておくべきと末梢血スメアを強拡大で検鏡したところ，熱帯熱マラリアと判明．急いで隣県の薬剤保有機関に連絡し，静注用キニー

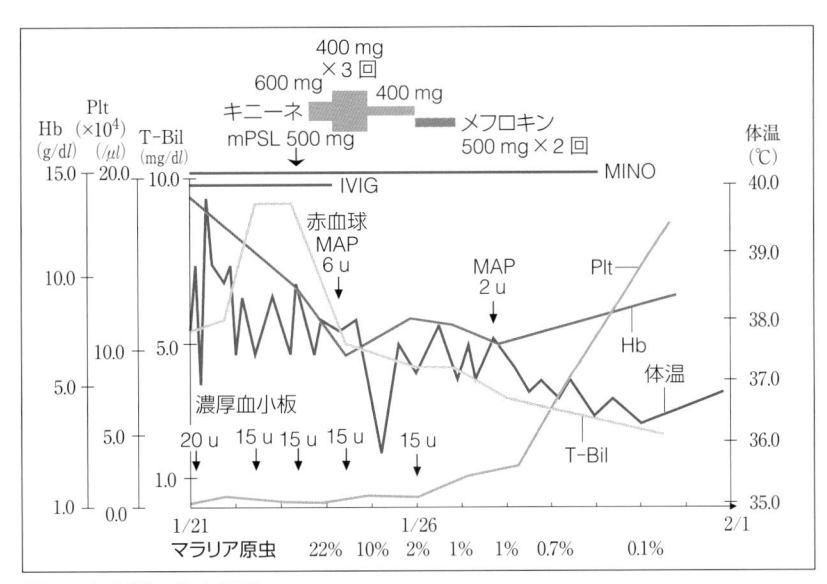

図3 本症例の臨床経過

ネを取りに走り，意識の悪くなりかけた第3病日夕方にようやく治療開始．治療開始直前の原虫含有赤血球は22％（5％以上は重症），BUNは63 mg/dlと重篤なため，治療が間に合うか肝を冷やしたが，幸い後遺症を残さず順調に回復した（図3）．

Clinical Pearls
- 「熱帯帰り＋発熱」はいかなるred herringにもとらわれず，必ず末梢血を1,000倍で見ること．
- 熱帯熱マラリアは，ARDSを起こしうる[1,2]．またマラリアでは，ほとんどの場合，末梢血に異型リンパ球が出現する[3,4]．
- 診断がついたらキニーネを取りに薬剤保有機関[5]に走れ！ 耐性を疑うならメフロキンやアーテスネートも手に入れよう．

■文献
1) Rioult B, et al : Fatal pulmonary edema in a pernicious malaria attack. Ann Fr Anesth Reanim 9 : 557-559, 1990.
2) Feldman RM, et al : Noncardiogenic pulomonary edema and pulmonary fibrosis in falciparum malaria. Rev Infect Dis 9 : 134-139, 1987.
3) Cunha RA, et al : Atypical lymphocytes in acute malaria. Arch Intern Med 157 : 1140-1141, 1997.
4) Kueh YK, et al : Haematological alterations in acute malaria. Scand J Haematol 29 : 147-152, 1982.
5) 大友弘士，他：輸入熱帯病や寄生虫症の治療に必要な稀用薬の入手法について．治療（別冊）82 : 637-640, 2000.

〔酒見英太・谷口洋貴・井関太美〕

もう歳ですし，あきらめます…

症例提示

　80歳時に胃癌にて胃幽門側部分切除術を受けた以外は生来健康でADL自立している83歳の女性．入院3カ月前から足がふらつき，しゃがんだ姿勢から立ち上がることが困難になった．入院2カ月前から両下肢浮腫が出現し，入院10日前から労作時の動悸・息切れが出現したため，紹介入院となった．入院時，両下肢の軽度圧痕性浮腫は認めたが，そのほかに心不全を示唆する所見はなかった．神経所見では，筋力は遠位四肢でMMT4だった．深部腱反射が両上肢で低下，両下肢で消失していた．膝以下で痛覚過敏と振動覚消失があり，両足底に異常感覚がみられた．ロンベルグ試験は閉眼で陽性だった．一般血液検査，胸部X線では異常なし．心エコーも異常なし．末梢神経伝導速度検査（NCVT）では，両側下肢で振動低下があり，伝導速度の低下はなく，軸索障害型ポリニューロパチーを示唆する所見だった．詳しく問診を行ったところ，入院1年前に胃癌で一人娘を亡くしてから気力喪失し，調理もおっくうになり，入院半年前から白米と漬け物の食事が中心になっていた．ビタミンB_1欠乏を疑い調べたところ，ビタミンB_1 12 ng/ml（正常20〜50 ng/ml），ビタミンB_2 60.4 ng/ml（66.1〜111.4 ng/ml）と低下を認めた．ビタミンB_{12}，葉酸は正常だった．その他，ポリニューロパチーの鑑別のために行った以下の検査はすべて正常（甲状腺機能正常，血清M蛋白陰性，尿中BJP陰性，脂肪生検でアミロイド沈着なし，胸腹部CT・骨盤部MRIで異常なし）．ビタミンB_1投与による治療開始後，速やかに労作時の動悸・呼吸苦の訴えは消失した．1カ月後，NCVTで軸索障害の改善がみられた．5カ月後，自覚的に足がしっかりし，ふらつきが改善した．

考察・解説

　ビタミンB_1欠乏症は，ビタミンB_1非添加の中心静脈栄養管理患者や慢性アルコール中毒患者によくみられる疾患である．臨床症状は，高拍出性心不全，非特異的軸索型多発神経炎，Wernicke脳症の3型に分類され，しばしば合併する．本症例は，るいそうもなく，入院食も完食で，一見，栄養障害を疑わせない患者でありながら，半年ほどの偏食によるビタミンB_1欠乏症をきたした点で興味深い．ただし，基礎に胃亜全摘の既往があり，ビタミンB_1吸収が正常よりも低下していたと予想されることも，発症を助長した要因と推察される．患者は，足のふらつきや筋力低下を老化のためと考えて諦めていたと述べていたが，ビタミンB_1投与により，半年後には症状が軽快している．このように，脚気は高齢者の治療可能なふらつきの一つであり，転倒防止やADL低下防止の観点から，高齢だからと諦めることなく，積極的に鑑別疾患にあげていくことが重要と考えられる．

Clinical Pearls

- 浮腫と末梢神経障害との組み合わせでは脚気も念頭に置き，偏食などのリスク因子について，丁寧な問診を行う必要がある．
- 脚気は，高齢者の治療可能なふらつきの一つである．

（中尾佳奈子）

紹介受診

Common disease ?

Case 34

患者●60歳代後半の男性．会社経営者．

主訴●発熱，体重減少，全身倦怠．

現病歴●3月半ばより，夕方になると38℃を超える弛張熱が出現，時に悪寒戦慄，寝汗を伴った．鼻症状・咽頭痛・咳・痰なし．発熱時若干の筋肉痛を伴った．3月25日，近医を受診し抗菌薬を投与されたが改善せず．4月5日，他院に入院，各種抗菌薬を投与されたが解熱せず，4月21日当院転院となった．

既往歴●30年来の糖尿病，高血圧．

生活歴●飲酒：ウイスキー水割り2杯/日．喫煙：20本/日×30年．

身体所見●身長168 cm，体重64 kg，体温37.4℃，呼吸数30/分，脈拍102/分 整，血圧140/85 mmHg，SpO$_2$ 95%．頭頸部：貧血・黄疸認めず，表在リンパ節触知せず，右頸動脈血管雑音（収縮期）聴取．胸部：収縮期心雑音聴取，呼吸音清．四肢：四肢振動覚軽度低下，深部腱反射正常，眼底に異常所見なし．

検査所見●ESR 78 mm/hr，RBC 350×10^4/μl，Hb 11.1 g/dl，WBC 19,800/μl（stab 9%，seg 66%，eos 8%，mono 4%，lym 13%），Plt 34.6×10^4/μl，BUN 13.2 mg/dl，Cr 1.2 mg/dl，AST 13 IU/l，ALT 38 IU/l，LDH 138 IU/l，ALP 197 IU/l，Na 140 mEq/l，K 4.8 mEq/l，CRP 9.2 mg/dl．尿検査：比重1.014，pH 5.5，蛋白（1＋），糖（±），ケトン（−），潜血（1＋），ウロビリノゲン（±），WBC（−）．

胸部CT：びまん性にほぼ同一の大きさの小粒状影が多数（図1）．

腹部超音波：左腎盂の軽度拡張，内部はechogenic．実質のエコーは正常範囲．肝S$_6$に血管腫を疑う陰影．脾，胆，膵に異常なし．腹水，リンパ節腫脹なし．

腹部MRI：左腎の血流が全体的に低下し，頭側にhypovascular mass-like lesion．周囲脂肪組織への炎症の波及と左腎静脈周囲のリンパ節腫脹あり．2名の独立した放射線科医のコメントは「腎盂腎炎の疑い，腫瘍の可能性は低い」であった．

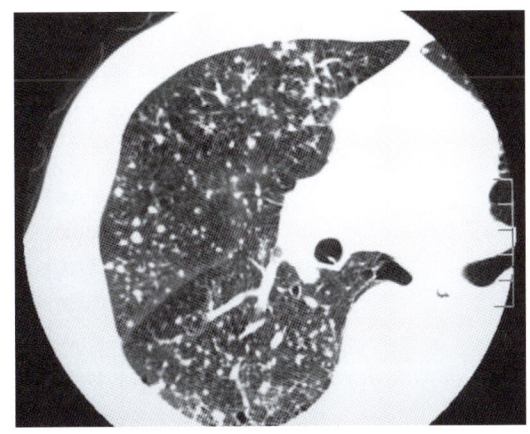

図1　入院第7病日の胸部HRCT

What's your diagnosis ?

Diagnostic Tests

抗結核薬（INH, RFP, EB, PZA）による治療を行いながら，以下の生検を行った．
- 気管支肺胞洗浄・経気管支鏡的肺生検：抗酸菌・肉芽腫同定されず．
- 骨髄穿刺・骨髄生検：上皮性の腫瘍細胞が浸潤増生し，metastatic carcinomaの所見．
- 肝生検：やや小型の細胞が管状〜索状に増生している部分が認められ，腫瘍性増生が考えられる．

正解 ➡ 腎細胞癌

Clues（手がかり）
- 発熱などの全身症状．
- 画像所見（腎腫瘤・肺小結節散在）．
- 抗結核薬に反応しない臨床経過．

Red Herring（めくらまし）
- 粟粒結核を思わせるびまん性小粒状影．
- 腹部MRIにて周囲脂肪組織への炎症の波及を伴う陰影で，腎盂腎炎疑い，腫瘍の可能性は低いとの放射線科医のコメント．

Clincher（決め手）
- 骨髄生検と肝生検．
なお後日，迅速ACTH試験の結果から副腎皮質機能不全は否定された．

本症例の経過

糖尿病があり，高熱，著明な白血球増多と胸部CT上びまん性の小粒状影を認めたため，common diseaseとして粟粒結核を考えた．粟粒結核の確定診断については，肉芽腫・乾酪性肉芽腫の認められる割合（感度）が，肝生検で91・100％，骨髄生検で31・82％，経気管支鏡的肺生検で72・63％というデータがあ

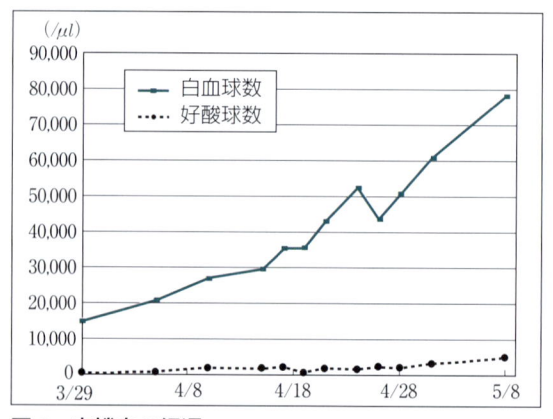

図2 末梢血の経過

ることから[1]，上記部位の生検を行った．抗結核薬による治療開始2週間の時点で解熱せず転移性肺癌を真剣に考慮したが粟粒結核治療開始後，解熱までの期間は中間値7日，範囲1～55日，76%が14日以内に解熱との報告があり[2]，逆にいうと2週間で解熱しない症例が1/4あるということで，なお結核は否定できないと考えた．また，粟粒結核でなければ転移性肺癌の可能性が高く，その場合予後を有意に改善しうる治療はないと考え，抗結核薬による治療を継続した．なお，著明な白血球増多にもかかわらず末梢血好酸球増多が進行し副腎機能不全を疑ったが，これも結核との関連を示唆すると思われた(図2)．各種生検の結果を待っている5月8日，抗結核療法の効果判定のため撮影した胸部X線で粒状影が増大しており，粟粒結核は事実上否定された．その数日後，生検結果が判明し，悪性腫瘍との確定診断がなされた．残念ながら，剖検は承諾いただけず診断確定に至っていないが，画像・臨床所見から腎細胞癌，肺転移であった可能性が高いと考えている．

解説　腎細胞癌は"internist's tumor"と呼ばれていて，さまざまな全身症状・腫瘍随伴症候群を伴うことが多い[2]．

- **発熱**：～20%．通常間欠的．寝汗，食欲不振，体重減少，全身倦怠感を伴うことが多い．
- **貧血**：診断に数カ月先立つことがある．慢性炎症の貧血のパターンをとることが多い．
- **内分泌異常**：エリスロポエチン，副甲状腺ホルモン関連蛋白質，ゴナドトロピン，ヒト絨毛性ソマトマンモトロピン，ACTH-like substance，レニン，グルカゴン，インスリン…．

このように，本症例のプレゼンテーションは教科書的な腎細胞癌のものでもあった．最初にあげるべき診断名はcommonであり，治療可能な疾患と考え，粟粒結核の可能性を追及したが，結果的に進行悪性腫瘍患者の終末期に，侵襲的な検査を多数行うことになってしまった．

腎細胞癌の発症率は人口10万人あたり男性で7.1，女性で3.1であり，65～70歳で最も発症率が高いと報告されている[3]．一方，結核の発症率は，結核研究所によると2001年で10万対27.9であるが，同研究所のデータでは，粟粒結核はすべての結核のうち1.3%と報告されている．これらのデータからは，粟粒結核のほうがよりまれな疾患であると考えられる．

Clinical Pearls
- 粟粒結核は，治療しなければ致死的かつ適切な治療により治癒可能な疾患であり，侵襲的検査によってでも診断を確定する価値の高い疾患であるが同様の臨床像が腫瘍に随伴することがある．

■文献
1) Atkins MB : Clinical manifestations evaluations, and staging of renal cell carcinoma. UpToDate 15.3.
2) Maartens G, et al : Miliary tuberculosis—rapid diagnosis, hematologic abnormalities, and outcome in 109 treated adults. Am J Med **89** : 291-296, 1990.
3) Marumo K, et al : The prevalence of renal cell carcinoma—a nation-wide survey in Japan in 1997. Int J Urology **8** : 359-365, 2001.

（小山　弘・梁　知身・福井次矢）

骨折り損のくたびれもうけ

症例提示

49歳の男性．当院初診の5年ほど前から，体動時の背部痛，胸痛を自覚．増悪と軽快を繰り返していた．2年前，両足背に疼痛，腫脹，熱感，跛行あり，近医整形外科を受診するも異常は指摘されず．来院1年前，別の整形外科を受診したところ，骨シンチで両側第1趾基節骨・両側大腿骨頭に取り込みあり，MRIにて左第1趾基節骨は骨折と確認，装具着用するも軽快しなかった．半年前からはさらに腰痛が生じ，右足内顆にも腫脹が出現．1カ月前から背部・肩の疼痛が増悪し，寝返りも打てず眠れず，本院総合内科を受診した．NSAIDsを処方され疼痛軽減するも，重いものはもてず，姿勢保持できず，歩行困難，睡眠困難があり，本院に入院した．この経過中，腎性糖尿を指摘されている．

入院時身体所見ではバイタルサインには異常ないが，後頭部・肩・前胸部・膝・股関節・足首・足趾に姿勢保持や動作で疼痛あり，前胸部・腰部は叩打痛著明であった．

入院時検査所見を注意深くみると，Na 142 mEq/l，K 3.7 mEq/l，Cl 114 mEq/l，Ca 8.7 mg/dl，P 2.0 mg/dl と電解質異常がわずかにあり．BUN 17.5 mg/dl，Cr 1.5 mg/dl，ALP 556 IU/l などの異常が認められたが，初診医が疑った多発骨髄腫の所見はみられなかった．尿検査ではpH 7.0，蛋白(2+)，潜血(−)，糖(3+)，RBC 2〜3/HPFの異常あり．

入院担当医は，多発骨折の病歴とALP高値，またリンの軽度低下に注目．正Caの低リン血症，多発骨折，ALP上昇から，骨軟化症を鑑別にあげた．転移性骨腫瘍は長い病歴と，各種画像検査から否定された．

骨軟化症の原因としては，高クロール，腎障害，尿所見から，間質性腎障害を想定．汎アミノ酸尿，尿細管性アシドーシスの所見が得られ，ファンコニ症候群と考えられた．腎生検では著明な間質性腎炎の所見あり．間質性腎炎の原疾患評価のため口唇生検，サクソンテストを追加，シェーグレン症候群の所見が得られた．

考察・解説

著明な体動痛，多発骨折の病歴は，骨軟化症に特徴的な経過である．原因として血液間葉系腫瘍が注目されているが，シェーグレン症候群など間質性腎障害をきたす疾患も念頭に置くべきである．そのほかリンの吸収障害をきたすものとして，アルミニウム製剤の長期内服や，胃切除なども原因となることがある．

Clinical Pearls

- 体動時の激痛が多発する，という病歴では，骨軟化症も鑑別の一つに．
- とくにALP，Ca，Pの微妙な変化に注意する．

（石丸裕康）

紹介受診

男はつらいよ

Case 35

患者●生来健康な32歳の男性.
主訴●右下肢痛, 発熱.
現病歴●1年前, 肺炎(左 S$^{8/9}$)のため前医に入院し, ピペラシリン＋ミノサイクリン点滴×1週間で軽快退院. 7カ月前, 肺炎球菌による肺炎(右 S^{10})のため2回目の入院. その後も2カ月間に5度高熱で受診. 肺炎像は認めず, そのつどピペラシリンを数日点滴して軽快. 当院受診後も3度37〜38℃の熱発あり. 肺炎球菌ワクチンを接種したが, その後も2カ月間に3度の熱発, 経口抗菌薬でそのつど軽快した. 入院8日前より39℃の熱発と右膝周辺の強い痛みを生じ, 徐々に歩行困難をきたしたため入院となった.
既往歴・家族歴●特記すべきことなし.
生活歴●飲酒：機会飲酒. 喫煙：10本/日×10年.
身体所見●身長 174 cm, 体重 52 kg, 体温 36.3℃, 呼吸数 12/分, 脈拍 72/分 整, 血圧 120/62 mmHg. 頭頸部：異常なし. 胸部：心音・呼吸音正常. 腹部：平坦軟, 肝・脾腫大なし, 背部叩打痛なし. 四肢：右大腿遠位側の外側に圧痛あり, 熱感を伴い, 膝関節伸展にて増強, 発赤なし, 関節裂隙に圧痛なし, 関節液貯留なし. 皮膚・リンパ節：皮疹なし, リンパ節腫大なし. 神経：異常認めず.
検査所見●Hb 12.1 g/dl, WBC 5,970/μl (seg 64％, eos 4％, mono 5％, lym 27％), Plt 56.3×10^4/μl, ESR 37 mm/hr, TP 5.1 g/dl (Alb 62.3％, α_1 4.9％, α_2 12.8％, β 9.8％, γ 10.2％), IgG 380 mg/dl, IgA 77 mg/dl, IgM 48 mg/dl, UA 6.8 mg/dl, Cr 0.76 mg/dl, AST 18 IU/l, ALT 28 IU/l, ALP 199 IU/l, LDH 166 IU/l, CPK 74 IU/l, CRP 1.6 mg/dl, HIV-Ab(－), HTLV-I Ab(－). 骨髄穿刺：NCC 631,000/μl, 巨核球 125/μl, 顆粒球系 63％, 赤芽球系 23.5％, リンパ球 10.5％, 形質細胞 0.5％, 貪食細胞 2％, 病的細胞なし. 免疫電気泳動：BJP(－), M蛋白(－), 低γ-グロブリン型. 血液培養：coagulase negative staphylococcus(1本/2セット中). 胸部X線：異常認めず. 胸部単純CT：胸腺腫(－), 縦郭LN腫大(－), 肺野異常なし. Ga全身シンチ：異常集積なし. 腹部エコー：肝脾腫なし. 大腿部MRI：外側広筋・大腿二頭筋短頭にびまん性のT$_2$高信号, 筋膜炎疑い(図1).

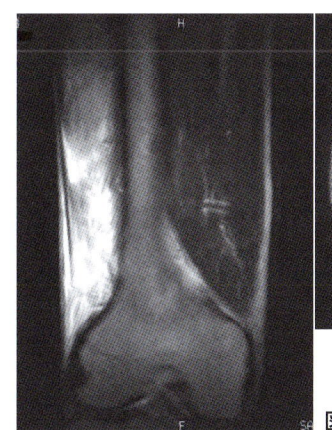

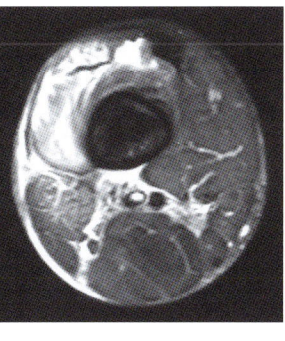

図1 右膝MRI

What's your diagnosis？

Diagnostic Tests
- 末梢血リンパ球サブセット：CD3 81.4％，CD4 54.4％，CD8 31.1％，CD19 1.0％，CD20 0.7％．→末梢血Bリンパ球の著しい低下．末梢血btk蛋白・遺伝子：欠損．

正解 ▶ X連鎖無γグロブリン血症

Clues（手がかり）
- 繰り返す細菌感染症．
- 低IgG血症．

Red Herring（めくらまし）
伴性劣性遺伝の疾患は乳児から学童期に発症するとの先入観から，成人の本症例では当初この疾患を疑わなかった．

Clincher（決め手）
- 末梢血btk遺伝子の欠損．

本症例の経過と解説

X連鎖無γグロブリン血症（X-linked agammaglobulinemia；XLA）はXq22上のbtk遺伝子の先天的欠損によりチロシンキナーゼbtk（Bruton's tyrosine kinase）が欠損し，骨髄中のpre-B cellから成熟B cellへの分化・成熟が障害される[1] 伴性劣性遺伝疾患である．

末梢血B-cell数が正常の10％以下に減少し，γ-グロブリンの産生が低下する．生後6カ月，母体由来のγ-グロブリンが枯渇する頃から頻繁に細菌性感染

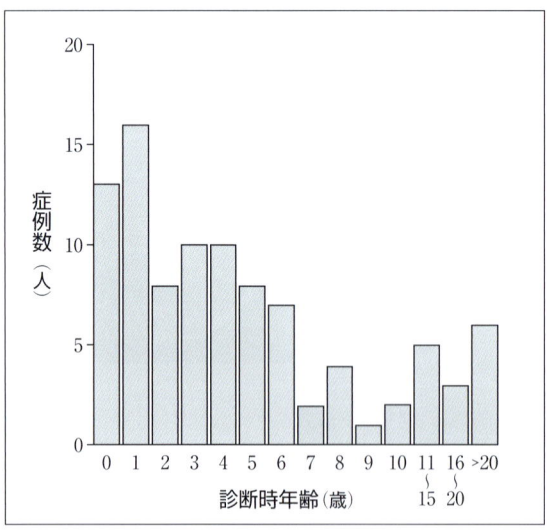

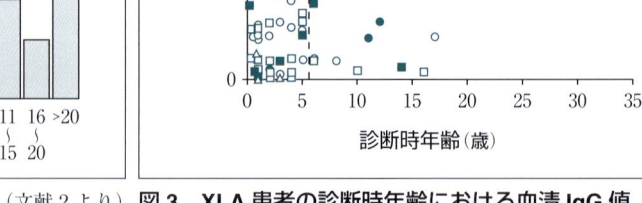

図2 XLA患者の診断時年齢　　　（文献2より）

図3 XLA患者の診断時年齢における血清IgG値
（文献2より）

を繰り返す(肺炎・中耳炎・骨髄炎・化膿性疾患). さらに, 慢性的には副鼻腔炎・慢性気管支炎・気管支拡張症の合併がそれぞれ約1/3の患者にみられる. ウイルスなどの細胞内微生物や真菌に対する細胞性免疫は正常に保たれる.

各クラスの免疫グロブリンの著明な減少か消失をみればほぼ確定し, btk遺伝子の欠損で確定診断とする.

日本での報告例は2002年までに134人で[2], 20歳以上での発症例は本例が8例目という(図2). 成人発症例では, IgG値が300 mg/dl以上と高く, 小児発症例では300 mg/dl以下のことが多い(図3)[2]. この点が成人発症と小児期の発症を分ける要因かもしれない.

治療は3～4週間ごとにγ-グロブリン製剤を補給し, IgGを400～500 mg/dl以上に保つ. 上気道感染を起こしたら早期の受診を勧め, 気管支拡張症の予防のためできるだけ早めに抗菌薬を投与する. また, 悪性疾患の合併が多いことを念頭に置いて, 定期的な検索を行う.

本症例では, 細菌性筋膜炎の初期診断のもとセフトリアキソン(CTRX) 2 g × 1を点滴投与し, 右膝痛は約3日間で軽快した. 診断のため, 全血を大学病院に送付して遺伝子解析を依頼した. 退院後は外来で4週間ごとに免疫グロブリンの補充療法を行い, これまで肺炎の再発はみられていない.

ヘテロで男性に発現する伴性劣性遺伝の疾患だった. というわけで, 「男はつらいよ」.

Clinical Pearls
- 感染症を繰り返す患者をみたら, 免疫不全の原因を考えよう.
- 伴性劣性遺伝の疾患が, すべて小児期から発症するとは限らない.

本症例の確定診断に際してご協力をいただきました富山医科薬科大学小児科学教室金兼弘和先生に深謝申し上げます.

■文献
1) Tsukada S, et al : Deficient expression of a B cell cytoplasmic tyrosine kinase in human X-linked agammaglobulinemia. Cell 72 : 279-290, 1993.
2) 金兼弘和:小児慢性疾患の長期経過とケア—成育医療の視点から—免疫疾患. 日児誌 106 : 1589-1593, 2002.

(猪飼　宏・川島篤志・藤本卓司)

手口から見破れ

症例提示

　SLE〔全身性エリテマトーデス（血小板減少）〕，高血圧にて経過観察中の56歳の女性．SLEは血小板減少，WBC低下，抗DNA抗体やや高値，低補体傾向ではあったが落ち着いており，高血圧も安定していた．6月15日16時30分頃，急にふらつきと左指先のしびれが出現．「しびれはぴりぴりするような感じ」とのこと．軽い悪心あるが嘔吐はない．独歩にて19時30分に本院救急外来を受診した．

　身体所見では血圧158/98 mmHgと若干高めであるものの，全身状態は良好であり，ほかのバイタルサイン，身体所見ではとくに異常がなかった．神経学的所見では，脳神経，運動・感覚は問題なかったが，tandem gait（つぎ足歩行）は困難であった．重症感なく，当直レジデントは過換気症候群，CNS lupus（中枢神経ループス）などの鑑別を考えたが，これ以上の検査は患者が望まず帰宅．翌日，総合外来を受診．その際にもう一つ重要な訴えがあったため，病歴から診断がついた．「左側の口の周囲がしびれて麻酔がかかったようです」．

　この訴えと左手のしびれから，cheiro-oral syndrome（手口感覚症候群）を疑い，MRIを施行．橋背側に拡散強調画像で高信号を示すlesionあり，脳幹梗塞に伴うcheiro-oral syndromeと診断した．

考察・解説

　Cheiro-oral syndromeは脳梗塞により口周囲，手指に限局した感覚異常が生じる症候群で，視床梗塞が代表的である．後腹側核を中心とした障害が小さいか軽度であるため，手口に症状が限局する．口唇，指先に症状が多いのは，これらの部位の感覚線維の分布が密であるため，視床腹側核内での線維密度が相対的に高いためとする説がある．ただし橋より中枢の体性感覚系は常に手と口が隣接しており，今までの報告では，大脳皮質，感覚放線（内包後脚後端），脳幹の病変でそれぞれ報告があり，必ずしも視床に特異的とはいえない．片頭痛の前兆として同症状が起こることがある．なお本患者はSLEの既往があるが，抗リン脂質抗体症候群を示唆する検査所見は得られなかった．

Clinical Pearls

- 突発する症状では血管系の疾患が鑑別にあがる．
- 手と口の症状で起こる脳梗塞がある．視床梗塞だけとは限らない．

〈石丸裕康〉

Case 36

紹介受診

軽いうつ？

患者 ● 16歳，男性，高校生．

主訴 ● 食欲不振，体重減少．

現病歴 ● 食欲不振と体重減少が続くため当院に紹介された．受診の6カ月前から，起床時の悪心・嘔吐を自覚するようになった．翌月からは食欲も低下し，体重が減りはじめた．腹痛・頭痛はなかった．近医の総合病院内科を受診し，精神科にコンサルトされ，「軽いうつ病」と診断された．抗不安薬と抗うつ薬で治療されたが，症状は改善しなかった．以前は陸上部であったが，易疲労感が強くマラソンができなくなった．受診までの半年間で体重が12 kg減少した．受診時，「友人関係の問題がストレスかな」とも話していた．

システムレビュー ● 各臓器に関わる症状の有無を系統立てて聞いたところ，以下の陽性症状が認められた．

多飲・多尿：6カ月前より水をよく飲むようになった．1日にやかん1杯分以上飲む．暑い夏だからと考えていたが，秋，冬が来ても治まらなかった．同時に，平均4回の夜間排尿があった．

立ちくらみ：発症時より立位保持で(具体的には朝礼で)眼前暗黒感，悪心が出るようになった．

既往歴・生活歴 ● 特記すべきものなし．

身体所見 ● 第一印象は気弱げでやせた少年であった．身長164 cm，体重44 kg，体温37.5℃，脈拍54/分 整，血圧96/62 mmHg．**頭頸部**：甲状腺腫大なし．**胸部**：心音整で心雑音なし，呼吸音正常．**腹部**：腫瘤を触知せず．**四肢**：浮腫を認めず．**皮膚**：色素沈着，皮疹を認めず．**神経**：視野は正常で，眼球運動正常，うっ血乳頭を認めない．そのほかの脳神経系・運動神経系・感覚神経系には明らかな異常を認めず．深部腱反射正常．

検査所見 ● RBC $507 \times 10^4/\mu l$，Hb 15.6 g/dl，Ht 45.9％，WBC 5,200/μl (neut 49.8％，lym 44.2％，mono 3.1％，eos 2.7％)，Plt $18.3 \times 10^4/\mu l$，ESR 6 mm/hr，Glu 85 mg/dl，TP 6.9 g/dl，Alb 4.7 g/dl，BUN 9 mg/dl，Cr 1.0 mg/dl，UA 7.6 mg/dl，T-Cho 181 mg/dl，AST 80 IU/l，ALT 91 IU/l，LDH 189 IU/l，ALP 229 IU/l，γ-GTP 18 IU/l，ChE 254 IU/l，CPK 70 IU/l，Na 143 mEq/l，K 3.6 mEq/l，Cl 105 mEq/l，Ca 9.1 mg/dl，TSH 3.2 μU/ml，FT_3 2.46 pg/ml，FT_4 0.45 ng/ml (0.98〜1.17)，血清浸透圧 288 mOsm/kg，尿浸透圧 73 mOsm/kg．

尿検査：蛋白(−)，糖(−)，潜血(−)，1日尿量 2,700〜4,000 ml．

What's your diagnosis ?

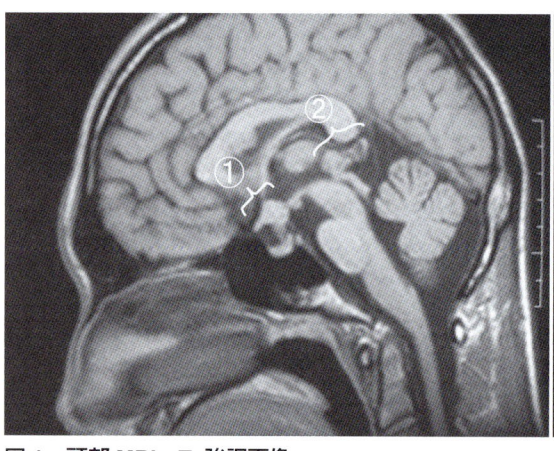

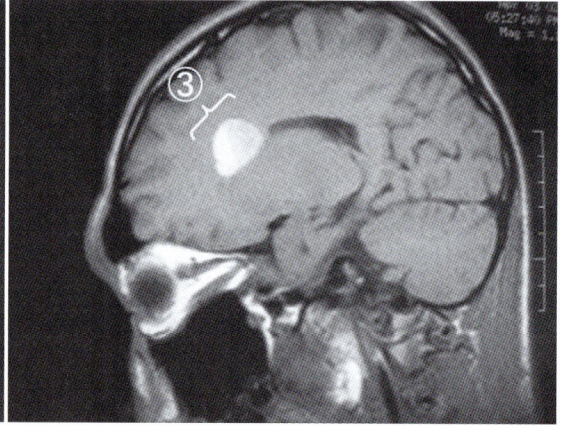

図1　頭部MRI, T_1強調画像
①神経漏斗下垂体部の腫瘤性病変.下垂体後葉のT_1W_1高信号の消失を認める.②松果体部の腫瘤性病変.
③脳梁膝部の腫瘤性病変.出血を思わせる液体成分の貯留を認める

Diagnostic Tests

- 迅速ACTH負荷試験：酢酸テトラコサクチド（コートロシン®）静注前後の血清コルチゾール値は，負荷前1.3 μg/ml，30分後6.0 μg/ml，60分後8.4 μg/mlであった.

　結果は低反応であった．この結果を受けて行った連続ACTH負荷試験は遅延反応であり，インスリン負荷試験ではGHが低反応，ACTHが無反応であった．以上より，二次性副腎機能不全と診断した．

- 頭部MRI（図1）．
- 水制限試験は施行しなかった．しかし入院後の採血検査では，血清浸透圧が297 mOsm/kgと高めでありながら血清ADHが0.6 pg/mlと低い値を示していた．頭部MRIの結果も合わせて，中枢性尿崩症と診断した．
- 腫瘍マーカー：HCG-β 477 mIU/ml（10〜120），AFP＜3.0 ng/ml．

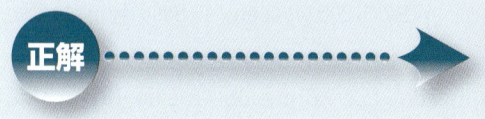

正解 → 頭蓋内胚細胞腫とそれに伴う汎下垂体機能不全症（二次性副腎機能低下症，中枢性甲状腺機能低下症，中枢性尿崩症）

Clues（手がかり）
- 原因の特定しにくい消化器症状．
- 体重減少．
- 多飲多尿．
- 血清浸透圧高値．
- 尿浸透圧低値．

Red Herring（めくらまし）
前医で精神科医がうつ病との診断を下していた．診断が確定されるまで，うつ病＋心因性多飲症あるいは神経性食思不振症である可能性を考えた．

Clincher（決め手）
- 迅速 ACTH 負荷試験と頭部 MRI．

本症例の経過　プレドニゾロンを開始すると倦怠感，食欲不振が軽快した．デスモプレシンの投与で1日尿量の減少を認め，蓄尿浸透圧が上昇した．遅れてレボチロキシンの投与を開始した．原疾患の治療のため，脳神経外科へ転科とした．

解説

■副腎不全の診断

　副腎不全症は生命に関わる疾患であるが，治療可能である．したがって，臨床において見逃してはならない疾患の一つである．

　副腎不全症の自覚症状は，倦怠感(100%)，食欲不振(100%)，体重減少(100%)，消化器症状(悪心，便秘，下痢，腹痛など)(92%)，起立性低血圧(12%)，筋・関節痛(6～13%)である．身体診察では，収縮期血圧110 mmHg未満(88～94%)，皮膚色素沈着症(94%)，血液検査では，低ナトリウム血症(88%)，高カリウム血症(64%)，貧血(40%)，好酸球増多(17%)が認められる[1]．診断は迅速ACTH負荷試験などを行うことで容易につくため，副腎不全の可能性を想起できるかどうかが診断の鍵となる．この疾患を発見することのメリットと見落とすことのデメリット，そして容易に検査できることを考えれば，疑わしければ積極的に迅速ACTH負荷試験を行うべきである．

■尿崩症の診断

　尿崩症は，その典型的な症状から診断は困難ではない．尿回数を聞き出すことが診断の手がかりの一つとなる．1日尿回数を聞くよりも，夜間の尿回数を聞くほうがよいようである．それは，夜間の尿回数のほうが1日尿回数に比べて答えやすいという理由と，心因性多尿症の場合，夜間の排尿回数はさほど多くはならず，鑑別がある程度つくという理由からである．尿崩症を疑った場合，確定診断は水制限試験である．本症例では身体的ストレスへの耐性が低下している副腎不全が疑われたため，水制限試験に伴う危険性を考え，行わなかった．

Clinical Pearls
- 消化器症状，体重減少（食べられない体重減少）では副腎不全も疑う．
- システムレビューで本人が問題視していない重要症状が聞き出せる．

■文献
1) Nieman LK : Clinical manifestations of adrenal insufficiency. UpToDate 16.1.

（金　容壱・野口善令・福井次矢）

頬がしびれたら

症例提示

 39歳の女性．来院3週間前までは全く元気であったがその頃から寒気（発熱はなし），悪心，嘔吐，食欲不振が出現．朝晩うどん1杯程度しか食べられず，ここ数日は食事ができない．2週間で5kgの体重減少あり．近医にて採血，頭部CT，胃内視鏡検査を受け正常といわれたが，症状が持続するため来院．右側頭部に拍動性頭痛を感じることあるが，これは以前からある．また同時期から左の頬部のしびれがあり，持続しているという．

 一般身体所見ではとくに有意な所見はなし．神経学的所見では，左頬部（三叉神経第2枝領域）の明らかな感覚低下があり，同側頬粘膜のしびれも伴っていた．ほかの脳神経・運動・感覚系に異常は認めず．一般検査所見は全く正常であった．

 症状，はっきりした感覚低下，頬粘膜症状もあったことから三叉神経第2枝障害があるものと考えられ，膠原病の可能性を考え抗核抗体を依頼．原因のよくわからない食欲低下，体重減少精査のためACTH，コルチゾール，甲状腺ホルモンなどを測定し，翌週受診とした．翌週受診時に症状は全く変わらず，検査所見も正常であった．

 三叉神経障害について次に転移性悪性腫瘍の可能性を考え，乳房触診を行ったが腫瘤はなし．肺癌の可能性を考え胸部X線撮影したところ，両肺に多発結節影あり，転移性肺腫瘍が疑われた．

 結局入院精査の結果，頭部，副腎，肺，肝に腫瘍あり．肺結節の細胞診から血液系腫瘍が疑われ，骨髄検査などから悪性リンパ腫と診断された．髄液でも細胞増加がみられ，髄膜浸潤あり，食欲低下，悪心はこれが原因と考えられた．

考察・解説

 Trigeminal sensory neuropathyとは左右いずれかの三叉神経の3枝のうちいずれか1枝，まれに全体に生じるしびれ・感覚低下をいう．膠原病，とくに全身性硬化症や混合性結合織病の神経症状として特徴的とされる．ほかに多発性硬化症などでもみられるとされるが，転移性悪性腫瘍の症状としてみられることが時にあり，注意する必要がある．似たような顔面限局性の神経症状として一側の下顎の感覚異常が生じる"numb chin syndrome"（オトガイしびれ症候群）という病態もあるが，これも転移性悪性腫瘍の症状として出ることがある．

Clinical Pearls

- 三叉神経障害では膠原病・悪性腫瘍の可能性あり．
- 顔面限局の神経症状では転移性悪性腫瘍に要注意．

（石丸裕康）

紹介受診

Blind

Case 37

患者●62歳，男性．

主訴●視力低下．

現病歴●5月26日までとくに問題なし．5月27日，起床後より腰痛が出現．仕事には行けたが徐々に増悪し，帰りには痛みで立っていられないほどになった．同日深夜になり，痛みは安静にしていても強く我慢できないため，近医を受診し入院となった．入院後MRIにて腰椎ヘルニアとの診断を受け，鎮痛薬の投与，点滴を受け，症状は改善していた．

6月1日の朝から右眼視力低下に気づき，近くの眼科を紹介受診した後，本院眼科に紹介され受診．強い眼内の炎症を認めたが，採血にて高度の炎症所見があり，内科疾患の存在を疑われ，総合内科に紹介となり入院となった．

既往歴●虫垂炎（40年前）．

内服薬●ジクロフェナク，テプレノン．

家族歴●父：脳溢血．母：子宮癌（死亡）．

身体所見●意識清明，体温37.6℃，脈拍72/分 整，血圧102/74 mmHg．一般状態良好．頭頸部：異常なし．**胸部**：異常なし．**腹部**：平坦軟，CVA叩打痛なし，右季肋部叩打痛あり．**四肢**：異常なし．**脊椎**：叩打痛なし．

眼科医所見●右眼視力0.03（矯正0.06），左眼0.1（1.5）．前部ぶどう膜炎，著しい硝子体混濁（図1），滲出物多い．眼底出血，閉塞性血管炎あり．

検査所見●Hb 13.7 g/dl, WBC 13,100/μl, Plt 11.6×10^4/μl, UN 19.7 mg/dl, Cr 1.2 mg/dl, T-Bil 0.8 mg/dl, AST 45 IU/l, ALT 41 IU/l, LDH 215 IU/l, Na 143 mEq/l, K 3.3 mEq/l, Cl 109 mEq/l, CRP 27.9 mg/dl．

尿検査：潜血（＋），蛋白（±），尿沈渣；WBC 10〜20/HPF．

尿培養，血液培養施行．腹部エコーは正常所見．ABPC/SBT（アンピシリン・スルバクタム）投与を開始した．

翌日も腰痛・視力低下は同様（矯正0.1）．「血液培養・尿培養からブドウ球菌が検出された」と検査室から報告された．

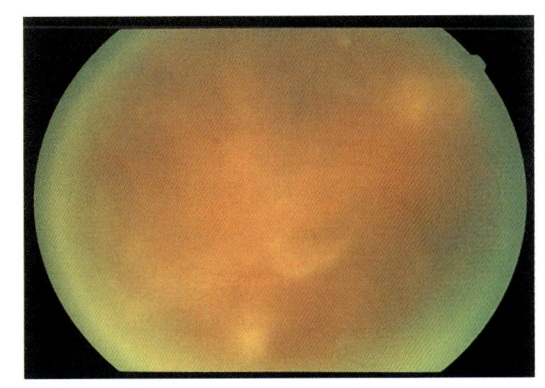

図1 初診時眼底所見

What's your diagnosis ?

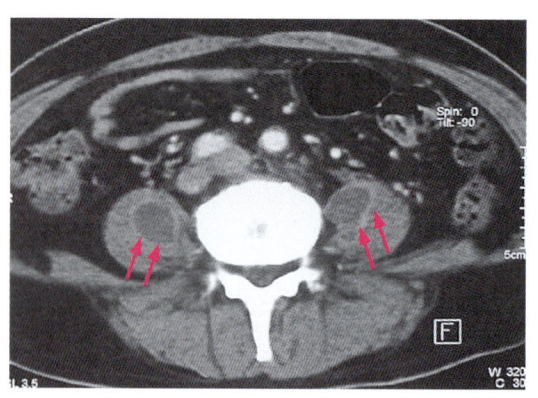

図2　腹部CT

Diagnostic Tests　経過より，眼症状については細菌性眼内炎と考えられた．ブドウ球菌陽性より，内因性眼内炎の感染源として感染性心内膜炎，化膿性椎体炎，腹腔内膿瘍などを鑑別すべきと考え，心エコー，腹部CTを依頼した．

　腹部CTにより両側の腸腰筋膿瘍を認め(図2)，椎体炎からの波及を疑った．

正解 ▶ 内因性細菌性眼内炎，化膿性椎体炎，腸腰筋膿瘍

Clues(手がかり)
- 炎症所見を伴う腰痛．
- 血液培養，尿培養からブドウ球菌．

Red Herring(めくらまし)
- 前医での「正常」MRI所見と，肝叩打痛．

Clincher(決め手)
- 腹部CTによる腸腰筋膿瘍の描出．

本症例の経過と解説　強い眼内の炎症をみた場合，眼科的な鑑別診断としては，感染性のものとして細菌性眼内炎，真菌性眼内炎，ウイルス性眼内炎，非感染性のものとしてベーチェット病，血管炎，悪性リンパ腫などがあげられる．本例は当初，眼科医より「ベーチェット病ではないか？」とのことでコンサルトを受けた症例であったが，口内炎・皮膚所見・陰部潰瘍などの所見を認めず，中心静脈栄養などのカンジダ性眼内炎のリスクもないことから，細菌性眼内炎を最も疑った．

■細菌性眼内炎について

　細菌性眼内炎は大きく分けて術後，外傷後，内因性といった3種類の発症様式がある．外傷・手術といった病歴がなければ，内因性細菌性眼内炎が疑われる．内因性眼内炎とは，体内の他の感染巣から血行性に転移性の眼内炎を起こすもの

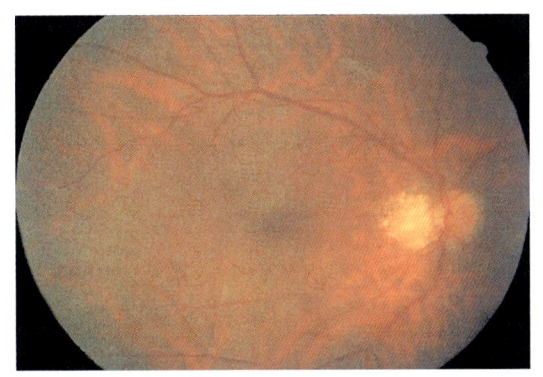

図3 退院時眼底所見

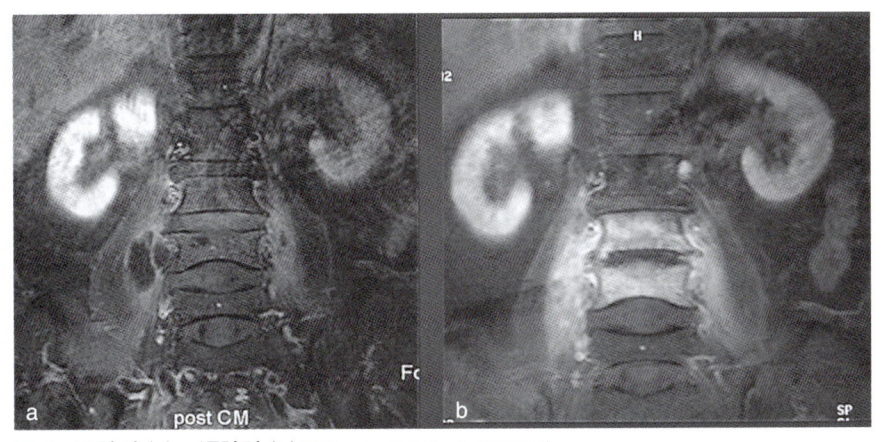

図4 入院時(a)・退院時(b)MRI　いずれも T_2 強調画像.

であり，この病態を疑った場合は感染源を精査する必要がある．28症例をまとめた Okada らの報告によれば，感染源としては感染性心内膜炎(11例)，尿路感染症(4例)，消化管感染(3例)，蜂巣炎，髄膜炎，肝膿瘍などがあげられているが，要は菌血症を起こしうる感染であればどんなものでも起こしうる．症状は眼痛，結膜充血，前房蓄膿，視力低下であるが，全身症状があるのは半数程度で，半数以上が眼科を初診するという．起炎菌は血液(72％)，硝子体(74％)，房水(60％)の培養によりほとんどで同定され(28例中27例)，グラム陽性菌が70％(連鎖球菌，肺炎球菌，黄色ブドウ球菌など)，グラム陰性菌が30％(大腸菌，クレブシエラ，セラチア，緑膿菌)であった[1]．

治療は硝子体内抗菌薬注入，抗菌薬全身投与，硝子体切除などで行われるが，視力予後は不良とされている．先の論文では32眼中12例が光覚弁以下で，視力回復が良好であったのは5例のみで，診断の遅延がなく，抗菌薬の全身・局所投与を併用，硝子体切除を受けていた症例が多い．

■**黄色ブドウ球菌菌血症について**

黄色ブドウ球菌による菌血症は重症であり，現在でも死亡率が高く，迅速な対応が必要である．黄色ブドウ球菌が血液培養で陽性となった場合，しばしばコンタミネーションと判断されている症例をみかけるが，表皮ブドウ球菌に比較する

とコンタミネーションである可能性はきわめて低い．市中感染では，多くが転移性病巣があり，黄色ブドウ球菌の菌血症をみた場合，感染性心内膜炎，椎体炎，化膿性関節炎，脾膿瘍，化膿性血栓性静脈炎などの疾患を鑑別対象としなければならない．時に細菌尿がみられるが，尿培養中の黄色ブドウ球菌陽性は，尿路感染というよりは菌血症の存在を推定させる糸口ととらえたほうがよい[2]．

本症例では起炎菌はMSSA（メチシリン感受性黄色ブドウ球菌）と判明し，セファゾリン（1.5 g）1日3回投与へ変更し，6週間継続した．初期はアミカシンの硝子体内注射も併用し，腸腰筋のドレナージは施行せず寛解，硝子体混濁も消失し視力予後も良好であった（図3）．両側腸腰筋膿瘍があったことから椎体炎からの波及を考えたが，病初期のMRIでは椎体の炎症は認められなかった．しかし1カ月後のフォローアップでは，腰椎に炎症所見を認め，やはり椎体炎由来であるものと考えた（図4）．骨領域の感染症では，MRIの陽性所見は病初期には認められないことがあり，疑わしければ骨シンチグラフィなどほかの検査で確認するなど，注意が必要である．

Clinical Pearls
- 全身炎症＋視力低下では内因性細菌性眼内炎を鑑別診断に．
- 細菌性眼内炎を疑えば即座に感染源探しを．
- 血培での黄色ブドウ球菌陽性はコンタミネーションではない．感染性心内膜炎・骨髄炎・ほかのfocusを探すことが重要．

■文献
1) Okada AA, et al : Endogenous bacterial endophthalmitis — report of a ten year retrospective study. Ophthalmology 101 : 832-838, 1994.
2) Fowler V, et al : Complications of Staphylococcus aureus bacteremia. UpToDate 16.1.

（石丸裕康・八田和大・郡　義明）

紹介受診

終わりなき高熱？

Case **38**

患者●それまで元気に仕事（町役場職員）をしていた29歳の男性．

主訴●発熱，全身倦怠感，咽頭痛，右膝痛，呼吸困難．

現病歴●10日前に発熱，全身倦怠感，咽頭痛，右膝痛をきたすようになった．7日前に某病院へ入院．白血球増加と黄疸があり，抗菌薬（セフォゾプラン）を投与されたが，40℃を超える発熱が続いた．胸部CT写真で，両肺野末梢に多発嚢胞性病変を認めている．症状は改善せず，当院内科を紹介された．軽度の呼吸困難を伴う．

既往歴・内服薬●とくになし．

家族歴●両親：高血圧症．

生活歴●飲酒：ビール1 l/日．喫煙：40本/日×10年．渡航歴：なし．ペット：犬1匹．

身体所見●意識清明，見当識障害なし．体温39.2℃，呼吸数20/分，脈拍72/分 整，血圧120/60 mmHg，SpO_2 93%（経鼻酸素1 l/分）．**頭頸部**：眼球結膜に黄疸あり，貧血なし．項部硬直なし．咽頭扁桃：発赤・腫大．頸部リンパ節腫脹が数個．**胸部**：心音正常，心雑音なし．呼吸音正常．**腹部・背部・四肢**：異常なし．**皮膚**：上胸部に軽度の蕁麻疹様紅斑・丘疹あり．**神経**：異常なし．

検査所見●Hb 14.0 g/dl，WBC 33,170/μl（myelo 3%，meta 3%，stab 42%，seg 48%，lym 4%），中毒顆粒（＋），デーレ小体（＋），Plt 24.8×10^4/μl，Glu 102 mg/dl，Alb 3.1 g/dl，BUN 16.7 mg/dl，Cr 1.0 mg/dl，T-Bil 1.2 mg/dl，D-Bil 0.3 mg/dl，AST 56 IU/l，ALT 60 IU/l，LDH 403 IU/l，ALP 348 IU/l，γ-GTP 115 IU/l，Na 138 mEq/l，K 4.3 mEq/l，CRP 27.25 mg/dl．HBs抗原・HCV抗体・RPR/TP：陰性．尿検査・尿沈渣：異常なし．**動脈血ガス分析**（室内気）：pH 7.507，$PaCO_2$ 37 Torr，PaO_2 54 Torr，HCO_3^- 29 mEq/l．**喀痰検査**：有意な細菌を認めず，抗酸菌染色；陰性．**便検査**：潜血（－），WBC 50〜99/HPF，虫卵（－），培養にて病原細菌認めず．**感染症**（前医にて）：抗HIV Ab（－），HA IgM（－），EBV-VCA IgG×160，EBV-VCA IgM×10，EBV-EBNA×20．**胸部X線**（図1）：右肺野末梢に淡い多発嚢胞性病変，左胸水貯留．**胸部CT**（図2）：両肺野末梢に多発嚢胞性病変．

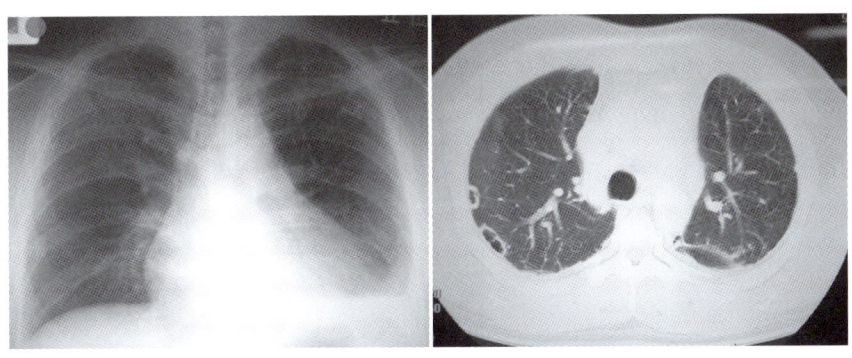

図1　胸部X線写真

図2　胸部CT写真

What's your diagnosis ?

Diagnostic Tests

鑑別診断の第1を敗血症性肺塞栓症，第2をその他の重症感染症とし，多剤抗菌薬（バンコマイシン，フルコナゾール，イミペネム・シラスタチン，エリスロマイシン）を使用した．解熱鎮痛薬で解熱すると，全身状態は改善し，自力排尿・排便が可能になった．感染源の検索のために，第1病日には心エコーと血管エコー，第2病日には胸水分析と気管支鏡（BALF，TBLB），第3病日には骨髄生検（腸骨），第4病日には経食道心エコーを行ったが，診断に直結しなかった．胸水は滲出液であった．抗菌薬を1週間使用しても解熱せず，また播種性血管内凝固となった．全身状態は不良であったが，"Tissue is the issue" と考え，第8病日に胸腔鏡下肺生検に踏み切った．それでも原因がはっきりせず，41.5℃を超えるようになった第10病日に，発熱時に増強する蕁麻疹様の紅斑・丘疹が全身（とくに体幹・四肢）に明瞭となってきた（図3．下腹部のドレーンは術後胸腔排液用）．ちょうどその時に，依頼していた血清フェリチンの結果が帰ってきた．86,280 ng/ml !

正解 ▶ 成人スティル病

Clues（手がかり）
- 高熱・関節痛．
- 血清フェリチンの高度上昇．

Red Herring（めくらまし）
- 胸部X線・CT写真の異常影．
- 白血球増加・中毒顆粒・デーレ小体の存在．

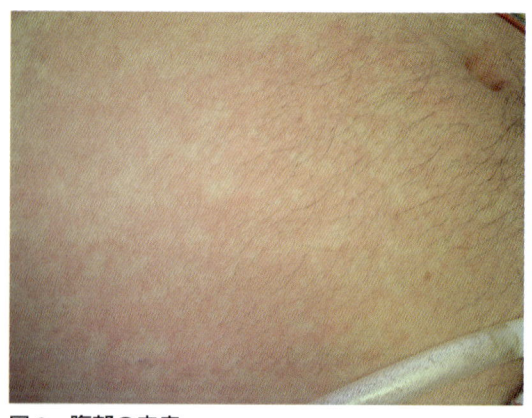

図3　腹部の皮疹

表1 成人スティル病の診断基準 （文献1〜4より）

【大項目】
① 発熱（≧39℃，1週間以上持続）
② 関節痛（2週間以上持続）
③ 定型的皮疹
④ 80％以上の好中球増加を伴う白血球増加
　（≧10,000/μl）
【小項目】
① 咽頭痛
② リンパ節腫脹あるいは脾腫
③ 肝機能異常
④ リウマチ因子陰性および抗核抗体陰性
【除外項目】
① 感染症（とくに敗血症，伝染性単核球症）
② 悪性腫瘍（とくに悪性リンパ腫）
③ 膠原病（とくに結節性多発動脈炎，悪性関節リウマチ）
2項目以上の大項目を含む総項目数5項目以上で，成人スティル病と分類される．ただし除外項目は除く．

Clincher（決め手）

● 発熱時に出現し，解熱時に消退する皮疹．

本症例の経過と解説

経口プレドニゾロン70 mg/日を開始したところ，症状は劇的に改善し，解熱した．しかし，数日後には再び38℃台の発熱をみたので，メチルプレドニゾロン1 g/日×3日間のパルス療法を2回施行した．これで完全に平熱となったので，経口プレドニゾロンに切り替え，以後漸減し，10カ月後には中止している．1年7カ月後の現在，再発はみられていない．

成人スティル病は，全身型の若年性関節リウマチであるスティル病が，成人に認められるものである．診断基準を表1[1〜4]に示すが，感度96.2％，特異度92.1％である．病歴や身体所見が重きを占めているが，わけても麻疹様で瘙痒感がなく，解熱時には消退するサーモンピンクの紅斑は，定型的皮疹として特徴的である．本例も聞き直してみると，「この発疹でしたら，初めからありました．熱が上がるとひどくなり，熱が下がると薄くなってました」とのこと．"The patient is telling the diagnosis"．ただし，皮疹に瘙痒感がなく，解熱時には消退し，全身性びまん性ではなく，散在性である（体幹や四肢近位部に多い）ので，意外に気付かれにくい点は，従来から指摘されている．不明熱を構成する疾患の一つでもある[5]．

血清フェリチンの上昇は，成人スティル病の活動性の指標としてだけでなく，診断のマーカーとしても使用できる．とくに，正常上限の5倍以上の高度上昇をとると，コントロール群（血清陰性関節炎，壊死性血管炎，敗血症，不明熱）に比べて有意に感度が高い（69％：15％）[1]．10,000 ng/mlを超えると，特異度が相当高くなり，成人スティル病と血球貪食症候群以外にはまずないとされる．成人スティル病で血清フェリチンが高度に上昇する機序は不明だが，非特異的炎症の反映だけでは説明できない[1]．最近では，マクロファージ活性化症候群という概念が提唱されている[6,7]．

成人スティル病の約6％に間質性肺炎，12％に胸膜炎がみられるとされる[1,2]．ARDS（急性呼吸促迫症候群）[6]や肺高血圧症を呈した例も報告されているが，組織学的に肺病変を証明した報告[8,9]はまれである．本例の以前の検診の胸部X線写真をみると，すでに右側に多発囊胞性病変が認められるようである．しかし，今回の発症とともに，囊胞壁は明らかに厚くなり，左側に胸水が貯留している．そして，これらの変化は可逆的であった．したがって，両側囊胞壁周辺の病変と左胸膜炎は，成人スティル病の合併症と考えられる．

Clinical Pearls
- 白血球増加・中毒顆粒・デーレ小体の存在は，必ずしも感染症を意味しない．
- なかなか診断がつかない症例へのアプローチは難しい．"Tissue is the issue" と考えて組織診に頼る場合にも，医療面接と身体診察を繰り返す姿勢を崩さない．
- 麻疹様で瘙痒感がなく，発熱時に出現し，解熱時に消退するサーモンピンクの紅斑は，成人スティル病の特徴だが，見逃されやすい．
- 血清フェリチンの超高度上昇があれば，成人スティル病を考える．
- 成人スティル病のまれな肺合併症として間質性肺炎や胸膜炎やARDSがあるが，さらにまれなものとして，既存の肺囊胞壁の肥厚があげられる．

■文献
1) Ohta A, et al : Adult Still's disease—a multicenter survey of Japanese patients. J Rheumatol 17 : 1058-1063, 1990.
2) 山口雅也，他：成人Still病．日内会誌 80 : 59-62, 1991.
3) Yamaguchi M, et al : Preliminary criteria for classification of adult Still's disease. J Rheumatol 19 : 424, 1992.
4) 山口雅也：成人Still病．日内会誌 82 : 273-278, 1993.
5) 松村理司：不明熱．酒井紀，他（監）：認定医・専門医のための内科学レビュー．pp331-335, 総合医学社，1999.
6) 大田明英：成人Still病とARDS．日内会誌 90 : 13-18, 2001.
7) 岩本雅弘：成人発症Still病に合併したマクロファージ活性化症候群．日臨免疫会誌 30 : 428-431, 2007.
8) 下元博史，他：重篤な肺病変を合併した成人Still病の1例．日胸疾会誌 27 : 1092-1099, 1989.
9) 陶山時彦，他：BAL・TBLBで肺病変を確認しえた成人Still病の1例．日呼吸会誌 36 : 545-549, 1998.

（松村理司・椎木創一・湯地雄一郎）

紹介受診

Not only "striated" but "smooth"…

Case 39

患者 ● 50歳の女性，主婦．

主訴 ● 胸腹部X線異常の精査希望．

現病歴 ● 30歳時より全身性エリテマトーデス(SLE)として他科にて無投薬で経過観察．47歳時より近位優位の筋力低下・微熱・レイノー症状が生じたため総合内科に紹介され，抗核抗体陽性，赤沈・CPKの上昇，間質性肺炎合併より多発性筋炎としてステロイドでコントロールされた．49歳時，筋炎の再燃にてステロイドが増量されたが，同時期より腸蠕動の低下による腹部膨満をきたし，コリン作動薬や緩下薬を要した．半年後，左下腹部の帯状疱疹発症契機に撮られた胸部・腹部X線写真(図1，2)で異常所見が認められ，入院．同じ頃に食欲低下，心窩部痛，胸のつかえの精査で行われた上部消化管内視鏡では胃食道逆流症(GERD)が認められ，プロトンポンプ阻害薬が開始された．

内服薬 ● メチルプレドニゾロン16 mg/日，乳酸カルシウム3 g/日，アルファカルシドール0.5 μg/日，ランソプラゾール30 mg/日，ジスチグミン10 mg/日，ピコスルファート頓服．

生活歴 ● 飲酒：機会飲酒．喫煙：20本/日×5年(30歳まで)．アレルギー：なし．

身体所見 ● 身長162 cm，体重44 kg．体温36.5℃．呼吸数20/分，脈拍92/分 整，血圧96/52 mmHg．**頭頸部**：球結膜貧血なし，瞼結膜黄染なし，頸部異常なし．**胸部**：両側胸部に吸気時捻髪音聴取，心雑音なし．**腹部**：腸管ガスによる膨満あり，打診上鼓音，圧痛なし，反跳痛なし，グル音やや低下，左Th 12領域に帯状疱疹あり．**四肢**：近位筋優位な筋力低下あり，手指に浮腫・皮膚硬化なし．**神経**：異常所見なし．**皮膚**：Gottron徴候なし，ヘリオトロープ疹なし．顔面・頸部・前胸部に小斑状毛細血管拡張あり．

検査所見 ● Hb 13.3 g/dl，MCV 89.7 fl，WBC 13,600/μl (neut 70%，lym 9%，eos 2%，baso 0%，mono 7%)，Plt 40.1×10⁴/μl，ESR 13 mm/hr，Glu 126 mg/dl，BUN 7 mg/dl，Cr 0.6 mg/dl，T-Bil 0.5 mg/dl，AST 21 IU/l，ALT 17 IU/l，LDH 282 IU/l，CPK 100 IU/l，Na 142 mEq/l，K 3.7 mEq/l，Cl 101 mEq/l，CRP 5.13 mg/dl，抗核抗体(+)，抗ds-DNA抗体(−)，抗Sm抗体(−)，抗Scl-70抗体(−)，抗セントロメア抗体91.2 (正常値＜20.0)，抗RNP抗体(−)，抗Jo-1抗体(−)．尿検査：比重1.005，pH 7.0，蛋白(−)，糖(−)，ウロビリノゲン0.1，ビリルビン(−)，潜血(−)．尿沈渣：WBC 1〜4/HPF，RBC＜1/HPF．

便検査：潜血(−)．

心電図：異常なし．

胸部X線：図1．

腹部X線：図2．

図1 胸部X線(立位)　　図2 腹部X線(立位)

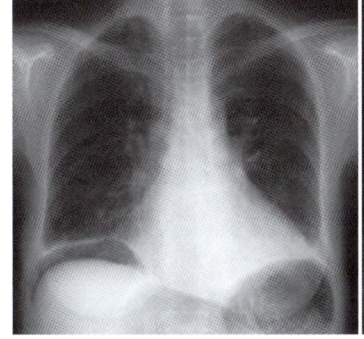

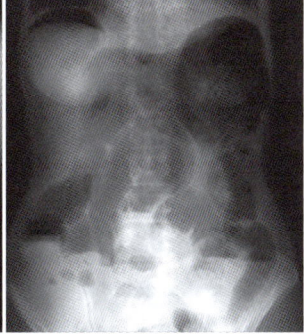

What's your diagnosis ?

| 正解 | 多発性筋炎と全身性硬化症（皮膚硬化を伴わない）の重複症候群に伴う麻痺性イレウス＋腸管嚢腫様気腫による気腹症 |

Clues（手がかり）
- 病歴上：急性腹症を示唆する症状の欠如，レイノー症状，間質性肺炎・多発性筋炎の既往，GERD の診断．
- 身体所見上：急性腹症を示唆する腹部所見の欠如，顔面・頸部・前胸部に小斑状毛細血管拡張．
- 検査所見上：抗セントロメア抗体陽性．

Red Herring（めくらまし）
- 胸部 X 線での free air.
- 身体所見上，手指の浮腫や硬化がないこと．

Clincher（決め手）
- 腹部 CT．
- 抗セントロメア抗体．

本症例の経過と解説

　膠原病に伴うまれな合併症である麻痺性イレウスと，腸管嚢腫様気腫（PCI；pneumatosis cystoides intestinalis），気腹症（pneumoperitoneum）を知らないと診断がつかない．本邦における膠原病に合併した腸管嚢腫様気腫の報告例では，29 例の内訳は強皮症 16 例，多発性筋炎・皮膚筋炎 2 例，SLE 2 例，関節リウマチ（RA）1 例，混合性結合組織病（MCTD）2 例，皮膚筋炎と強皮症の重複症候群 5 例，皮膚筋炎と SLE の重複症候群 1 例という[1]．この症例では，多発性筋炎は明らかであるが，実は皮膚硬化のない全身性硬化症（SSc sine scleroderma）を合併している重複症候群であることは予後を考えるうえでも見落としてはいけない．全身性硬化症を合併しているからこそ，腸管嚢腫様気腫の発症のリスクが上がったものと考えられる．

　腸管嚢腫様気腫は，病理学上，腸管壁の漿膜下や粘膜下組織に嚢腫性気腫が形成される疾患であり，腹部 CT にて画像上証明される（図 3）．超音波でも acoustic shadow を伴うガスを示唆する高エコー像として発見可能である[2]．原因としては，慢性閉塞性肺疾患（COPD），腸管虚血，クローン病，潰瘍性大腸炎，腸結核などさまざまであり，上記のように膠原病やステロイド投与でも生じる．病態生理としては機械説，細菌説，生化学説などがあげられている[2]．臨床所見としては，悪心・嘔吐，腹部膨満，腹痛，下痢，体重減少などで，非特異的でさまざまな腹部症状が出現する[2]．そして，この気腫からガスが漏れて気腹症を生じる．診断は，病歴，臨床所見，画像所見などから総合的に判断されるべきで，消化管穿孔との鑑別が重要となる．

　治療は絶食，酸素投与，抗菌薬投与などを行う．抗菌薬としては，メトロニダ

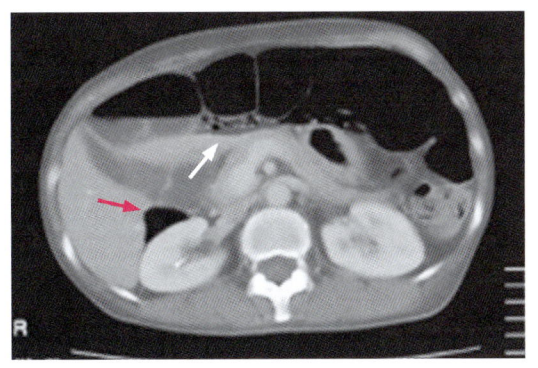

図3 腹部CT（造影）
白矢印が腸管囊腫様気腫．赤矢印が腹腔内遊離ガス像．

ゾールがあげられている．投与量は1日3回500 mgで，最高3カ月と書かれているが，再発例に再投与しても有効である[2]．実際，この症例では，メトロニダゾールが著効し，気腹は一度消失したが，中止すると再発した．そしてメトロニダゾールの再投与で再び改善した．メトロニダゾールを使ううえで，禁酒すること，ワルファリンを内服していないか確かめることは，大切である．アンピシリン，テトラサイクリン，バンコマイシンも有効という[2]．

結局，横紋筋（striated）のみならず平滑筋（smooth）も同時に侵されたため，腸管壁からガスがもれた症例であった．

Clinical Pearls
- 重複症候群（多発性筋炎＋皮膚硬化を伴わない全身性硬化症）の患者に麻痺性イレウスや腸管囊腫様気腫（±気腹症）を合併することがある．
- 治療において，絶食・高カロリー輸液，酸素投与による保存的治療により改善が認められ，腹膜炎の徴候がないかぎり，開腹術などの緊急的な対応が必要がない．治療は，抗菌薬（メトロニダゾール）が奏効する．

■文献
1) 軽部美穂, 他：腸管囊腫様気腫を合併した皮膚筋炎と強皮症のoverlap症候群の一例. 日内会誌 91：3278-3281, 2002.
2) Goldberg E, et al : Pneumatosis intestinalis. UpToDate 12.2.

（谷口洋貴・曽我圭司・酒見英太）

Pitfall

症例提示

　52歳の男性が，慢性下痢の症状で来院した．24歳時に胃潰瘍穿孔にて胃亜全摘，36歳時に残胃吻合部潰瘍と膵腫瘤のため残胃・膵体尾部切除の既往あり．入院19カ月前より突然水様性下痢が始まった．下痢の性状は水様・酸臭を伴い，1日10回に及ぶこともあるという．12カ月前より本院腹部外科へ転院．外来にて大腸内視鏡検査などが行われるが「大きな憩室」があるのみで原因は不明であった．入院4カ月前頃より脱力感，舌痛，2〜3カ月前から浮腫が出現．吸収不良症候群を疑われ当科を紹介受診，精査加療目的に入院となった．

　身体所見では栄養状態不良，両下肢のpitting edemaを認めるが，ほかに有意な所見はない．TP 3.8 g/dl，Alb 2.1 g/dl，T-Cho 115 mg/dlと低栄養を示唆する検査所見のほか，とくに目をひくような検査異常もない．外科術後で手術記録を調査してみると，Roux-en-Y再建されており，当初はblind loopによるbacterial overgrowthなどを考えていたが，胃内視鏡検査にて吻合部を越えた部位に3カ所開口部が存在し，手術所見と合致せず病態の解釈に困惑していた．入院後数日経ったある日，「1年くらい前からげっぷが臭う．他人にも指摘される」との症状を訴えた．そのため，回診時にげっぷをしてもらい，実際にかいでみた．確かにくさい！ どうも「便臭」のようだ．いったい何が起こっているのか？

　曖気(げっぷ)で便臭がする所見は，大腸閉塞などでごくまれにみられるが，本症例では否定的であった．そのほかに上部消化管と下部消化管が瘻孔を形成し，そのため曖気から便臭がする可能性が考えられ，そうであれば胃内視鏡で認めた開口部も説明がつく．胃透視，注腸を施行したところ，胃透視にて造影早期に結腸を思わせるhaustraが描出され，注腸造影でも脾彎曲部から小腸が造影され，残胃空腸横行結腸瘻による吸収不良症候群との診断に至った．

考察・解説

　曖気で悪臭がする場合(foul eructations)は消化管病変を反映することがあり，嘔吐の便臭と同意義と考えられる．原因として報告されているものに大腸閉塞，偽性腸管閉塞症，胃-結腸瘻孔形成などがある．胃と下部消化管の瘻孔形成は，上部消化管術後患者の再発性潰瘍で時にみられる合併症で，術後最長では数十年経ってから発症することもある．主要症状には下痢，体重減少(るいそう)，吐糞を含む嘔吐，糞臭のある曖気，腹痛などがある．頻度はまれであるが，手術後患者で重篤な下痢や吸収不良がある場合では考慮に入れておくべき疾患と考えられる．診断方法は内視鏡検査や消化管造影検査であるが，こうした病態の可能性を予想していなければ，本症例のように解釈にとまどう場合もある(初回大腸検査で指摘されていた"大きな憩室"は実は瘻孔であった)．

Clinical Pearls

- 臭いにも敏感に．
- 術後患者の吸収不良では瘻孔も考えよう．

(石丸裕康)

術後の痛み？

Case 40

紹介受診

患者●58歳，男性．

主訴●左側腹部痛．

現病歴●2年前に屋根の修理中に転落し，第11胸椎の破裂骨折，左肋骨骨折，両下肢麻痺をきたしたが，胸椎前方固定術の術後経過は良好で，歩行も以前どおり可能となった．昨年12月中旬より間欠的に数時間続く左側腹部痛が出現し，近医を受診し鎮痛薬を処方されたが，痛みは徐々に増強した．1月に入り，発熱と食欲不振，悪心・嘔吐をきたすようになり，当院整形外科を受診した．上腹部の内科的疾患も疑われたため，精査目的で1月17日に総合診療科に紹介入院となった．

既往歴●上記のほか，特記事項なし．

内服薬●近医処方の頓用の鎮痛薬のみ．

家族歴●特記事項なし．

身体所見●体温36.8℃．脈拍110/分 整．血圧180/90 mmHg．**胸部**：聴診上異常なし．**腹部**：平坦，腸蠕動音は低下し，打診上鼓音を全域に認めた．左上腹部に圧痛があるが反跳痛は認めず，左肋骨脊柱角に叩打痛を認めた．そのほか異常なし．

検査所見●WBC 8,400/μl，CRP 14.1 mg/dl，赤沈 74 mm/hrと強い炎症所見を認めるが，生化学・尿所見・便潜血はすべて正常範囲であった．

胸腹部単純X線（図1）：第10～12胸椎がインプラントで固定されている．横行結腸以下の拡張とガス貯留が顕著であった．

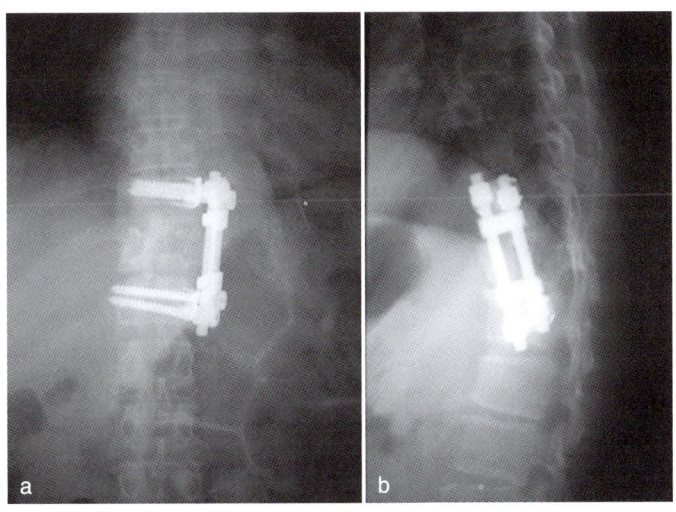

図1 胸腹部単純X線
a：正面像．b：側面像．第10と第12胸椎でピン固定されている．

What's your diagnosis ?

紹介受診：術後の痛み？

Diagnostic Tests
- 腹部超音波検査と胸部 CT．

正解 ▶ **仮性大動脈瘤**

Clues（手がかり）
- 単純 X 線写真で大動脈のシルエットを隠す陰影を認める．
- 側面像で見ると，固定インプラントが傾いている．

Red Herring（めくらまし）
- 外傷とその手術という病歴があったため，痛みがそれによるものと理解された可能性がある．
- CRP，赤沈が高値であり，感染症や炎症性疾患が疑われた．

Clincher（決め手）
- 腹部超音波検査で拍動する腫瘤を認めた．胸部造影 CT で確定診断．

本症例の経過と解説

入院直後に施行した腹部の超音波検査で，脾臓背内側に低エコー値を示す拍動性の腫瘤があり，超音波ドップラー法で血流が認められた．外来での単純 X 線写真をよく見ると（図1，2）下行大動脈のシルエットを隠す腫瘤影を認め，本来は脊椎に平行に固定されるべきインプラントが前傾していることがわかった．

動脈瘤の疑いとその破裂の危険があるため，ただちに心臓血管外科にコンサル

図2　胸腹部単純 X 線
横隔膜をまたいで下行大動脈のシルエットを隠す腫瘤影を認める．
▷左横隔膜，◁大動脈，◀動脈瘤．

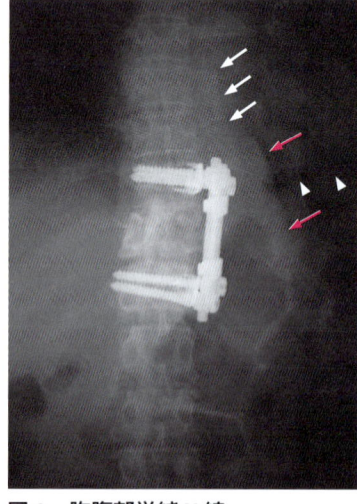

図3　胸腹部造影 CT
第10胸椎レベルでインプラントのピンが大動脈に接し，それを取り囲むように仮性大動脈瘤が形成されている．

テーションし，血圧をコントロールしてCTで確定診断した後に，手術の予定となった．入院翌日の胸腹部造影CT（図3）で，下行大動脈から腹腔大動脈にかけて約7cmの仮性大動脈瘤と診断され，ただちに手術となった．

仮性動脈瘤とは，外傷や感染によって動脈壁が破れて血腫が形成され，これが結合組織によって被包され瘤の形態になったものである．

手術時の所見は，前方固定のインプラントの先端が大動脈に接しており，その周りに約6×3cm大の暗褐色の凝血塊を認めた．下行大動脈切除，人工血管移植再建術を施行後に，インプラントを除去した．術後，一過性の両下肢の脱力を認めたが自然軽快し，後日後方固定術を施行され，社会復帰した．

本症例では，インプラントの先端が大動脈と接するようになり，長期間にわたり血管壁を刺激したため，最終的に損傷をきたしたものと考えられた．今までの報告では，前方固定術後数日から数週間以内という短期間に動脈瘤が破裂した事例が発表されている[1,2]．今回のように術後長期間経過した後に発症した例は，検索した範囲では見つからなかった．

転落事故での脊椎骨折では胸腰椎の移行部が好発部位であり，前方固定術が広く行われている[3]．肝臓を避け，左側の大動脈近傍にインプラントを固定する術式が現在広く行われており，インプラントの形態が改善された後[4]の14年間では，短期間での発症も含め，類似の報告はなかった．今後，本症例のような合併症に留意する必要がある．

また，横行結腸以下の大腸内ガス貯留は，血腫の腹膜刺激による急性結腸偽性閉塞症（Ogilvie's syndrome）[5,6]と考えられた．受診時の悪心・嘔吐はこのためかもしれない．一般的には保存的治療（基礎疾患の治療，経口摂取中止，必要時に胃管や肛門チューブによる内容物ドレナージ）の対象であるが，本例では血腫除去後に自然消退した．

Clinical Pearls
- 痛みを，過去の外傷や手術のためと簡単に考えないこと．
- 動脈瘤など血管の病変でも，CRP，赤沈などの炎症所見は上昇する．

■文献
1) Jendrisak MD : Spontaneous abdominal aortic rupture from erosion by a lumbar spine fixation device — a case report. Surgery 99 : 631-633, 1986.
2) Woolsey RM : Aortic laceration after anterior spinal fusion. Surg Neurol 25 : 267-268, 1986.
3) Dunn HK : Anterior stabilization of thoracolumbar injuries. Clin Orthop 189 : 116-124, 1984.
4) Kaneda K, et al : Anterior decompression and stabilization with Kaneda device for thoracolumbar burst fractures associated with neurological deficits. J Bone Joint Surg Am 79 : 69-83, 1997.
5) Vanek VW, et al : Acute pseudoobstruction of the colon (Ogilvie's syndrome)— an analysis of 400 cases. Dis Colon Rectum 29 : 203, 1986.
6) Camilleri M : Acute colonic pseudoobstruction (Ogilvie's syndrome). UpToDate 12.3.

（梁　知身・高橋　理・新保卓郎）

空から来た海の男

症例提示

　61歳の男性．9月21日の夕方から右第5指の疼痛が出現．疼痛が強く眠れないほどであったという．9月22日に腫脹が手背全体へ広がり，近医受診．内服薬処方を受け帰宅した．その後，嘔吐・下痢が出現．その夜に病変が肘関節まで広がり，近医に入院しフロモキセフ＋ゲンタマイシンで加療受けるも改善なく，全身状態悪化のため本院へ紹介．ヘリコプターにて9月25日に転送入院となった．

　既往歴で5〜6年前にアルコール性肝障害を指摘（1日5〜7合飲む）．身体所見では体温37.4℃，脈拍95/分，血圧78/42 mmHgとショック状態．心肺腹部に有意所見はないが，右上肢，肘関節まで著明な腫脹と水疱形成を認めた．検査所見ではPlt $2.6 \times 10^4/\mu l$，WBC 11,300/μl，CRP 34.1 mg/dl などの異常あり．またAlb 2.3 g/dl，T-Bil 3.2 mg/dl，AST 385 IU/l，ALT 151 IU/l，ALP 628 IU/l，γ-GTP 899 IU/l など肝障害データが目をひいた．経過から壊死性筋膜炎と考えられたが，はたして起炎菌は何か？

　病歴を追加したところ，咽頭炎の既往や生魚の摂取はないが，鯛の養殖業に従事しており，数日前も仕事をしていて小指をケガしたことが判明した．以上の病歴より，*Vibrio vulnificus* による感染を第1に疑った．創部に関してはデブリドマンが必要と考えられ，同日に手術を施行．術前に血液培養を施行していたが，術中，微生物技師のアドバイスに従って，水疱内容物，皮下組織，筋膜をそれぞれ培養に提出した．抗菌薬としてはほかの壊死性筋膜炎も否定できないため，メロペネムとミノサイクリンを併用で投与した．あらかじめ *Vibrio* の可能性を伝えて培養に提出していたが，第4病日，ビブリオ培地上に *V. vulnificus* を疑うコロニーを検出．創部の治癒には時間を要したが，患者は救命され，無事退院に至った．

考察・解説

　V. vulnificus 感染症には，腸管から菌が侵入していきなり敗血症をきたし，その後転移性感染として水疱を含む皮疹が全身に出現する primary septicemia タイプと，海水曝露を伴う外傷から菌が侵入し，水疱を伴う壊死性蜂巣炎を起こし，それが全身感染症化する primary wound infection タイプの2つがある．前者のほうが重症であるが，本例は後者にあたると考えられた．

　V. vuinificus 感染のリスクには肝硬変，海産物の摂取があげられており，肝硬変患者，海産物（とくに刺身）の摂取のある患者での壊死性筋膜炎，敗血症では本菌を念頭に置く．

Clinical Pearls

- 肝硬変患者，海水曝露は *V. vulnificus* のリスク因子．
- 微生物技師へのコンサルトは診断に重要．

（石丸裕康）

ひどい肩こり

Case 41

紹介受診

患者 ● 76歳，女性．

主訴 ● 後頸部痛，顎関節痛，嚥下困難．

現病歴 ● 6月27日から4日間，梅の種をとる作業をした後から肩こりを感じていた．徐々に悪化，後頸部痛が強いため7月1日に近医（整形外科）受診．頸椎牽引，外用薬を処方された．しかし後頸部痛が続き，また物が飲みこみにくくなったため，同2日にA市民病院を受診．内科で胸部X線，耳鼻科で経鼻内視鏡にて検索するも，異常なし．同3日，B診療所に上部消化管内視鏡を希望し受診．検査を受けるも，異常は認めず．以降も食事摂取不能のため，同4・5・7日と輸液を施行された．

7月4日に整形外科を再診，「首のこりのために飲みこめなくなっている」といわれ，温熱，牽引，局部注射をされたが改善なし．同日，B診療所再診．この時はむせるものの水分摂取はなんとか可能．同5日から両顎の痛みが生じた．整形外科を受診するも顎関節脱臼は否定的．同6日，顎関節痛が増強し，開口が困難になった．少量の水分，プリンは摂取できるが，ほかの食事摂取は不可能．同7日，C病院神経内科を受診，CTをとったが正常．開口不能で診察できないので，口腔外科，耳鼻科診察を指示された．同9日，本院口腔外科を受診．顎関節部CTはほぼ正常．鎮痛薬を処方されたが飲めず．以降も毎日B診療所で輸液を受けていたが，症状が続くため，同12日，本院総合内科を紹介，即日入院となった．この間の経過で6 kgの体重減少あり．

既往歴 ● **35歳**：子宮筋腫手術．**62歳**：高血圧，脂質異常症．

内服薬 ● カンデサルタン シレキセチル，アトルバスタチンカルシウム水和物（発症後より内服不可能）．

家族歴 ● 特記事項なし．

身体所見 ● 意識清明．体温36.3℃，脈拍84/分 整，血圧124/76 mmHg．**一般状態**：やや消耗あり．**口腔**：開口1 cmのみ，顎関節部圧痛なし．**頸部**：後頸部〜肩にかけて筋硬直あり．**胸腹部**：異常なし．**神経**：開口障害，筋硬直のため，診察困難である部位を除いて特記所見なし．**嚥下**：少量水分摂取→甲状軟骨挙上（＋）だが飲み込めず．

検査所見 ● Hb 15.6 g/dl，Ht 46.7 %，WBC 6,800/μl，Plt 15.2×10^4/μl，Glu 129 mg/dl，BUN 23.6 mg/dl，Cr 0.7 mg/dl，CPK 375 IU/l，Na 143 mEq/l，K 4.7 mEq/l，Cl 105 mEq/l，CRP ＜0.2 mg/dl．

What's your diagnosis ?

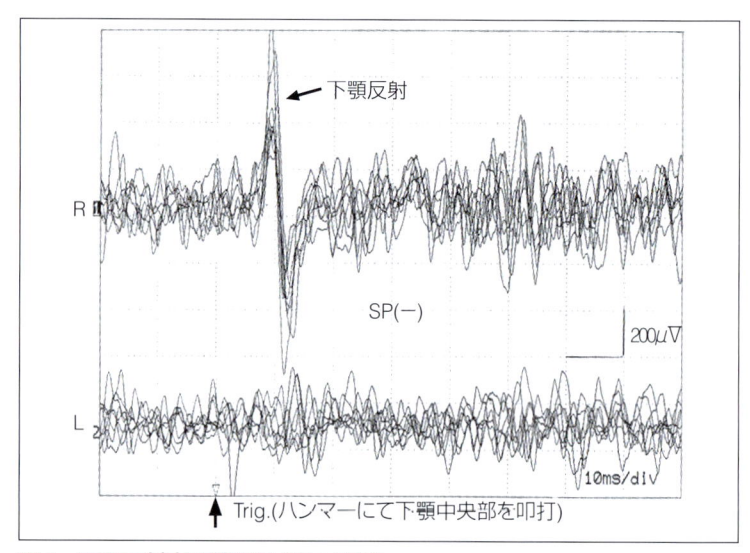

図1 下顎反射表面筋電図（第3病日）
下顎中央部を叩打し、咬筋の表面筋電図を記録。下顎反射の直後から筋活動電位が持続している。

Diagnostic Tests
開口障害の鑑別診断として、顎関節症、周辺部膿瘍（咬筋膿瘍、扁桃周囲膿瘍、歯槽膿瘍など）、結合織疾患（関節リウマチ、強皮症）、筋疾患（破傷風、ジストニア）などがあげられる。経過より、ほかの疾患が考えにくく、破傷風の可能性を最も考えたが、経過が緩徐であり診断に確信がもてなかった。

神経内科にコンサルトしたところ、下顎反射の表面筋電図を推奨され、第3病日に施行。電気生理学的検査でも破傷風に支持的な所見が得られたため（図1）、破傷風として治療を開始した。

正解 ▶ 破傷風

Clues（手がかり）
- 開口障害.
- 頸部の筋硬直.

Red Herring（めくらまし）
- 明らかな外傷の欠如.
- 強い「嚥下困難」の訴え.

Clincher（決め手）
- 病歴の再検討.
- 下顎反射表面筋電図.

解説 本症例は，診断がついてみると典型的病歴にみえる．しかし，医療機関への受診が容易なため，患者が自分の判断で複数の医療機関・診療科に受診し，その結果，顎関節痛は歯科，嚥下困難は内科，筋硬直は整形外科，とそれぞれの観点からの診療となり，全体像がなかなか判断できないうえ，いくつか非典型的な面もあったため，診断に時間を要した．

■疫学と病態

破傷風は，*Clostridium tetani*（破傷風菌）により産生される強力な蛋白毒素であるテタノスパスミンによって起こる神経障害である．破傷風菌は芽胞の形で土壌中に広く常在し，創傷部位から体内に侵入する．本症はワクチン接種で完全に防げるが，世界各地で発生している．本邦では，ジフテリア・百日咳・破傷風混合ワクチン（DTP）導入以降，患者・死亡者数は減少しており，1991年以降の報告患者数は1年間に30～50人にとどまっている．しかし，いまなおコンスタントに報告されており，依然として致命率が高い．

■臨床症状

破傷風患者の大半では先行外傷が明らかであるが，同定できないケースも数～30%程度みられる．こうした症例では，気づかれないような些細な創傷部位から侵入すると考えられている．平均潜伏期間は7日（15%は3日以内，10%は14日以降，100日以上経って発症した報告もあり）である．症状は，まず咀嚼筋硬直で始まり，開口障害，嚥下困難，頸部・肩・背中の筋硬直もほぼ同時期に出現する．頸部筋肉の緊張によって頸部硬直をきたし，増悪すると背筋にも緊張，強直をきたして発作的な強直性痙攣がみられる．

初期症状（一般に開口障害）から全身性痙攣が始まるまでの時間をオンセットタイムといい，これが48時間以内である場合，予後は不良とされる．一方で，発症から症状のピークに至るまで2週間かかる緩徐な症例もある．重症例では自律神経症状を合併し，不安定ないし持続性高血圧，頻脈，異常高熱，多汗，突然の心停止などが起こりうる．

■診断と治療

基本的には臨床診断である．創からの培養は難しく，陽性となることはまれである．発症時の血清破傷風抗体価は，中和抗体の存在を意味し，発症防御レベル（0.01単位/ml）以上であるなら，破傷風は否定的とされる．

機械的刺激による下顎反射の電位増大，筋電図での連続的活動単位，正常時にみられる活動電位後の静止期（silent period）が短いか消失している所見は病初期よりみられ，補助診断として有用である．

治療は，まず抗菌薬投与でペニシリンG 1,000万～1,200万単位を10日間投与する．抗毒素抗体（テタノブリン®）の投与は，すでに神経と結合した神経毒には無効であるが，循環中，創傷内の毒素を中和する働きがあり，速やかに投与すべきである．3,000～6,000単位を筋肉注射ないし静脈注射する．筋痙縮対策として，ベンゾジアゼピン（ジアゼパム）が用いられる．バルビツレート，クロルプロマジンが使用されることもある．回復した患者でも十分な免疫が誘導されないので，ワクチン接種をして免疫を獲得することが望ましい．

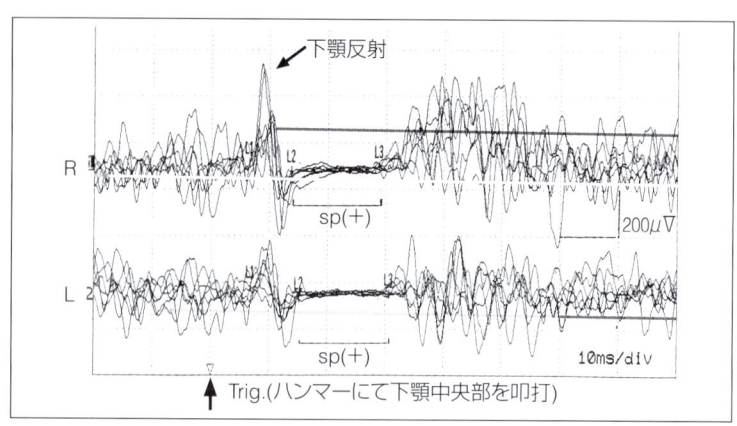

図2 下顎反射表面筋電図（回復期）
下顎反射後，咬筋活動電位との間に短い silent period（15 msec）が出現している．

本症例の経過　テタノブリン® 3,000 単位を静注，ペニシリン G，ジアゼパムの投与を開始した．以降，日ごとに開口障害，後頸部痛は改善．治療開始後 4 日目頃より少しずつ経口可能になり，1 週間後より経口摂取はほぼ回復．治療開始後 2 週で症状は消失した．トキソイド 0.5 ml を接種し，退院となった．侵入創は不明であるが，6 月末の作業中に右第 1 爪が割れたエピソードがあった．入院時も爪の亀裂はあったが，局所感染徴候はなかった．

回復期の下顎反射表面筋電図（図2）では，正常よりは短いものの約 15 msec の silent period が認められた．

本症例では当初，全体の病歴を管理する医師がおらず，各専門科の観点からのみのアプローチとなり難航したが，紹介元の診療所医師が途中から各科で得られた情報を整理し，時系列に沿った紹介状を作成し，適切な診療科へ紹介することで入院後早期に診断が得られた．専門科の集合では問題が解決しない時に，総合的に病歴を整理することで診断に結びつくことがある例であり，プライマリ・ケア医の役割の一つである断片的な情報を統合することの重要性を認識させられる症例であった．

Clinical Pearls
- 開口障害や嚥下困難などが認められた場合には，明らかな外傷がなくとも破傷風を疑う．
- 診断は臨床診断だが，電気生理検査が補助的に有用である．
- 複雑な経過をとる症例では，情報の整理と再検討が診断への近道である．

■文献
1) Braunwald E：ハリソン内科学（日本語版）15 版．pp951-954，メディカル・サイエンス・インターナショナル，2003.
2) 感染症発生動向調査週報．2002 年第 15 週号．http://idsc.nih.go.jp/idwr/kansen/k02_g1/k02_15/k02_15.html
3) Sexton D, et al：Tetanus. UpToDate 16.1.
4) 田代邦雄，他（編）：誤診しやすい神経疾患．pp88-91，南江堂，2000.

（石丸裕康・郡　義明・藤原靖士）

紹介受診

Case 42

ウイルス on…？

患者●アトピー性皮膚炎以外著患を知らない12歳の女性．

主訴●四肢末梢の痛み．

現病歴●母親に連れられ3月31日近医より紹介初診．3月16日から鼻かぜ症状が2日間あったが自然治癒．18日夕食後に上腹部痛をきたすも，正露丸服用で翌朝には改善し登校．全身倦怠をきたし保健室へ行ったが，翌日は卒業式だったので出席した．しかし両手首・両手・両足首・両足の痛みと両手足の腫脹をきたし，近医を受診．手足の痛みは冷やすと軽減するが眠りを妨げるほどで，NSAIDsを処方された．22日に両頬に紅潮をきたすが1日で消失．この間，発熱，食欲不振，体重減少，便通・排尿変化はない．最近の旅行歴，病人・動物との接触歴はなく，偏食，薬物・嗜好品使用もない．月経は順調．

家族歴●父：悪性リンパ腫，腎不全（死亡）．母：花粉症．同胞はいない．

身体所見●身長162 cm，体重55 kg，発育良好，意識清明，体温36.9℃，脈拍114/分 整，血圧138/84 mmHg．頭部：眼球結膜やや充血，ほかは正常．頸部：甲状腺正常，リンパ節腫大なし．胸部：正常．腹部：肝脾腫・肝叩打痛なし．四肢：活動性関節炎なし，可動域正常，両手背・足背に圧痕を残さない浮腫あり．皮膚：全般にアトピー様で色黒，皮疹なし．

検査所見●近医（3月20日）：Hb 14.0 g/dl，WBC 7,400/μl，MCV 95 fl，Glu 99 mg/dl，TP 7.2 g/dl，Alb 4.4 g/dl，BUN 9.4 mg/dl，Cr 0.46 mg/dl，T-Cho 185 mg/dl，T-Bil 3.2 mg/dl，AST 163 IU/l，ALT 148 IU/l，LDH 228 IU/l，ALP 570 IU/l，ChE 69 IU/l，LAP 108 IU/l，CRP 0.42 mg/dl，RF × 40，HBsAg（−），HCVAb（−）．

当院（3月31日）：Hb 14.4 g/dl，MCV 95.1 fl，WBC 10,300/μl（seg 50％，stab 1％，lym 30％，mono 16％，eos 3％），Plt 20.3×10^4/μl，T-Bil 1.9 mg/dl，AST 97 IU/l，ALT 78 IU/l，LDH 246 IU/l，ALP 601 IU/l，LAP 239 IU/l，ANA 1 +（Ho）．血中免疫複合体：正常，ParvoB 19；IgM（−），HSV；IgM（−），IgG（−），CMV；IgM（−），IgG（+），EBV；VCA-IgG（+），IgM（−），EA-DR（−），EBNA（+）．

初診後経過●1週間後の再診時：無治療で手足の痛みは改善．診察上，初診時の眼球結膜の充血は消失しており，黄疸や角膜異常を認めず．採血上，肝障害はほぼ不変で，血清Fe 79 mg/dl，UIBC 143 mg/dl，Cu 43 μg/dl（正常：70〜132），血清蛋白分画；Alb 54.5％，α_1-グロブリン 3.7％，α_2-グロブリン 5.8％，β-グロブリン 7.3％，γ-グロブリン 28.7％．

約2週間後：夜間に強い上腹部痛をきたして救急室受診するも，便潜血は陰性で腹部超音波検査でも異常は認められず．腹痛はジクロフェナク坐薬25 mgに反応し，以後再発なし．しかし翌日より四肢の痛みと全身倦怠感は再燃した．神経学的には全く異常はない．

3週間後の検査結果：T-Bil 2.8 mg/dl，AST 130 IU/l，ALT 105 IU/l，LAP 230 IU/l，ChE 76 IU/l，AMY・Lipase 正常，IgG 2,420 mg/dl，IgA 296 mg/dl，IgM 85 mg/dl，IgE 749 mg/dl，C_3 35 mg/dl，C_4 6.6 mg/dl，CH_{50} 21 U/ml．

What's your diagnosis？

Diagnostic Tests

- ANA 1：80，抗 DNA 抗体 ＜80，LE 因子（−），LKM-1 抗体（−），AMA（−）．
- セルロプラスミン（Cp）4 mg/dl（正常：21〜37）．
  → free Cu ＝ 血清 Cu 43 − 4 × 3.15 ＝ 30.4 μg/dl（正常 ＜15）．
- 尿中 Cu 排泄量 3,375 μg/day（正常 ＜40）．
- スリットランプによる角膜検査：Kayser-Fleischer 輪（＋）．
- 脳 MRI：基底核を含め，正常．
- 母親の Cp 20 mg/dl，Cu 85 μg/dl．
  → free Cu ＝ 85 − 20 × 3.15 ＝ 22 μg/dl，ちなみに肝機能はすべて正常範囲．

正解 ▶ Wilson 病

Clues（手がかり）
- 若年者における慢性肝炎．
- 原因不明の反復性腹痛・関節痛．
- 血清 Cu の低値．

Red Herring（めくらまし）
- 滑膜炎を思わせる多発関節痛と腫脹．
- 一過性の顔面紅潮．
- 肉眼で Kayser-Fleischer 輪を認めなかったこと．
- ANA 1＋（Ho）．

Clincher（決め手）
- スリットランプによる Kayser-Fleischer 輪の検出．
- 血清 Cp 低値，尿中 Cu 排出量著増．

本症例の経過　初診 2 カ月後より D-ペニシラミン療法（＋ビタミン B_6）を開始．1 カ月半かけて 200 → 1,200 mg/日に漸増し，発疹，血球減少，ネフローゼ，肺臓炎などの副作用なく維持した．

　治療開始後 1 カ月余りで，下腿浮腫を伴って，Alb 2.4 mg/dl（尿蛋白陰性），T-Bil 4.9 mg/dl，AST 153 IU/l，ALT 55 IU/l，Hp ＜14 mg/dl と軽い肝不全と溶血の進行を一時みたが，治療開始後 2 カ月余りより肝機能は着実に改善し，13 カ月後にはほぼ正常化した．

初診から 17 カ月後の検査結果：血清 Cu 10 μg/dl，Cp 3 mg/dl → free Cu 0.55 μg/dl（正常 ＜ 15），尿中 Cu 1,732 μg/日（on treatment）．

解説 ■**病因**

ATP7Bと名付けられたCu輸送蛋白（第13染色体上に遺伝子）の変異（常染色体劣性）のために，①肝細胞膜でCuの胆汁への排泄不全，②肝細胞核周囲でCuのapo-Cpへの導入低下をきたす．

■**病態**

肝細胞内でのCu蓄積→肝細胞壊死→血中free Cu上昇が起こり，3〜50（ほとんど6〜30）歳で以下を発症する．①溶血，②CNSへの蓄積→錐体外路症状・精神症状など，③腎尿細管への蓄積→ファンコニ症候群，④ほかの組織への蓄積→関節症，不整脈．

関節や肝臓に何らかのウイルスが乗っかったか，何らかの素因のうえでウイルス感染が引き金を引いたかと思ったらウィルソンだった，というわけ．

Clinical Pearls
- 若年者の慢性肝炎には必ずWilson病を鑑別に加える．
- Wilson病は滑膜症状を合併することがある．
- Kayser-Fleischer輪の存在はスリットランプでみるまで否定できない．
- Cp低値はWilson病の症候の原因ではなく，一現象にすぎない．
- 血清free Cu（total Cu − Cp × 3.15）は病勢や治療効果判定のマーカーとなる．
- 適切な治療で良くなる数少ない遺伝病なので，決して見逃さないこと．

■**文献**
1) AASLD Practice Guidelines. Hepatology **37**：1475, 2003.
2) 青木継稔：Wilson disease. 領域別症候群シリーズ **34**(pt2)：815-816, 2001.
3) JAWD（ウィルソン病友の会）ホームページ．http://www.jawd.org/

（酒見英太）

3本の指

症例提示

　高血圧，糖尿病にて近医通院中の83歳の男性．食欲低下のため，最近3カ月間に13 kgの体重減少を認めた．また，歩行時の呼吸困難感・窒息感を自覚するようになり，日々息苦しさが悪化した．入院当日午前6時頃，起床後の息苦しさが治まらないため，救急外来を受診，5分ほど意識消失を認めたため即日入院となった．身体所見では，胸鎖乳突筋の発達を認め，十分に深吸気ができず，肺音が遠く聴取しにくかった．動脈血ガス分析（室内気）は，pH 7.346, $PaCO_2$ 53.1 Torr, PaO_2 74.8 Torr, HCO_3^- 28.3 mmol/l で軽度のアシデミアがあり，肺胞低換気による呼吸性アシドーシスがその原因と考えられた．血液検査では，軽度の正球性正色素性貧血（Hb 12.9 g/dl）を認める以外にはとくに異常はなかった．

　担当医は，胸鎖乳突筋の発達と CO_2 貯留から，肺気腫など慢性閉塞性肺疾患による呼吸不全ではないかと考えた．ところが，繰り返し尋ねても「喫煙歴なし」とのこと．上級医と一緒に身体診察を取り直すと，輪状軟骨から胸骨までの距離（図1, 2）は3横指で正常範囲にあり，肺気腫でみられる"short trachea"のないことが確認された．同時に，上肢，下肢を観察すると，筋束が不規則に数条ずつ攣縮する線維束攣縮と手背骨間筋や手掌の母指球・小指球の萎縮が観察された．神経内科にコンサルトし，筋萎縮性側索硬化症の診断に至った．

考察・解説

　慢性閉塞性肺疾患を疑う所見のひとつに"short trachea"がある．輪状軟骨と胸骨切痕の間の距離を測るが，正常では3横指である．肺気腫では肺の微細構造の破壊のために肺の過膨張をきたし，横隔膜の下降とともに気管も下方へ牽引され，"short trachea"を呈する．ただし，陳旧性肺結核合併などで肺上部と周囲の癒着がある場合には，肺気腫が高度でも"short trachea"とならないので注意が必要である．

Clinical Pearl

- 肺胞低換気による呼吸不全で"short trachea"のないとき，神経筋疾患も念頭に置く．

（藤本卓司）

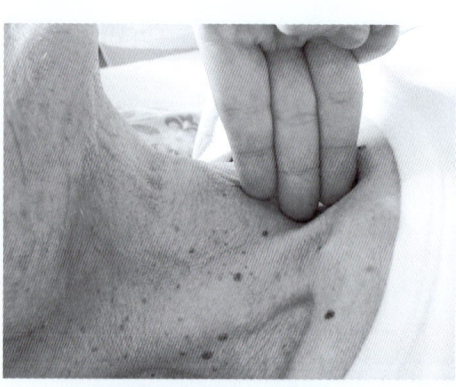

図1　輪状軟骨から胸骨は3横指
図2　輪状軟骨と胸骨切痕の距離

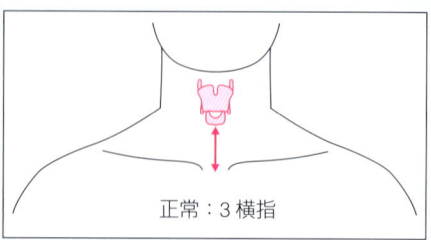

紹介受診

こんな結果でええんか？

Case 43

患者●50歳，女性．
主訴●熱が続く，筋肉痛，関節痛，倦怠感．
現病歴●12月5日に全身倦怠感と発熱が出現．13日に全身の激しい筋肉痛を伴い同日A病院へ入院した．原因不明であったが，パニペネムの点滴を受け解熱して，1月9日に退院した．3月初め頃から左前腕内側に発赤・腫脹・硬結・強い疼痛を伴う皮疹が出現し，悪寒戦慄と発熱を伴ったため3月31日にA病院に再入院．4月22日までパニペネムを投与したが改善なく，翌日パズフロキサシンとナプロキセンの投与を開始した．同日解熱し，4月26日に退院．左前腕内側の皮疹は入院中に消退した．入院中，38.5℃の発熱の際に脈拍は60/分であった．

　また4月末から，左手の第4，5指の痛みとこわばり，左肩の痛みに始まり，両足首・両膝・両肩・両手首・両肘の関節痛，大腿・下腿の筋肉痛が出現した．37℃台の熱も再び出てきたため当総合診療科に紹介があり，6月17日精査のため入院となった．虫歯や口内炎はない．しびれもない．

既往歴●18歳：虫垂炎切除術．
生活歴●飲酒・喫煙：なし．ペット：柴犬．旅行歴：一昨年10月に駒ケ岳登山．
家族歴●長男：潰瘍性大腸炎．
身体所見●体温37.2℃，脈拍56/分 整，血圧117/70 mmHg(左右差なし)．**頭頸部**：表在性リンパ節腫脹なし，両下腿・足背で浮腫あり，頸動脈雑音なし．**胸部**：心音Ⅰ・Ⅱ音正，過剰音なし，4LSBに最強点を有する収縮期駆出性雑音(Ⅱ/Ⅳ)聴取，呼吸音清．**皮膚**：右下腿前面に有痛性紅斑あり，結節を触知，熱感あり(図1)．**神経**：異常なし．
検査所見●ESR 73.4 mm/hr，Glu 138 mg/dl，Hb 8.6 g/dl，WBC 7,000/μl，Plt 28.9×10⁴/μl，TP 7.0 g/dl，Alb 3.7 g/dl，フェリチン 11 ng/ml，BUN 15 mg/dl，Cr 0.6 mg/dl，AST 12 IU/l，ALT 7 IU/l，CPK 29 IU/l，CRP 5.4 mg/dl．
　抗核抗体：陰性．HBs抗原陰性．
　尿所見：蛋白(−)，潜血(±)，尿沈渣；変形赤血球(1+)．
　心電図：正常洞調律．
　胸部X線：異常所見なし．

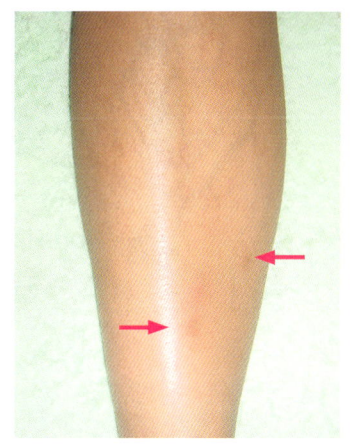

図1 右下腿にみられた有痛性結節性紅斑

What's your diagnosis ?

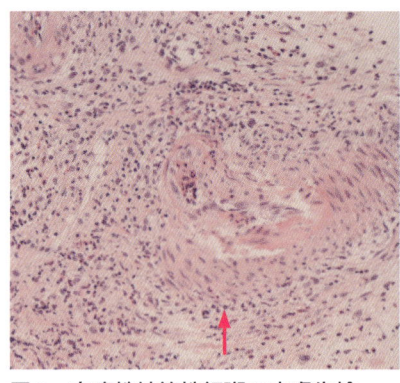

図2 有痛性結節性紅斑の皮膚生検
フィブリノイド沈着を認める．

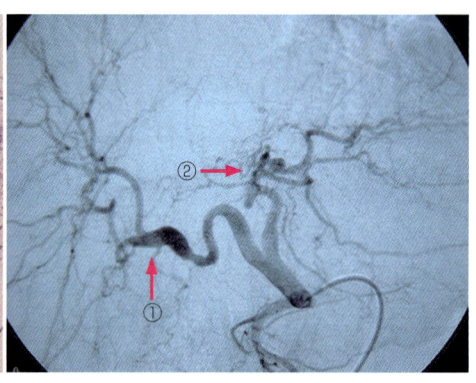

図3 腹部血管造影
① 右肝動脈に紡錘状の拡張がみられる．② 左肝動脈 A4 本幹の閉塞，側副血行路がみられる．

Diagnostic Tests　感染性心内膜炎を除外するため，心エコーを行ったが疣贅は認めず，また血液培養も7セットすべて陰性であった．

　右下腿有痛性結節性紅斑に対して皮膚生検を行った．血管壁への炎症細胞浸潤が動脈・静脈に存在し，また好中球破砕性病変がなく，血管のフィブリノイド沈着を認めた(図2)．この結果からは血管炎と敗血症性血管炎が鑑別にあがったが，確定診断には至らなかった．臓器に非特異的で全身性の炎症を起こしていること，肺・腎臓に所見がないことより，中動脈から小動脈の血管炎がより可能性が高いと考え，腹部血管造影を施行した(図3)．

正解 ➡ 古典的結節性多発動脈炎

Clues（手がかり）
- 熱，筋肉痛，関節痛，倦怠感，体重減少などの非特異的症状．
- 有痛性結節性紅斑．

Red Herring（めくらまし）
- 比較的徐脈．

Clincher（決め手）
- 腹部血管造影の小動脈瘤，閉塞所見．

本症例の経過　前医でβラクタム系の抗菌薬に速やかに反応していないこと，比較的徐脈があることより，可能性は低いがオウム病，ブルセラ症，エールリヒア症，バベシア症，また登山歴よりライム病を考慮した．テトラサイクリン(ドキシサイクリン200 mg/日を7日間)を6月25日から開始したが，症状の改善をみなかった．

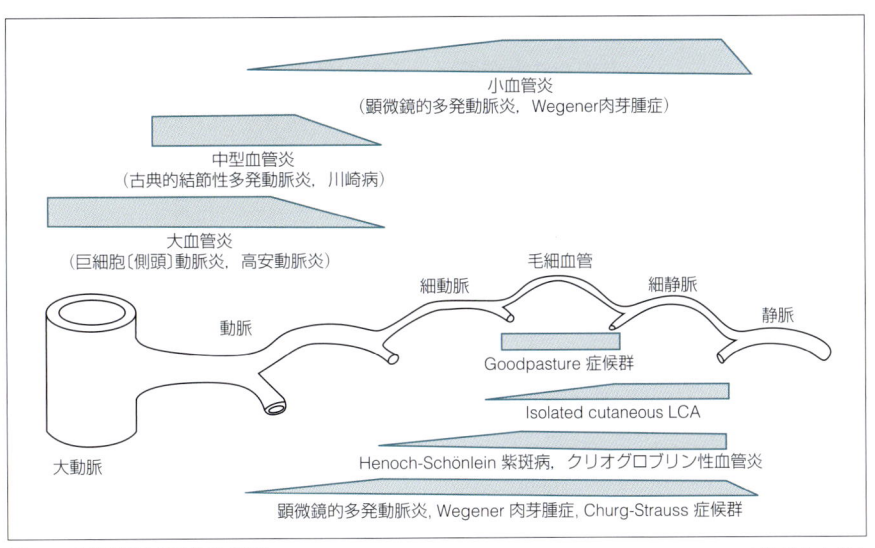

図4　血管炎症候群の分類 （文献1より）

　その結果，古典的結節性多発動脈炎の可能性が高いと判断し，7月2日よりプレドニゾロン 60 mg/日を開始した．腎機能は，尿沈渣で異常所見がなく，24時間クレアチニン・クリアランスが 81 ml/分と正常，また腹腔動脈の虚血症状，多発単神経炎などがないためシクロホスファミドの併用は見合わせた．

　内服後3日目には平熱となり，全身の筋肉痛や倦怠感，関節痛もほぼ消失した．また，15日目には炎症反応も陰性化した．

　第27病日に確定診断のため，腎動脈/腹腔動脈/上腸間膜動脈造影を行った（図3）．右肝動脈に紡錘状の拡張があり（①），また左肝動脈 A4 本幹の閉塞，側副血行路の所見（②）を認め，確定診断に至った．

解説　古典的結節性多発動脈炎は，1866年 Kussmaul と Maier によって初めて報告された，小型および中型の筋性動脈の壊死性血管炎である．血管炎症候群の分類[1]を図4に示す．症状は熱，筋肉痛，倦怠感などの非特異的症状が多い．病理は小型および中型の筋型動脈の壊死性炎症である．通常，糸球体腎炎は伴わず，また肺動脈を侵すことはないとされる（気管支動脈を侵すことはある）．発症率は不明で，平均的発症年齢は60歳代であり，男性のほうが女性より多い．またB型肝炎や hairy cell leukemia との関連が報告されている．

　診断としては，傷害臓器の生検組織で血管炎の特徴的所見を確認する．皮下結節，有痛性の精巣，痛みを伴う筋肉や神経などの症状のある臓器の生検は診断率が高い．容易に生検できる組織がない場合，血管造影による血管病変所見，とくに腎臓，肝臓，その他内臓の中小動脈に小動脈瘤や狭窄を確認することにより診断できる．特異的な血清学的検査はなく，75％以上に好中球優位の白血球増加をみる．ANCA が陽性となるのはまれで，30％にB型肝炎ウイルス抗原が検出される．

　治療としては，スタンダードな治療法やその期間に関しては未だ確立されてい

ない[2]．プレドニゾロン 1 mg/kg とシクロホスファミド 2 mg/kg の併用療法が有効なことが多い．比較的軽症の古典的結節性多発動脈炎ではプレドニゾロン単独で寛解に至る．B 型肝炎関連では IFN-α・血漿交換療法の併用を行う．未治療患者の 5 年生存率は 13% であるが，寛解導入できた場合に再発率は 10% といわれている[3]．

Clinical Pearls
- 症状や所見が非特異的であるのが古典的結節性多発動脈炎の特徴である．
- 古典的結節性多発動脈炎を疑って，病理組織で診断が得られない場合，事前確率を十分に検討したうえで血管造影を考慮する．

■文献
1) Jennette JC, et al : Nomenclature of systemic vasculitides. Proposal of an international consensus conference. Arthritis Rheum 37 : 187-192, 1994.
2) Rose BD, et al : Polyarteritis nodosa. UpToDate 13.2.
3) Kasper DL : Harrison's principles of internal medicine, 16th ed. pp2007-2008, McGraw-Hill, New York, 2005.

（菊川　誠・錦織　宏・鈴木富雄）

紹介受診

Case 44

肝臓もじっとしてない？

患者●生来健康な26歳の主婦．
主訴●発熱，倦怠感，食欲不振．
現病歴●当院受診2週間前より全身倦怠感と37℃台の微熱が出現．1週間前より39℃を超える熱が出たため近医を受診．血液検査で軽度肝障害を指摘され，同日より抗菌薬を処方された．しかし症状は改善せず，当院受診4日前に別の総合病院を受診．AST 320 IU/*l*，ALT 204 IU/*l*，LDH 1,332 IU/*l*と肝障害悪化がみられ，CTで肝脾腫も認められたため，急性肝炎の診断で同院に入院となった．安静，ロキソプロフェンなどにて治療されたが，乾性咳嗽が出現してきたため，呼吸器症状を伴った非典型的な急性肝炎として当院に紹介受診となった．深呼吸すると咳が出るが，鼻汁・痰・咽頭痛・胸痛・呼吸困難なし．悪心，嘔吐，腹痛，下痢，便秘なし．尿路症状，皮疹の出現，筋肉・関節痛なし．
既往歴●とくになし．
生活歴●**飲酒**：機会飲酒．**喫煙**：1〜2本/日．**内服薬**：市販の便秘薬を頓用．**渡航歴**：発症2カ月前にグアム．**輸血歴**：なし．その他，特記すべきことなし．
家族歴●父：高血圧．母：乳癌．
身体所見●意識清明，体温37.2℃，脈拍103/分 整，血圧107/60 mmHg．**頭頸部**：結膜貧血・黄疸なし，咽頭発赤・扁桃腫大なし，甲状腺異常なし．**胸部**：心雑音・肺雑音なし，呼吸音正常．**腹部**：肝叩打痛あり，打診にて脾腫あり，腸音正常，腹部圧痛なし．**背部**：左肋骨脊柱角叩打痛あり．**四肢**：羽ばたき振戦なし，浮腫なし．**表在リンパ節**：すべて触れず．**皮膚**：皮疹・出血斑なし．
検査所見●ESR 16 mm/hr，Hb 13.0 g/d*l*，WBC 5,800/*μl*（seg 53.0%，stab 28.0%，lym 14.0%，mono 4.0%），Plt $9.5×10^4$/*μl*，PT 92%，APTT 27.5 sec，Glu 102 mg/d*l*，TP 6.7 g/d*l*，BUN 11 mg/d*l*，Cr 0.6 mg/d*l*，T-Bil 0.5 mg/d*l*，AST 828 IU/*l*，ALT 430 IU/*l*，LDH 3,656 IU/*l*，ALP 460 IU/*l*，γ-GTP 68 IU/*l*，CPK 229 IU/*l*，Na 133 mEq/*l*，K 3.6 mEq/*l*，Cl 98 mEq/*l*，CRP 8.19 mg/d*l*，HBsAg（-），HCVAb（-）．**尿検査**：比重1.020，pH 6.0，蛋白>300 mg/d*l*，糖（-），ウロビリノゲン正常，ビリルビン（1+），潜血（2+）．尿沈渣：異常なし．**胸部X線**：異常なし．**腹部CT**：肝脾腫を認めるほか，異常なし．**血液培養**：2回陰性．
入院後経過●入院時鑑別診断として，ウイルス感染症や薬剤性肝炎が考えられた．入院翌日から咽頭痛が出現したが，咽頭の発赤のみで，扁桃の腫大や白苔などはみられなかった．入院3日目には後頸部リンパ節腫脹が出現，また関節や筋肉の痛みを訴えるようになった．初診時に提出したウイルス学的血清検査の結果は，HAV・HBV・HSV・CMV・EBVのすべて陰性もしくは既感染パターンであった．

What's your diagnosis？

Diagnostic Tests

- 入院4日目，発熱時に両大腿に散在する紅斑が出現しているのが確認された（図1）
- リウマチ因子：陰性，抗核抗体：陰性．
- フェリチン：78,439 ng/mℓ.

正解 → 成人スティル病

Clues（手がかり）
- 咽頭痛，関節痛．
- 発熱とともに出現し，解熱とともに消退する紅色皮疹．

Red Herring（めくらまし）
- 皮疹や関節症状が当初みられず，急性肝炎が先行したこと．

Clincher（決め手）
- リウマチ因子陰性．
- 抗核抗体陰性．
- フェリチン異常高値．
- ウイルス感染症が否定的．

本症例の経過と解説

成人スティル病の診断がつきNSAIDsで治療を開始したが，肝障害悪化がみられたため入院8日目よりプレドニゾロンを開始．30 mg/日では解熱しなかったが，50 mg/日にてまもなく解熱し，肝障害・咽頭痛・関節痛・発疹などはすべて改善していった．入院時にみられた咳嗽は成人スティル病による胸膜炎の可能性を考えたが，これも徐々に改善した．その後DIC（播種性血管内凝固）を発症したが（成人スティル病にはDICや血球貪食症候群を合併することが知られている），治療にて軽快した．入院17日目に退院，外来にてステロイドを漸減しているが経過は良好である．

成人スティル病は，発熱，関節痛，特徴的な皮疹（体幹や四肢近位部に発熱時に出現し，解熱時に消退する紅色サーモンピンク皮疹），フェリチン上昇などを特徴とする疾患であり，治療にステロイドを必要とすることが多い．表1の診断基準により，96.2%の感度，92.1%の特異度で診断される[2]．肝障害を伴うことが多く，トランスアミナーゼやLDHの上昇は患者の75%と高率にみられ，その程度は軽微な上昇から劇症肝炎を起こし死に至るものまで，さまざまである[3]．ALT・ASTよりもLDH上昇の程度が高いと

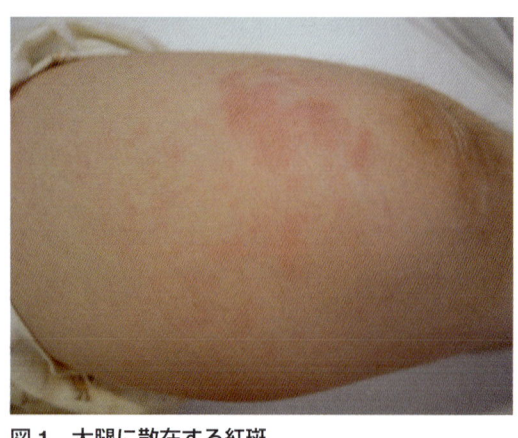

図1 大腿に散在する紅斑

表1　成人スティル病の診断基準　（文献1〜4より）

【大項目】
①発熱（≧39℃，1週間以上持続）
②関節痛（2週間以上持続）
③定型的皮疹
④80％以上の好中球増加を併う白血球増加
　（≧10,000/μl）
【小項目】
①咽頭痛
②リンパ節腫脹あるいは脾腫
③肝機能異常
④リウマチ因子陰性および抗核抗体陰性
【除外項目】
①感染症（とくに敗血症，伝染性単核球症）
②悪性腫瘍（とくに悪性リンパ腫）
③膠原病（とくに結節性多発動脈炎，悪性関節リウマチ）
2項目以上の大項目を含む総項目数5項目以上で，成人スティル病と分類される．ただし除外項目は除く．

表2　急性肝炎の鑑別診断

	病歴・身体所見など	検査
HAV	牡蠣などの生食，旅行歴	HA IgM
HBV	輸血，針刺し，性的接触	HBsAg，HBc-IgM
HCV	輸血，針刺し	HCV RNA
HDV	旅行（地中海など）	HBsAg，HBc-IgM，HDV Ab
HEV	旅行（インド・中東・北アフリカなど），鹿・猪・豚の肉や内臓摂取	
薬剤	薬剤使用歴	
アルコール	飲酒歴など	
AIH	女性	ANA，IgG，抗平滑筋抗体，抗LKM-1抗体
ウィルソン病	若年，Kayser-Fleischer輪，神経症状	セルロプラスミン，Cu
EBV	扁桃炎，後頸リンパ節腫脹，脾腫	VCA-IgM・IgG，EBNA
CMV	後頸リンパ節腫脹，脾腫	CMV IgM
HSV	免疫抑制患者	HSV IgM・IgG

いわれている．また本症ではNSAIDsによる肝障害の頻度が高いといわれており[4]，NSAIDsは治療の第一選択薬とされているが，注意が必要である．

一般に急性肝炎の原因としては表2のようなものがあり，病歴・診察・診断的検査により積極的に診断可能なものがほとんどであるが，成人スティル病は除外診断が基本であり，急性肝炎の原因が精査で判明しない場合は原因として考慮すべきであると思われる．本症例では診断基準のうち大項目3つ，小項目すべてを満たし，他の疾患が否定的であったことから，本症と診断した．

肝臓の異常もスティル（Still）じゃない？

Clinical Pearl
● 急性肝炎で発症する成人スティル病がある．

■文献
1) Yamaguchi M, et al : Preliminary criteria for classification of adult Still's disease. J Rheumatol 19 : 424, 1992.
2) 山口雅也：成人Still病．日内会誌 82 : 273-278, 1993.
3) Mandl LA : Adult Still's disease. UpToDate 13.2.
4) 三森明夫：膠原病診療ノート 第2版．日本医事新報社，2003.

（富成伸次郎・井関太美・酒見英太）

Tissue may not be the issue!?

症例提示

2型糖尿病でインスリン治療中の46歳の男性が意識障害で搬送された．過去に2度糖尿病性ケトアシドーシスで入院したことがある．WBC 17,810/μl，Glu 1,020 mg/dl，HbA$_{1c}$ 8.4％，BUN 107.8 mg/dl，Cr 3.59 mg/dl，Na 112 mEq/l，K 5.2 mEq/l，Cl 77 mEq/l，CRP 7.2 mg/dl，動脈血ガス分析はpH 6.908，PaCO$_2$ 18.8 Torr，PaO$_2$ 116.0 Torr，HCO$_3^-$ 3.6 mmol/l であり，今回も糖尿病性ケトアシドーシスと診断された．入院後，脱水とショックに伴う腸管壊死の存在が判明し，腸切除術を実施．第4病日，両側下肺の浸潤影と改善しない炎症反応のために，気管内より分泌物を吸引してグラム染色を行った（図1）．きわめて良質の気道内分泌物であり，多核白血球のほかはカンジダと思われる酵母と菌糸のみがみられ，白血球による貪食像が著明であった．細菌は一切みられなかった．投与中の抗菌薬を中止し，リポゾーマル・アムホテリシンBを開始したところ，著効．後日，*Candida albicans* と同定された．以後順調に経過，退院した．

考察・解説

アスペルギルスやクリプトコッカスによるものに比べると，カンジダ肺炎は肺真菌症のなかではまれであり，また診断には生検が必須であるといわれている．たとえ喀痰や気管内吸引物からカンジダが同定されても，ほとんどの症例では気道への定着にすぎず，グラム染色によって肺真菌症を診断することはできないといわれている．ただし，この症例では扁平上皮のないきわめて良質の視野のなかに，多核白血球とおびただしい量のカンジダの菌糸が認められ，しかも貪食像が著明であった．一方，一般細菌は全く存在しなかった．少なくとも一部のカンジダ肺炎では組織検査によらなくても，グラム染色から診断に結びつけることができるのかもしれない．症例の蓄積を期待したい．

Clinical Pearls

- Primary Candida pneumonia は，まれだが存在する．
- 肺真菌症の診断は，組織検査がゴールドスタンダードであるが，一部の症例ではグラム染色が有用かもしれない．

（藤本卓司）

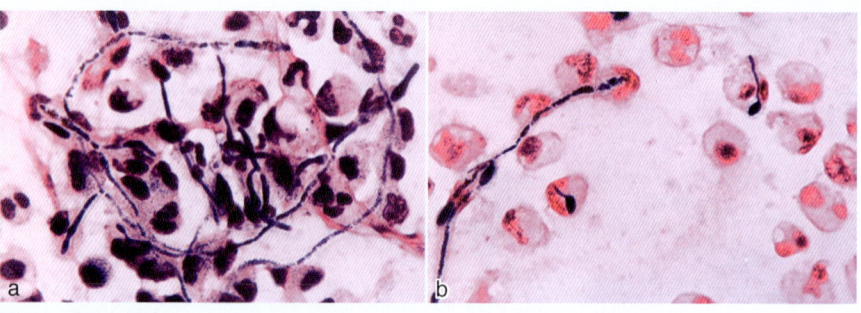

図1　グラム染色
a：カンジダの菌糸が白血球と絡み合っている．b：白血球がカンジダを貪食している．

紹介受診

Case 45

偽の冠をかぶって首が痛い

患者 ● 79歳，女性．

主訴 ● 発熱，頸部痛．

現病歴 ● 1月より右手指のしびれと軽度の握力低下，頸部の自発痛と回旋時痛あり．当院神経内科を受診し，頸椎症と手根管症候群と診断された．11月14日より右胸部から右背部にかけて帯状疱疹が出現したため入院加療中，22日より急に38℃の発熱と頸部痛が出現，増悪しベッドから自力では起きあがれない状態になった．精査目的で26日総合内科に転科となった．関節痛・筋痛・嚥下痛・開口障害なし．

既往歴 ● 高血圧，糖尿病でインスリン治療中．

生活歴 ● ADLは完全に自立．

身体所見 ● 意識清明，全身状態はやや消耗，体温36.8℃，脈拍56/分 整，血圧146/78 mmHg．**頭頸部**：開口障害なし，右側頸部に圧痛あり，全方向，とくに右方向への回旋時に自発疼痛あり，可動域制限あり，発赤・腫脹・発疹なし．**胸腹部**：異常所見なし．**皮膚**：右胸部乳頭のレベルに痂皮化した皮疹あり．**神経**：右上肢が徒手筋力テスト(MMT)で4-から4+/5と筋力低下，右長母指外転筋などの母指筋力低下著明，母指球筋の萎縮あり，握力(右/左)5 kg/11 kg，その他異常所見なし．

検査所見 ● Hb 11.2 g/dl，Ht 34.4％，WBC 7,500/μl(seg 74.7％)，Plt 15.7×10^4/μl，Glu 103 mg/dl，HbA$_{1c}$ 7.1％，BUN 21.6 mg/dl，Cr 0.6 mg/dl，UA 5.0 mg/dl，Alb 3.2 g/dl，Glb 3.5 g/dl，T-Bil 0.9 mg/dl，AST 24 IU/l，ALT 13 IU/l，LDH 209 IU/l，ALP 183 IU/l，γ-GPT 18 IU/l，Na 138 mEq/l，K 4.0 mEq/l，Cl 103 mEq/l，Ca 8.3 mg/dl，P 3.2 mg/dl，CRP 5.4 mg/dl，RF 119 IU/l，抗核抗体＜40倍．

頸椎X線：図1．

頸椎MRI：図2．

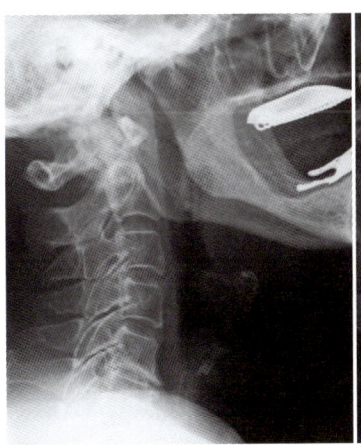

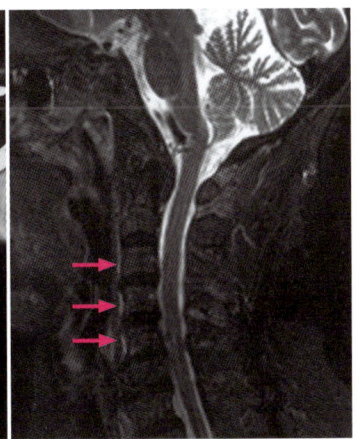

図1　頸椎単純X線側面

図2　頸椎MRI(STIR，矢状断)

What's your diagnosis ?

Diagnostic Tests

発熱，頸部痛の鑑別疾患として通常，髄膜炎，咽後感染症（咽後膿瘍を含む）などの感染症を考える．しかし，髄膜炎にしては悪心・嘔吐なく，頸部痛も全方向への回旋時痛と可動域制限であり，髄膜刺激徴候とは言いがたい．咽後感染症としては嚥下時痛がなく，やや非典型的である．開口障害で有名な破傷風も頸部痛をきたすことがあるが，発熱はまれでありCRPも通常陰性である．非感染性疾患として結合織疾患〔リウマチ性多発筋痛症（PMR），関節リウマチ（RA），偽痛風（pseudogout）〕，悪性腫瘍の骨転移も考えるべきである．本例では他の関節・筋症状に乏しく，PMRやRAは否定的である．

偽痛風は高齢者に多く，通常，四肢大関節の腫脹・疼痛で発症するが，時に頸椎を中心とした脊椎にも病変をきたす．本例では頸椎単純X線（図1）で頸椎症（cervical spondylosis）以外，特記すべき所見がなく，頸椎MRI（図2）で咽頭後壁にわずかに液体貯留の所見があったことから，咽後感染症として転科2日目に抗菌薬治療（アンピシリン・スルバクタム）を開始した．しかし転科3日目には急速に症状が改善し，その間NSAIDsを使用していたことから頸椎偽痛風の可能性を考え頸椎CTを施行し，軸突起後面の黄色靱帯に沿って石灰化を認めた（図3）．また，転科7日目に右肘関節腫脹と発熱の再燃があり，関節液にてピロリン酸カルシウム（calcium pyrophosphate dihydrate；CPPD）結晶を認め，確定診断した．

正解 → 頸椎偽痛風

Clues（手がかり）
- 後頸部痛（全方向性の回旋時痛，可動域制限を伴う）．
- 咽後感染症にしてはあまりに早い改善．

Red Herring（めくらまし）
- 四肢関節腫脹の欠如．
- 頸椎MRIでの咽頭後壁の液体貯留所見．

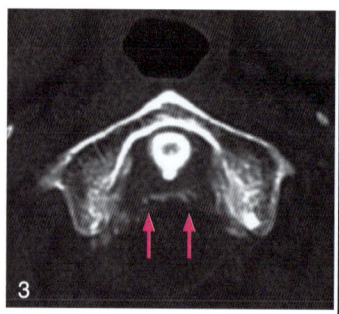

図3　頸椎CT（水平断）
図4　右手単純X線
図5　左膝単純X線

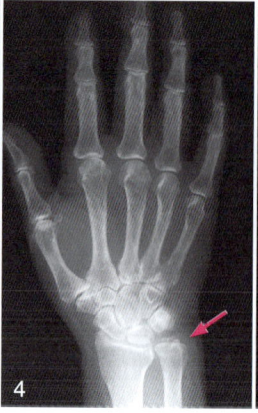

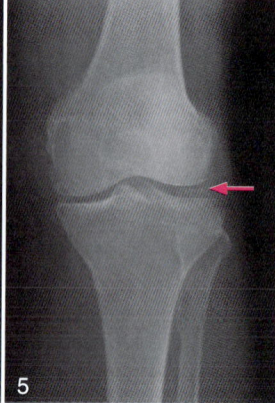

Clincher（決め手）

● 臨床経過の再検討と，頸椎CT.

解説　頸椎偽痛風（crowned dens syndrome）という聞きなれない疾患だが，高齢者の発熱，後頸部痛という比較的 common な症状であり NSAIDs で軽快することから，本例の初期経過のように臨床現場では見過ごされている可能性が高い．

■疫学と病態

偽痛風は，高齢者の大関節を中心にCPPD結晶が沈着することにより発症する非化膿性関節炎（結晶誘発性関節炎）である．多くは単関節炎の形で変形性関節症，関節リウマチなどの関節疾患を背景に発症する．まれに副甲状腺機能亢進症，ヘモクロマトーシス，低マグネシウム血症に伴い発症することもある．誘因としては手術，外傷などがあげられる．発作中は著しい全身症状を伴う場合があり，発熱，白血球増多，CRP亢進を伴う．とくに高齢者においては不明熱として扱われる場合が少なくない[1]．本疾患は時に脊椎に病変をきたすことでも知られ，なかでも軸突起後面に結晶が沈着する場合は crowned dens syndrome と呼ばれる．これは1985年に Bouvet らが提唱した疾患で，断層撮影にて軸椎歯突起（dens）周囲の CPPD による石灰化像が，冠を被った頭に似ていることから名付けられた[2]．患者の多くは70歳以上と高齢であり，84％が女性である．軸椎歯突起以外にもC3〜C6の黄色靱帯に好発するとされる．

■臨床症状と診断・治療

発熱，頸部痛が主症状であり，なかでも頸部痛は回旋時の疼痛が著明で，可動域制限を伴うことが多い．その他に CPPD の沈着が大結節を形成し，頸髄を圧迫して脊髄神経根症（myeloradiculopathy）を呈した症例も報告されている．

まず，他の関節内に単純X線で軟骨石灰化症（chondrocalcinosis）を認める（手関節・膝関節で認識しやすい．図4, 5）か，もしくは関節液中CPPD結晶を証明する．そのうえで頸椎のCTにて歯突起の周囲に石灰化を認めれば，偽痛風と診断する．治療はNSAIDsであるが，不応例ではステロイドも有効である．神経圧迫症状を呈する症例では外科的切除を要することもある．

本症例の経過　抗菌薬は転科5日目には中止した．2回目の発熱以降はNSAIDs頓用のみで症状が改善し，その後偽痛風の発作はなく，外来で経過観察中である．

Clinical Pearls　高齢者の発熱の原因として非感染性疾患を考える場合，以下が重要である．
● 偽痛風は鑑別疾患として必ずあげておく．
● 後頸部痛を伴う場合は，頸椎偽痛風も忘れずに．
● 偽痛風はNSAIDsで容易に症状が改善するため，臨床経過に十分注意する．

■文献
1) リウマチ基本テキスト 第2版．pp470-473, 日本リウマチ財団, 2005.
2) Bouvet JP, et al : Acute neck pain due to calcifications surrounding the odontoid process — the crowned dens syndrome. Arthritis Rheum 28 : 1417-1420, 1985.

（東　光久・丹羽陽児・八田和大）

どちらにしようかな？
One common disease

症例提示

　調節不良の高血圧と糖尿病にて通院中の56歳の男性．受診当日，排便30分後から心窩部に持続痛が出現．次第に手・舌・腹部に痺れが出現したため救急受診．体温37.5℃，呼吸数28/分，脈拍72/分 整，血圧171/103 mmHg．他覚的に知覚障害なし，麻痺なし．血液検査にて血清カリウム値1.9 mEq/lであり著しい低カリウム血症を認めた．尿中カリウム量は32.8 mEq/l，動脈血ガス分析では，pH 7.532，$PaCO_2$ 47.9 Torr，PaO_2 59.5 Torr，HCO_3^- 40.0 mmol/lであり，低カリウム血症にもかかわらず尿中にカリウムが排泄され，アルカレミアを認めた．利尿薬や甘草，グリチルリチンなどの内服はなかった．血漿レニン活性（PRA）0.1 ng/ml/h，血清アルドステロン値（PAC）20.9 ng/dl，両者の比（PAC/PRA）209（>30）であった．デキサメタゾン抑制試験では1 mg負荷，8 mg負荷にて，コルチゾール値はそれぞれ3.1 μg/dl，8.5 μg/dlと抑制されず，クッシング症候群が同時に存在することも示された．腹部CTを実施すると，右副腎が3 cmに腫大していた．

　さて，ここですぐに，右副腎腺腫による原発性アルドステロン症と診断してよいだろうか．答えは否である．副腎腫大のあるほうが患側とは限らないため，選択的副腎静脈サンプリングが必要である．副腎静脈のアルドステロン値は右：6,051 ng/dl，9,363 ng/dl（2検体），左：83.3 ng/dl，下大静脈は79.7 ng/dlであった．他の降圧薬にスピロノラクトンを追加，100 mgまで増量し，血圧と血清カリウム値を正常域に保った後，腹腔鏡下右副腎摘出術を施行した．組織はアデノーマ（腺腫）であった．

考察・解説

　原発性アルドステロン症による二次性高血圧症は従来考えられていたよりも頻度が高く，高血圧症全体の5〜10％といわれている．原発性アルドステロン症の原因は，①アルドステロン産生腺腫，②両側副腎過形成による特発性アルドステロン症の2つが代表的だが，③アルドステロン産生微小腺腫，④片側性副腎過形成などの場合もある．副腎腫大があってもホルモン過剰分泌を伴わない偶発腫のこともある．逆に，正常サイズの副腎に微小腺腫や過形成が存在して過剰にアルドステロンが分泌されていることもある．したがって，手術適応と患側の決定には選択的副腎静脈サンプリングが必須である．

Clinical Pearls

- 原発性アルドステロン症はcommon diseaseである（高血圧全体の5〜10％）．
- 副腎腫大のあるほうが患側とは限らない．手術適応と患側の判断には選択的副腎静脈サンプリングが必須である．

（藤本卓司）

One in million

Case 46

紹介受診

患者●81歳，男性．6月まで元気に和菓子職人の仕事をこなしていた．

主訴●進行性の異常言動．

現病歴●7月1日（発症1日目），リーダーを務める近所の会合で同じ発言を繰り返した．その頃から会話が減り，同月3～4日は全身倦怠感を訴え臥床していた．5日には「体調が悪い，わしはおかしい」と訴えつつ同じ発言を繰り返すことが多くなった．7日頃より徐々に言葉の理解が悪くなり，会話も不能となってきた．7月初めには日常生活は普段どおりできていたが，7月末には朝から入浴しようとする，排泄を失敗する，箸が使えずスプーンで食事する，といった行動がみられるようになった．8月9日（発症40日目），当院脳神経外科を受診，入院となった．脳血管障害が疑われ，頭部CT，血管造影が行われたが，異常は認められなかった．

既往歴●40歳頃：糖尿病．64歳：変形性関節症で両膝関節置換術．高血圧の指摘あり．

生活歴●飲酒：機会飲酒．喫煙：20歳頃から20本/日．

内服薬●経口血糖降下薬．

家族歴●特記すべきことなし．

身体所見●体温36.5℃，脈拍79/分 整，血圧145/74 mmHg．**頭頸部**：瞳孔径左右差なし，対光反射正常，脳神経麻痺なし，項部硬直なし，甲状腺腫大・リンパ節腫脹なし．**胸部**：心雑音・肺雑音なし，呼吸音正常．**腹部**：圧痛・腫瘤・肝脾腫なし．**皮膚**：皮疹・浮腫なし．**神経**：麻痺なし，筋トーヌス正常，深部腱反射正常，不随意運動なし，巧緻運動不可能，歩行はやや前傾で左右に動揺するが安定している．**高次脳機能**：覚醒している．呼びかけへの反応がみられないこともあり，指示にはほとんど従えない．自発語少なく，意味不明な発語が多い．調子はどうかと尋ねると，「調子は…ええわ」といった後「ええわ，ええわ，ええわ…」と繰り返し答える．単語レベルから聴覚理解不十分．復唱・物品呼称不可．書字不能．トイレの場所を覚えられない，ナースコールを理解できない，マーガリンをコップに入れるなどの行動あり．
（発症43日目）

検査所見●Hb 13.3 g/d*l*，WBC 5,900/μ*l*（neut 58.5%，lym 27.0%，mono 8.7%，eos 5.5%），Plt 28×10^4/μ*l*，MCV 97.9 fl，Glu 396 mg/d*l*，HbA$_{1c}$ 8.6%，TP 6.6 g/d*l*，Alb 3.9 g/d*l*，BUN 18 mg/d*l*，Cr 0.6 mg/d*l*，AST 32 IU/*l*，ALT 38 IU/*l*，CPK 59 IU/*l*，Na 136 mEq/*l*，K 4.7 mEq/*l*，Cl 98 mEq/*l*，Ca 9.6 mg/d*l*．**胸部X線・心電図**：異常なし．**髄液**：色調無色・透明，蛋白66 mg/d*l*，糖167 mg/d*l*，Cl 120 mEq/*l*．細胞数1/3μ*l*，好中球0/3μ*l*，リンパ球1/3μ*l*．**血清**：STS陰性，TP陰性，HIV抗体陰性，FT$_3$ 2.1 pg/m*l*，FT$_4$ 1.2 ng/m*l*，TSH 1.07 μU/m*l*，抗TPO抗体陰性，抗TG抗体陰性，抗核抗体陰性．**頭部MRI**：左側頭葉の軽度萎縮のみ．**SPECT**：左頭頂葉～側頭葉の血流低下のみ．**脳波**：非特異的な徐波化のみ．

What's your diagnosis ?

紹介受診：One in million

入院後経過　入院後も病状は悪化し，食事は全介助となった．歩行も徐々に不可能となり，寝たきりの状態となった．発語もほぼみられなくなった．8月16日頃より，右上肢を動かさなくなってきた．やがて，右上肢に歯車様強直(cogwheel rigidity)を認めるようになった．右下肢にも強直がみられた．明らかな麻痺や振戦は，やはりみられなかった．

Diagnostic Tests　症状の悪化と，錐体外路症状と思われる新たな症状が出現したため，MRI(図1)と脳波(図2)の再検査を行った．

正解　　クロイツフェルト・ヤコブ病

Clues(手がかり)
- 亜急性進行性の認知症．
- 髄液所見ほぼ正常．

Red Herring(めくらまし)
- 発症後約2カ月経過するまで，ミオクローヌスがみられなかったこと．

Clincher(決め手)
- **特徴的な頭部MRI所見**：DWIで左大脳皮質の広範な拡散低下と左被殻・尾状核に拡散低下，FLAIRでも同部にわずかに淡い高信号域がみられる．
- **特徴的な脳波**：周期性同期性放電(periodic synchronous discharge；PSD)がみられる．

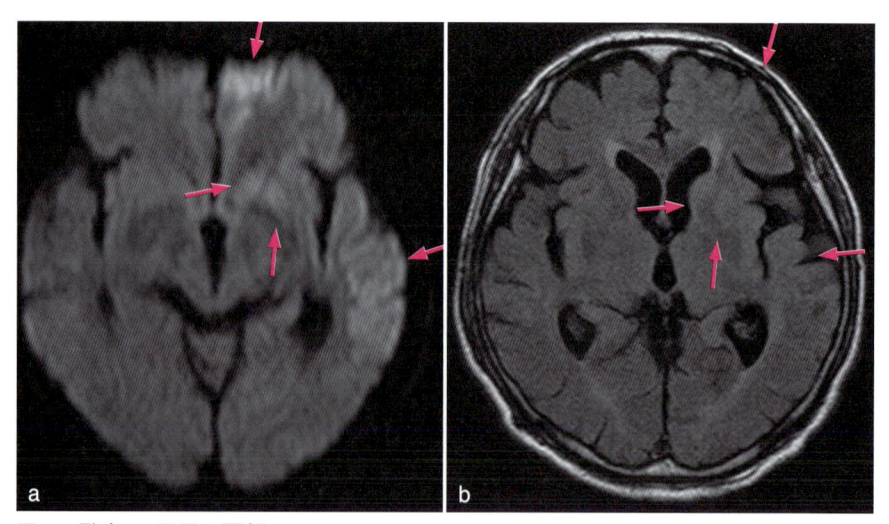

図1　発症56日目の頭部MRI　a：DWI．b：FLAIR．

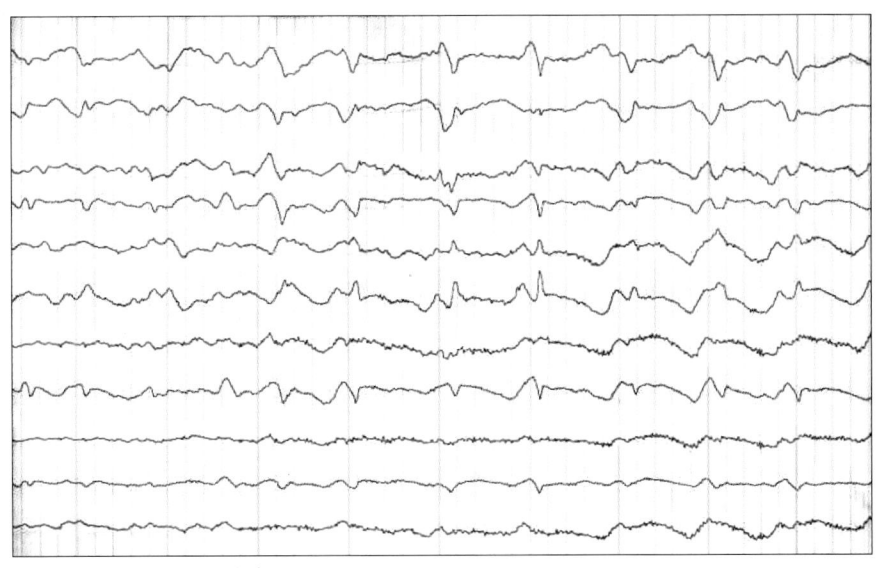

図2　発症62日目の脳波

本症例の経過と解説

　クロイツフェルト・ヤコブ病(Creutzfeldt-Jakob disease；CJD)は，プリオン病の一つであり，本来は正常に存在するプリオン蛋白(PrP)が異常プリオンに変換し，中枢神経に蓄積して神経機能を障害する疾患である．原因不明の孤発型(sporadic CJD，85～90％)，プリオン遺伝子の異常である遺伝型(familial CJD，10～15％)，硬膜移植，角膜移植，肝移植，死体由来の下垂体ホルモン，汚染された脳外科手術器具などが原因の医原性(iatrogenic CJD，1％)がある．ほかにBSE(牛海綿状脳症，狂牛病)からの感染と考えられている変異型(variant CJD)があり，イギリスで150例以上の報告がある．この症例において，プリオン遺伝子検査を行ったが遺伝子変異は認められず，familial CJDは否定的，また病歴から硬膜移植などによるiatrogenic CJDは否定的，イギリスを含むEU諸国への渡航歴もないことから狂牛病からの感染によるvariant CJDも否定的であったため，孤発型クロイツフェルト・ヤコブ病(sCJD)と診断した．

　孤発型クロイツフェルト・ヤコブ病は世界中に広く分布し，1/100万人/年の発生(日本で年間約100人)がみられる．平均63.0 ± 10.4歳(25～85歳)で発症する[1]．5類感染症(全数把握疾患)である．

　症状は，亜急性進行性の認知症＋ミオクローヌスが特徴的である．ミオクローヌスは経過中90％以上でみられるが，初期にはみられないことが多い．初発症状は，認知行動異常，全身症状，局所神経症状がそれぞれ1/3程度みられる．ほかに錐体外路症状(rigidity, hypokinesiaなど)や小脳症状も2/3の患者でみられ，錐体路症状(hyperreflexia, Babinski, spasticityなど)も40～80％の患者でみられる[2]．脳神経症状，末梢神経障害，感覚異常はほとんどみられない．症状は徐々に進行し，無動性無言となり，感染症などを併発し1～18カ月(平均3.9カ月)で死亡する[1]．

　検査では，一般的な血液，尿，髄液検査で異常はほとんどみられない．診断に有用なのがMRIであり，DWI，FLAIR，T_2WIで基底核，大脳皮質，視床の高

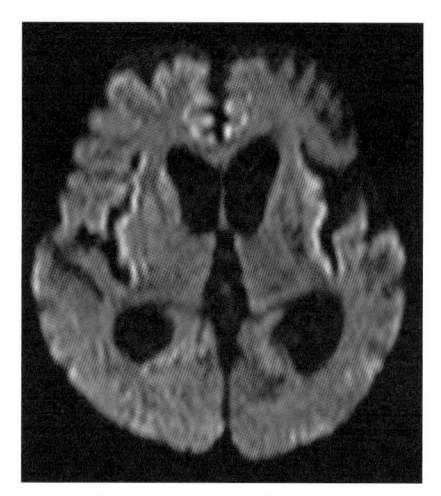

図3 発症147日目の頭部MRI（DWI）

信号がみられる．とくにDWIの感度が高く（感度92.3％，特異度93.8％)[3]，ミオクローヌスやPSDがみられる前から所見が出る．脳波では発症初期には徐波化のみである．ミオクローヌスがみられるようになってから有名なPSD（感度64％，特異度91％)[4]が出現するが，すべての患者にみられるものではない．末期には脳波は平坦化する．そのほか，髄液検査で神経構成成分である14-3-3蛋白の検出（感度85％，特異度94.5％)[5]を行ったり，遺伝子検査で家族性CJDとの鑑別などを行う．脳生検が行われれば組織の免疫染色やウエスタンブロット法による変異プリオンの検出，およびスポンジ様の海綿状変化がみられる．

プリオンは通常の消毒法（ガス滅菌，100℃程度の高温，紫外線，アルコール）は無効で，ホルマリン固定しても感染性が保たれるため，感染対策が重要である．患者の脳・脊髄，髄液，眼球からの感染性が高く，また実験では，頭蓋内投与＞腹腔内投与・血管内投与≫経口投与の順で感染しやすい．焼却，蟻酸，SDS（sodium dodecyl sulfate）溶液などが有効な消毒法である．

この症例ではその後も四肢の筋強直が進行し，9月初頭（発症60日目頃）から右上肢のミオクローヌスが出現してきた．クロナゼパム投与にて若干の症状軽減をみたが，次第に四肢・顔面にもミオクローヌスがみられるようになった．摂食はまったく不可能となり，胃瘻を造設して経管栄養を開始した．神経因性膀胱によると思われる尿閉のため，尿路感染症を発症するなどした．10月（発症90日目頃）までには，ときおりミオクローヌスがみられるほかは無動性無言状態となった．頭部MRIでは高度の脳萎縮がみられた（図3）．

Clinical Pearls
- 亜急性進行性の認知症をみた際，プリオン病を鑑別に入れる．
- クロイツフェルト・ヤコブ病の初期には，特徴的なPSDやミオクローヌスがみられないことが多い．

■文献
1) 厚生労働省：クロイツフェルト・ヤコブ病診療マニュアル改訂版—厚生労働省特定疾患対策研究事業．2002.
2) Brown HG, et al : Creutzfeldt-Jakob disease. UpToDate 14.1.
3) Shiga Y, et al : Diffusion-weighted MRI abnormalities as an early diagnostic marker for Creutzfeldt-Jakob disease. Neurology 63 : 443, 2004.
4) Steinhoff BJ, et al : Diagnostic value of periodic complexes in Creutzfeldt-Jakob disease. Ann Neurol 56 : 702, 2004.
5) Kenney K, et al : The cerebrospinal fluid 14-3-3-assay's diagnostic utility among clinically suspected Creutzfeldt-Jakob disease patients — the NIH experience. Neurology 58(Suppl 3) : A250, 2002.

（富成伸次郎・大谷　良・酒見英太）

Case 47 紹介受診

どこかがつまっている

患者● 35歳，女性．

主訴● 意識障害，腹部膨満．

現病歴● 15年前に境界性パーソナリティー障害と診断され，ここ4カ月向精神薬（近医Aにて処方）とともに毎日5～8 l の水を飲んでいた．入院1週間前から38℃の発熱，10回以上の下痢，腹痛，食欲不振があり，近医Bにてテトラサイクリン，スコポラミン，ロペラミドを処方された．下痢と発熱は改善したが，腹痛と食欲不振は改善せず増悪し，悪心，腹部膨満も出現したため浣腸を施行したが，少量の便があっただけで改善しなかった．その後，排便なし．3日前からは意識障害，嘔吐も現われたため，近医Bを受診し，精査のため当院に紹介され入院した．

生活歴● 飲酒：なし．喫煙：20本/日×17年間．

内服薬● クロルプロマジン合剤，ペルフェナジン，アミトリプチン，フルボキサミン，ブロチゾラム，フルニトラゼパム．

身体所見● 身長156 cm，体重75 kg，意識レベルJCS 10，体温36.6℃，呼吸数26/分，脈拍110/分 整，血圧116/72 mmHg．頭頸部：貧血・黄疸・口唇乾燥なし．胸部：心音Ⅰ→Ⅱ→Ⅲ（−）Ⅳ（−）雑音なし，肺音 清．腹部：膨満著明，腸雑音減弱，打診にて濁音，びまん性に圧痛．

検査所見● RBC 422×10⁴/μl, Hb 13.3 g/dl, Hct 41.4%, WBC 22,300/μl, Plt 29.1×10⁴/μl, PT-INR 1.67, APTT 37.7秒, AT Ⅲ 101%, Fib 386 mg/dl, FDP 26.2 μg/ml, Glu 116 mg/dl, TP 5.7 mg/dl, BUN 22.3 mg/dl, Cr 1.4 mg/dl, AST 39 IU/l, ALT 19 IU/l, LDH 302 IU/l, ALP 410 IU/l, γ-GTP 185 IU/l, CPK 336 IU/l, Na 99 mEq/l, K 4.9 mEq/l, Cl 72 mEq/l, Ca 8.1 mg/dl, CRP 22.3 mg/dl, NH₃ 99 IU/l, ACTH 26.6 pg/ml, コルチゾール 51 μg/dl, TSH 2.61 μIU/ml, FT₄ 1.11 ng/dl, FT₃ 1.06 pg/ml, ADH 10.6 pg/ml, 浸透圧 217 mOsm.

動脈血ガス分析：pH 7.44, PaCO₂ 32.0 Torr, PaO₂ 68.0 Torr, HCO₃⁻ 21.0 mEq/l, SaO₂ 94.0%.

尿検査：Na 6 mEq/l, Osm 281 mOsm.

腹部X線：著明な腸管ガス像．

腹部CT：著明な腸管拡張とニボー，水分の貯留，腸管浮腫（図1）．

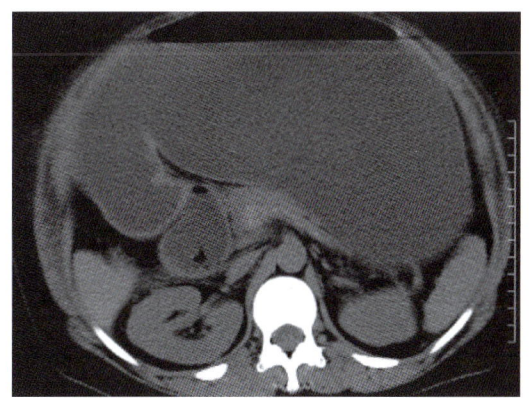

図1 入院時の腹部CT

What's your diagnosis ?

図2　第3病日の腹部造影CT

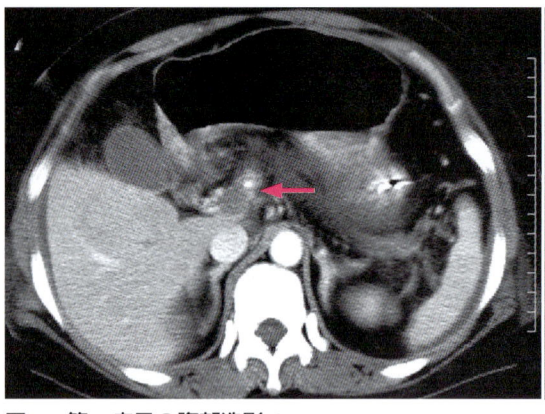

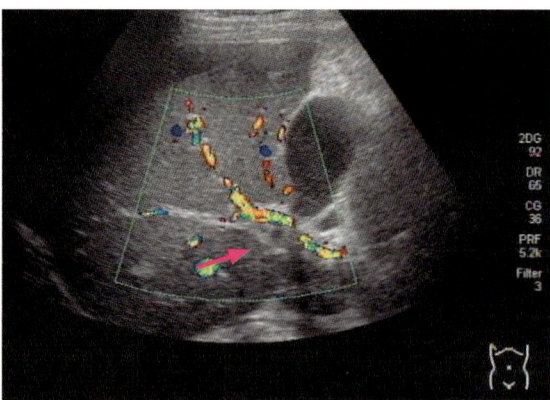

図3　第3病日の腹部ドップラーエコー

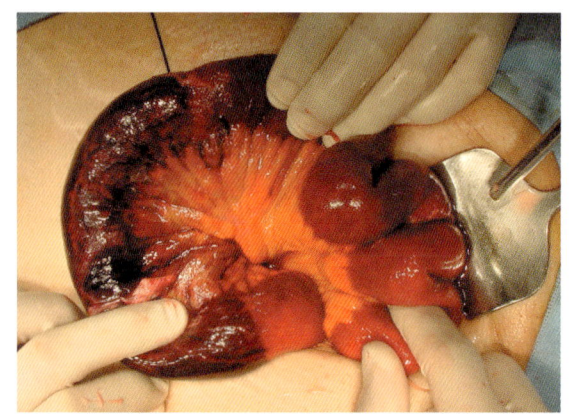

図4　手術所見でみられた腸管壊死

Diagnostic Tests

　まず，意識障害の原因であるNa 99 mEq/lという低ナトリウム血症を第一に解決しなければならないと考えた．低ナトリウム血症は飲水過多による水中毒と，嘔吐・下痢による体液の喪失，薬剤性のSIADH（抗利尿ホルモン分泌異常症）も関係していると考え，まず胃管を挿入し（30分で4lの排液），その後CPM（橋中心髄鞘融解）に注意しながらNa補正を行った．麻痺性イレウスの原因は，抗コリン薬などの薬剤性であると考えた．また炎症反応，凝固系亢進の原因は不明だが，重症腸炎を考えて抗菌薬（セフォタキシム＋ゲンタマイシン＋クリンダマイシン）投与を開始した．

　翌日，意識レベルとNa値は改善したため治療を継続した．しかし第3病日，腹痛増悪，腹膜刺激症状が現れ，血液検査上もWBC 28,500/μl，CRP 39.0 mg/dl，PT-INR 2.23と，炎症反応，凝固系はますます増悪した．精査のため造影CT，腹部ドップラーエコーを施行したところ，造影CTにて著明な腸管浮腫，上腸間膜静脈・門脈に低吸収域を認め（図2），腹部ドップラーエコーにて門脈血流の欠損を認めた（図3）．CTとエコーの所見をあわせ，上腸間膜静脈・門脈血栓症を疑い，また腹痛増悪，腹膜刺激症状が出現していることから，イレウス，腸管壊死が起こっている可能性を考えて緊急手術を施行した．

　手術所見：トライツ靱帯から著明な腸管拡張，小腸全体に浮腫，うっ血像を認

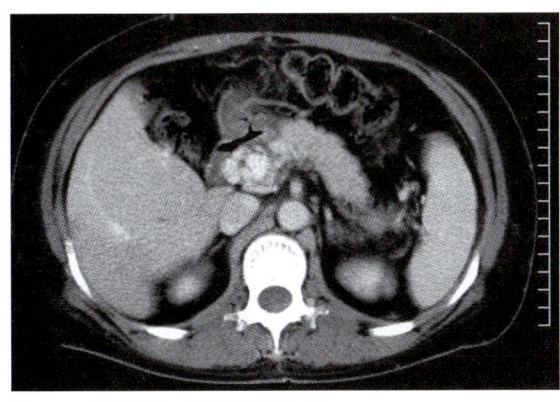

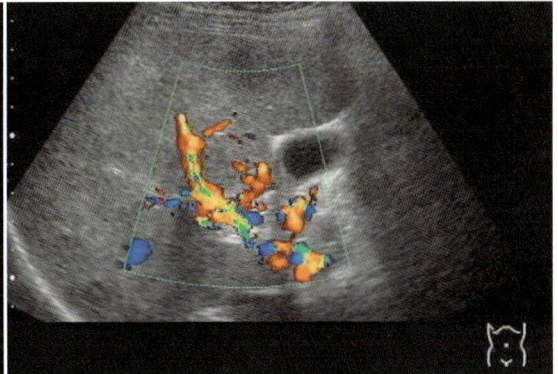

図5　第90病日の腹部造影CT　　　　　　図6　第100病日の腹部ドップラーエコー

め，茶褐色腹水，腸管壊死がみられた．壊死部の腸間膜側で血管硬化があり，血行性の壊死が考えられた．小腸は全体的に血行不良であり，壊死部位を中心に腸管を40 cm切除した．切断端の血流も不良が疑われたため一期的な手術は困難と考え，人工肛門とした．血栓に関しては血管全体の硬化として触れた（図4）．この時点で上腸間膜静脈・門脈血栓症と診断した．

正解 → 上腸間膜静脈・門脈血栓症

Clues（手がかり）
- 消化器症状，イレウス．
- 造影CT．実は単純CTでも所見あり（門脈内に高吸収域）．

Red Herring（めくらまし）
- 水中毒による胃の膨満．

Clincher（決め手）
- CTエコーでの門脈血流欠損．

本症例の経過　術後，ATⅢ，ヘパリンによる血栓溶解療法にて治療し，その後ワルファリンに移行して経過は良好．退院後はワルファリン5 mg内服にてPT-INR 1.5前後で推移しており，症状再発はみられていない．

腹部造影CTの経過では，第90病日（図5）で血栓は消失している．門脈エコーの経過では，第100病日（図6）で血流再開がみられている．

本症例では，若齢での血栓症発症であることから何らかの先天的な異常を考え，退院後に凝固系の精密検査を行った．その結果，プラスミノゲン45%（2週間後の再検査にて44%，正常75〜125%）と低値であったため，プラスミノゲン異常症が基礎疾患と考えた．しかし遺伝子検査での確定診断はできていない．

解説 　水中毒とSIADHを基礎疾患に持ちつつ経過中にイレウスを発症し，その原因として上腸間膜静脈・門脈血栓症による腸管壊死がみられた症例である．上腸間膜静脈・門脈血栓症の先天性要因としてはATⅢ欠損症，プロテインC・プロテインSの欠損症，抗リン脂質抗体症候群などが，また後天的要因としては外科手術，悪性腫瘍，外傷，妊娠などが代表的なものと考えられるが，本症例ではプラスミノゲン異常症が考えられた．

　プラスミノゲン異常症はアジア人に多い常染色体優性の先天性異常であり，弱い血栓性素因であるが，血栓形成に対する防御機構が不十分であることにより発症する[1]．日本では健常者の数％に存在するといわれる比較的頻度の高い異常である[2]．今まで原因不明とされていた血栓症の中には，本症が多く含まれていると考えられる．経過が緩徐で，また臨床症状が腹痛，悪心，嘔吐，下血など非特異的なものが多いことも，診断を難しくしている要因であると考えられる[3]．確定診断には遺伝子検査が必要となるが，実施されている例は少ない．

　上腸間膜静脈・門脈血栓症の治療は，腹膜炎症状，すなわち腸管壊死の有無によって決定され，なければ保存的に抗凝固薬による治療で，あれば壊死腸管切除に加えて抗凝固薬による治療を行う[3]．ただし抗凝固薬の用量，投与期間については確定したものはない．

Clinical Pearl ●重篤な消化器症状を訴えた症例では，上腸間膜静脈・門脈血栓症を疑う必要があり，素因としての先天的な凝固異常も検索すべきである．

■文献
1) 青木眞, 他：異常プラスミノゲン. 最新医学 37：2329-2334, 1982.
2) Aoki N, et al：Differences of frequency distributions of plasminogen phenotypes between Japanese and American populations. Biochem Genet 22：871-881, 1984.
3) Boley SJ, et al：Mesenteric venous thrombosis. Surg Clin North Am 72：183-201, 1992.

（宮川卓也・井上賀元・高木幸夫）

Case 48

紹介受診

四つ目で診断

患者 ● 59 歳，男性．設備関係の工事の仕事．

主訴 ● 疲れやすい．

現病歴 ● 約半年前から，ゴルフに行った時など早歩きをした際に息切れを感じるようになり，かかりつけ医から当院を紹介された．体重減少・寝汗・倦怠感・発作性夜間呼吸困難・起坐呼吸なし，咳嗽あり（2 カ月前から）．

既往歴 ● 爪白癬．

生活歴 ● 飲酒：機会飲酒．喫煙：20 本/日 × 30 年．

内服薬 ● ウコン，コンドロイチン，グルコサミンなどを数年前から．

身体所見 ● 意識清明，体温 36.0℃，呼吸数 21/分，脈拍 90/分 整，血圧 150/80 mmHg，SpO_2 92%（室内気）．**頭頸部**：crico-sternum 2 横指．**胸部**：心音；異常なし，肺；左右下肺野で弱い late inspiratory crackles．**腹部**：打診にて脾腫あり．**皮膚**：前胸部にクモ状血管腫あり，手掌紅斑あり．**四肢**：ばち指あり．**神経・リンパ節・眼底**：異常なし．

検査所見 ● RBC 619 × 10^4/μl，Hb 19.7 g/dl，Ht 57.3%，WBC 4,310/μl（seg 56%，lym 36%，mono 6.0%，eos 2.3%，baso 0.5%），Plt 6.9 × 10^4/μl，MCV 92.6 fl，PT 61.9%，INR 1.34，APTT 45.1 秒，Glu 97 mg/dl，TP 7.9 g/dl，Alb 3.9 g/dl，BUN 14.4 mg/dl，Cr 0.59 mg/dl，T-Bil 1.7 mg/dl，AST 68 IU/l，ALT 63 IU/l，LDH 281 IU/l，ALP 340 IU/l，γ-GTP 32 IU/l，CPK 82 IU/l，Na 140 mEq/l，K 4.0 mEq/l，Cl 111 mEq/l，CRP 0.1 mg/dl，HCV-Ab 高力価．動脈血ガス分析（室内気）：pH 7.468，$PaCO_2$ 34.0 Torr，PaO_2 63.1 Torr，HCO_3^- 24.3 mEq/l．スパイロメトリー：%VC 95.6%，$FEV_{1.0}$ 87.2%，%DL_{CO} 77.3%．心エコー：特記所見なし．腹部エコー：慢性肝障害，脾腫．胸部 X 線：両側下肺野で肺血管陰影の増強〜すりガラス影（図1）．胸部 CT：軽度気腫化，両側下肺野にて気管支血管束の肥厚，ただし小葉間隔壁肥厚はみられず（図2）．

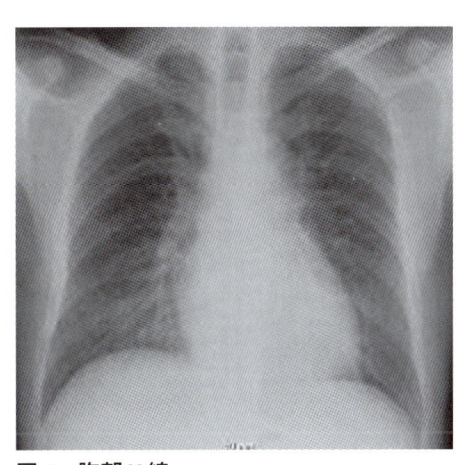

図1　胸部 X 線

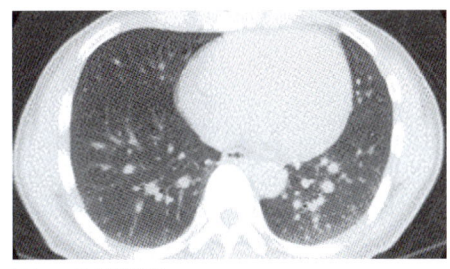

図2　胸部単純 CT

What's your diagnosis ?

Diagnostic Tests

- マイクロバブルテスト：生理食塩水を攪拌して作ったバブルを末梢静脈ルートから投与した．心エコーで右心系から左心系にバブルが移動するのにかかった心拍数を数えたところ，「4拍」であった(図3)．

以前の記録を検索したところ，2年前にHb 15 g/dlであったが徐々に上昇してきたことがわかった．これまでの検査で真性多血症，高地など環境因子によるもの，あるいは腎動脈閉塞などは否定的であったため，何らかの原因による慢性の低酸素血症により二次性多血症と労作時呼吸困難が出現したと考えた．

入院後，シャントを伴う心疾患や睡眠時無呼吸症候群の評価を行ったが陰性であった．

この時点で注目したのは胸部単純CTの所見であった．広義間質は気管支血管束，小葉間隔壁，胸膜からなり，その肥厚はリンパ腫，癌性リンパ管症，サルコイドーシス，塵肺症などのリンパ増殖性疾患を考えるが，とくに気管支血管束のみが肥厚している場合には左心不全・右心負荷などによる肺動脈拡張を意味する．この症例では気管支血管束の肥厚はあるものの，小葉間隔壁の肥厚はみられず，肺動脈拡張をきたす病態が低酸素血症に関与していると考えられた．さらに患者が「何度も酸素を測ってもらっていますが，座っている時に比べて寝ている時のほうが数字がいいです」と申告したこともヒントとなった(SpO_2は臥位で平均97％，座位で平均92％であった)．

正解 → 肝肺症候群（C型肝炎による肝硬変に伴うもの）

Clues（手がかり）
- 慢性肝障害と低酸素血症が同時に認められた．
- 胸部CTで下葉優位に気管支血管束の肥厚がみられ，かつ小葉間隔壁の肥厚を欠いたことから肺動脈拡張があると考えた．

Red Herring（めくらまし）
病歴と身体所見だけでは，肺気腫による低酸素血症と考えたかもしれない．

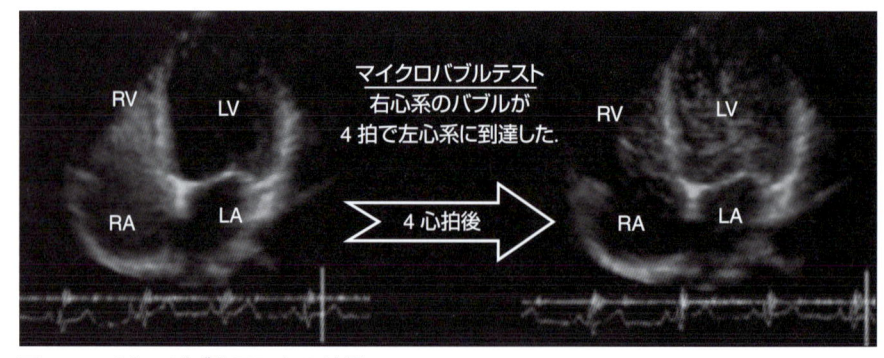

図3　マイクロバブルテストの結果

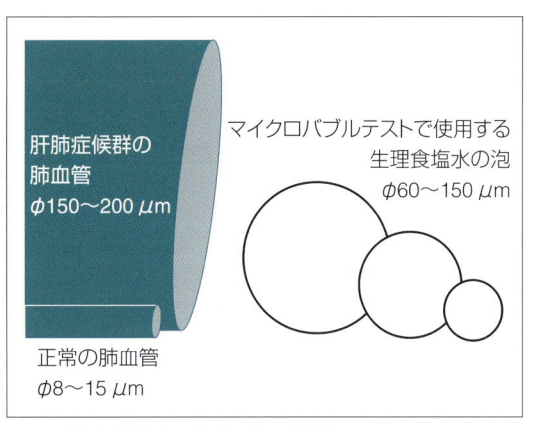

図4 肺血管径とバブル径の関係

Clincher（決め手）
●マイクロバブルテスト．

解説　肝肺症候群（hepatopulmonary syndrome；HPS）は慢性肝疾患（文献によって慢性肝疾患の定義が異なる）の4〜29％にみられるとされる．疾患の本態は，肺血管床の拡大による右左シャントによってもたらされる低酸素血症である．今回の症例で認められた「臥位に比べ座位の時のほうがSpO_2が低い」という所見はorthodeoxiaと呼ばれ，逆に「臥位のほうが呼吸困難が改善」することをplatypneaというが，これらはHPSの88％で認められる[1]．

　原因については，一般的に血管拡張物質として知られている一酸化窒素がHPSにも関与していることが動物実験で確かめられている．HPS患者でも呼気中の一酸化窒素が増加していることがわかっているが，その機序は不明である．

　確定診断はマイクロバブルテストによる．具体的には，生理食塩水を攪拌して作ったバブルを末梢静脈ルートから投与し，心エコーでバブルの動きを観察する．バブルは正常な肺毛細血管より径が大きいため，静脈ルートから投与しても肺で捕らえられ左心系には届かない（図4）．バブルが左心系に届くのは，①肺内右左シャント（肝肺症候群など），②心臓内右左シャントのいずれかが存在する場合である．右心系にみえたバブルが左心系に届くのに，①の場合は3〜6拍かかるが，②の場合は3拍以下である．

　画像検査では，胸部X線上，拡張した血管影が間質影として認められることがある．また，HRCT（高分解能CT）の所見が診断に寄与する．HPS患者と，健常者あるいは低酸素血症のない肝硬変患者を比較すると，HPS患者の肺下葉肺動脈径は有意に太く，末梢の肺動脈拡張を示した．ただし，より中枢側の肺動脈幹や左右肺動脈などでは差がなかった[2,3]．

　治療についてはこれまでに多くの薬剤が試されてきたが，いずれも無効であり，肝移植のみが唯一有効である可能性が示されている．酸素投与も予後を改善する[1]．

本症例の経過 本症例の場合は，在宅酸素療法を導入し経過を観察していくとともに，インターフェロン治療を考慮することとなった．

Clinical Pearls
- 肝硬変に伴う低酸素血症を見逃さない．
- 座位でのSpO₂低下（orthodeoxia），臥位での呼吸困難の軽快（platypnea）が特徴的である．
- 肝肺症候群を疑う一助として，CTにおける気管支血管束の肥厚（末梢肺動脈の拡張）が有用である．
- 確定診断はマイクロバブルテスト．心臓内シャント疾患では右心系から左心系にバブルが3拍以内で届くが，肝肺症候群では3〜6拍で届く．

■文献
1) Hoeper MM, et al : Portopulmonary hypertension and hepatopulmonary syndrome. Lancet **363** : 1461-1468, 2004.
2) Koksal D : Evaluation of intrapulmonary vascular dilatations with HRCT in patients with HPS. J Clin Gastroenterol **40** : 77-83, 2006.
3) Lee KN, et al : Hypoxemia and liver cirrhosis(HPS)in eight patients—comparison of the central and peripheral pulmonary vasculature. Radiology **211** : 549-553, 1999.

〔三宅浩太郎・川島篤志・藤本卓司〕

紹介受診

熱く痛い足，冷たく痛い足

Case 49

患者 ● 88歳，女性．
主訴 ● 両足の疼痛．
現病歴 ● 8カ月前から左下肢の足関節から末梢に痺れを伴う痛みが出現．痛みは常時あり，体重をかけると悪化する．4～5カ月前からは右足関節周囲から末梢に強い痛みを自覚する．痛みは徐々に悪化して，1カ月ほど前から歩行が困難となる．他院（内科・血管外科）を受診するも明確な回答なし．他院皮膚科にて血流障害を疑われサルポグレラート（抗血小板薬）を処方されたが，症状は改善せず．他院皮膚科から紹介されて当院総合外来を受診した．来院1カ月前からは下肢疼痛のため，移動には車椅子を使用している．
システムレビュー ● あり：足関節より末梢のしびれ感と痛み，接触で増悪（右＞左）．間欠性跛行は疼痛のため不明．なし：発熱，呼吸苦，体重変化，皮膚潰瘍，足白癬，網状皮疹，レイノー現象，下肢感覚低下，腰痛，認知症．
身体所見 ● 身長148 cm，体重60 kg，体温36.3℃，呼吸数12/分，脈拍78/分 整，血圧120/70 mmHg．**頭頸部**：眼瞼結膜；貧血なし．頸部；リンパ節触知せず，血管雑音なし，頸静脈怒張なし．**胸部**：心音；Ⅲ・Ⅳ認めず，心雑音なし，肺音；清．**腹部**：軽度膨満・軟，血管雑音なし．**四肢**：右下肢；末梢は温かい，膝窩・足背動脈触知可能，右下腿内側から足関節周囲に発赤あり，同部から末梢にかけて自発痛と知覚過敏あり，右下腿脛骨前面に軽度圧痕浮腫を認める（図1a）．左下肢；末梢は冷たい，膝窩・足背動脈触知不可能，足趾を中心に軽度疼痛（しびれ感）あり，皮膚びらんなし，鼠径部，膝窩部に血管雑音は聴取せず（図1b）．**神経**：軽度両側下腿振動覚低下を認める以外に特記事項なし．
検査所見 ● RBC $627×10^4/\mu l$，Hb 15.5 g/dl，Ht 50.1%，MCV 80 fl，WBC 14,700/μl，Plt $95.1×10^4/\mu l$，ESR(60 min)＜1 mm/hr，PT 15.0 sec，PT-INR 1.20，APTT 35.6 sec，FDP D-dimer ＜1.0 μg/ml，HbA$_{1c}$ 6.9%，TP 6.7 g/dl，Alb 4.0 g/dl，Glb 2.7 g/dl，BUN 11.9 mg/dl，Cr 0.6 mg/dl，UA 4.4 mg/dl，T-Cho 194 mg/dl，T-Bil 1.2 mg/dl，AST 19 IU/l，ALT 5 IU/l，LDH 283 IU/l，ALP 246 IU/l，γ-GTP 16 IU/l，CPK 36 IU/l，Na 141 mEq/l，K 4.8 mEq/l，Cl 106 mEq/l，Ca 9.3 mg/l，P 3.1 mg/l，CRP＜0.2 mg/dl，RF 2.5 IU/ml，ANA＜40倍，MPO-ANCA＜10 EU，PR3-ANCA＜10 EU，BNP 135.7 pg/ml．

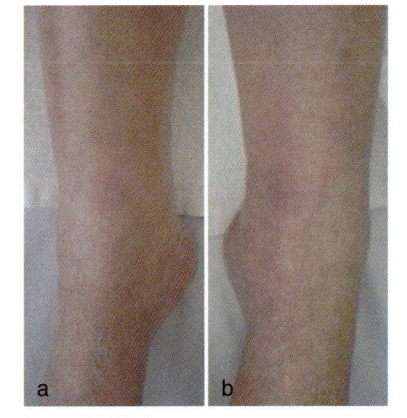

図1 足所見 a：右足．b：左足．

What's your diagnosis ?

Diagnostic Tests

- 一般採血.
- **下肢超音波**：右下肢；動脈血流は正常. 左下肢；総大腿～浅大腿，膝窩動脈，足背動脈の血流は辛うじて検出できるが血流速度はかなり低下している.
- **サーモグラフィー**：左下腿膝関節から末梢側で著明な温度低下あり（図2）.
- **ABI**（足関節・上腕血圧比）：右 1.05，左 0.50.

正解 → 真性赤血球増多症
右下肢：肢端紅痛症
左下肢：閉塞性動脈硬化症

Clues（手がかり）
- 両足の温度差.

Red Herring（めくらまし）
- 左下肢の閉塞性動脈硬化症の存在.

Clincher（決め手）
- 一般採血（多血症の存在），血流障害の否定.

本症例の経過と解説

　左下肢はABI低下が認められ，血流障害の関与が考えられた．アスピリン100 mg/日内服を追加していったん帰宅．右下肢の疼痛に関して血流障害は否定的であったが，血液検査にて多血症（3系統の増加）が認められており，当初多血症に伴う血液過粘稠性などの関与を疑い，アスピリンの効果も期待した．遠方からの来院であり，2週間後に検査目的に入院指示とした〔後日の総合内科カンファレンスにて多血症に伴う肢端紅痛症（erythromeralgia）の可能性が高いと指摘された．「肢端紅痛症に対してアスピリンが著効する」報告[1]を確認する〕．

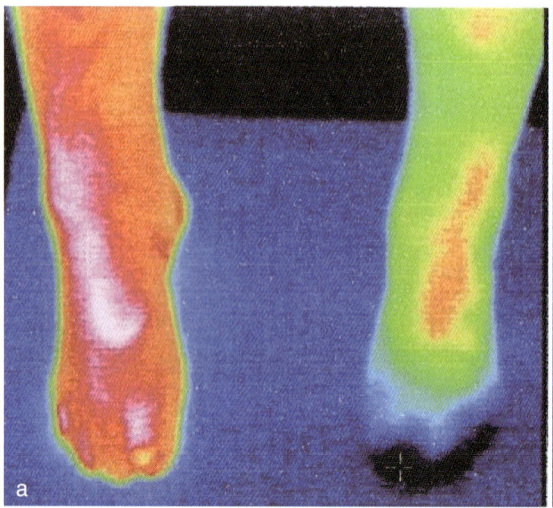

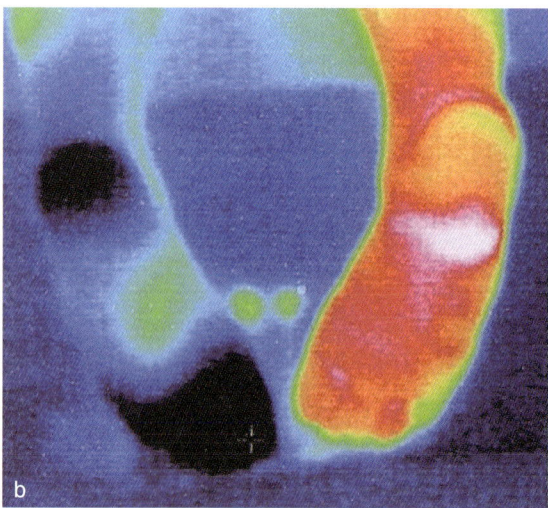

図2　サーモグラフィー　左右差あり．左足踵と足趾に著明な低温像あり．

2週間後の入院時には右足の疼痛，発赤は著明に改善していた．左下肢痛の自覚も乏しく，歩行も病棟内であれば可能．循環器内科にも相談のうえで，症状，年齢を考慮してこのまま保存的治療の方針とした．

　多血症に関しては末梢血染色体FISH検査ではbcr/ablは陰性．骨髄穿刺・生検は，患者が希望しなかったため施行せず．3系統（＋MCV低値から鉄欠乏の合併が疑われる）の増加から臨床的に真性赤血球増多症と診断した[2]．血小板数は$100 \times 10^4/\mu l$前後で，年齢，症状を考慮して骨髄抑制療法は施行せず，アスピリン内服継続の方針で退院とした．

Clinical Pearls
- 疼痛部位は触って，感じて，診察することが望ましい．
- 多血症に伴う肢端紅痛症にはアスピリンが著効する．

■文献
1) Michiels JJ : Erythromelalgia and vascular complications in polycythemia vera. Semin Thromb Hemost 23 : 441-454, 1997.
2) Tefferi A : Agnogenic myeloid metaplasia. Semin Oncol 22 : 327-333, 1995.

〈次橋幸男・石丸裕康・郡　義明〉

K-1よりスゴイ！

症例提示

　アルコール多飲の70歳の男性が10日前からの全身倦怠感，悪寒戦慄の繰り返し，さらに両側下肢脱力による歩行困難のために救急搬送された．下肢は膝立てができないものの，足先の運動は可能．側臥位かつ股関節は屈曲位のままであり，伸展させようとすると抵抗が強く，すぐ元の肢位に戻そうとした（＝両側 psoas sign 陽性）．WBC 13,610/μl, CRP 35.5 mg/dl と炎症反応著明であり，T-Bil 3.92 mg/dl, AST 170 IU/l, ALT 93 IU/l, ALP 948 IU/l, LDH 450 IU/l, γ-GTP 344 IU/l, CPK 4,000 IU/l と肝障害と逸脱酵素の上昇を認めた．腰椎 MRI にてガスを伴う左腸腰筋膿瘍と L3/4 を中心とする化膿性脊椎炎を認めた．また肝 S5/S8：27 mm，S7：15 mm の低エコー占拠性病変を認め，肝膿瘍と診断した．整形外科にコンサルトし，即日，脊椎と腸腰筋の膿瘍ドレナージ手術を施行した．膿のグラム染色像は典型的な polymicrobial pattern であった（図1）．追加の画像検査にて直腸周囲膿瘍も認められ，肝膿瘍，直腸周囲膿瘍のドレナージ手術も実施した．抗菌薬を8週間投与し，リハビリ専門病院へ転院となった．培養では，血液培養で *Peptostreptococcus* spp., 脊椎/腸腰筋膿瘍からは *Peptostreptococcus* spp., *Prevotella* spp., 直腸周囲膿瘍からは *Escherichia coli*, *Proteus vulgaris*, *Enterococcus faecalis*, *Bacteroides* spp., 肝膿瘍からは *Fusobacterium* spp., *Prevotella* spp. など，嫌気性菌を中心とした多彩な細菌群を分離した．

考察・解説

　化膿性脊椎炎の起因微生物としては黄色ブドウ球菌，次いで腸管由来のグラム陰性桿菌が多いといわれるが，この症例では嫌気性菌を中心とした polymicrobial pattern であった．
　バトソン静脈叢は脊髄・脊柱を取り囲む静脈群で，尿路・骨盤内感染症に由来する細菌が大静脈と大循環系を経由せずに脊椎に定着・感染する経路となる．腸内細菌が起因菌となることが多い．本症例では直腸周囲膿瘍からバトソン静脈叢経由で脊椎さらに腸腰筋に膿瘍形成をきたし，肝膿瘍は門脈系あるいは大循環系を経由したと考えられる．これらすべての膿瘍に対する積極的なドレナージを行ったことが救命につながったと考える．

Clinical Pearls

- バトソン静脈叢は化膿性脊椎炎を招来する一つの経路である．
- 3つの膿瘍に対するドレナージ術を積極的に行い，救命できた症例を経験した（感染症診療は格闘技だ！）．

（藤本卓司）

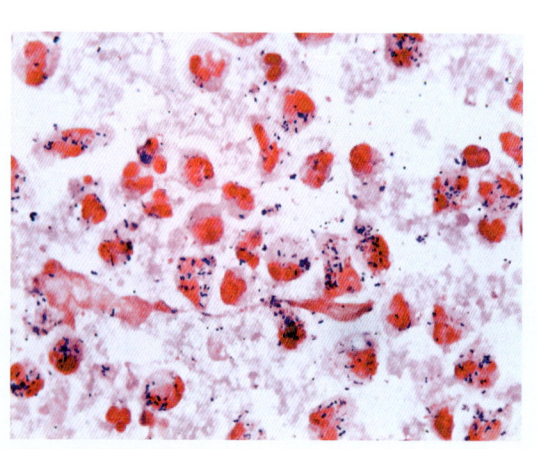

図1　膿のグラム染色

Case 50

去る恋人を待ち続け

患者 ● 50代，女性．保険外交員．

主訴 ● 発熱．

現病歴 ● 5〜6年前に健診で軽度の高血糖を指摘されたほかは健康．入院3カ月前から両膝から大腿後面の軽度筋痛が出現し，徐々に悪化．38℃の発熱と両下腿から足背の浮腫も同時期から出現．筋痛と浮腫に日内変動はないが，3〜4日単位の波があった．夜間盗汗あり，悪寒戦慄なく，起床時は36℃台だが，午後から38℃台に発熱する．仕事中，玄関先でしゃがむと後方に倒れるため，立って書類を書いていた．徐々に食欲が低下し，入院2カ月前に近医を受診．抗菌薬（セフカペンピボキシル，モキシフロキサシン，セフトリアキソン）を投与されたが改善せず，倦怠感は増す一方で，体重は60 kgから55 kgに減少した．入院3日前，デキサメタゾン4 mgを2日間施行され，発熱・倦怠感とも改善した．膠原病の疑いといわれ，当院を紹介受診．社会歴・家族歴・生活歴には特記事項なし．

身体所見 ● 体温36.8℃，脈拍70/分 整，血圧135/82 mmHg・左右差なし．**頭部**：側頭動脈圧痛なし，表在リンパ節不触．**胸部**：心音は機能的収縮期雑音のみ，呼吸音正．**腹部**：正，皮疹なし．**四肢**：両足首から足背に非圧痕性浮腫あり，大腿四頭筋はやや萎縮，四肢関節腫脹・変形なし，筋把握痛なし，筋力・深部腱反射とも異常なし，振動覚は両下肢でやや低下．眼科診察は異常なし．

検査所見 ● Hb 9.8 g/dl．WBC 19,500/μl（neut 82%），MCV 91 fl，Plt 34×10^4/μl，ESR 104 mm/hr，Glu 91 mg/dl，HbA$_{1c}$ 6.8 %，TP 7.5 g/dl，Alb 2.8 g/dl，BUN 24.6 mg/dl，Cr 1.74 mg/dl，AST 17 IU/l，ALT 12 IU/l，ALP 124 IU/l，LDH 199 IU/l，CPK 69 IU/l，Na 137 mEq/l，K 4.0 mEq/l，Cl 103 mEq/l，Ca 9.0 mg/dl，CRP 4.77 mg/dl，Fe 44 μg/l，TIBC 196 μg/l，フェリチン 532 ng/ml．ANA 640倍（核小体型），RA因子・C-ANCA・P-ANCA；いずれも陰性．ACE 10.7 IU/l（基準値：8.3〜21.4）．血液培養；合計5セット陰性．ツベルクリン反応；1×1 mmの紅斑のみ（小学生の時は毎回強陽性）．

尿検査：蛋白 30 mg/dl，WBC 10〜19/HPF，RBC 1〜4/HPF，顆粒円柱（−）．

胸部X線・胸腹部造影CT：異常なし．**心臓超音波検査**：心嚢水・疣贅なし．**ガリウムシンチグラフィ**：両側唾液腺・涙腺・腎臓に若干の集積あり．

入院後経過 ● 1週間の入院中に症状の再燃なし．「もう治っちゃったよね，帰ってもいーい？」という患者の希望でいったん退院．しかし退院直後から再び発熱．退院10日後，両膝に解熱時も消えないピンク色の膨疹が出現したと来院した．退院24日目の再入院時にBUN 26.1 mg/dl，Cr 3.1 mg/dl，尿蛋白 100 mg/dl，尿中WBC 30〜49/HPF，尿中RBC 1〜4/HPF，顆粒円柱（2＋）．

What's your diagnosis?

Diagnostic Tests
- 皮膚生検.
- 腎生検.

正解 ➡ サルコイドーシス

Clues（手がかり）
- ツベルクリン反応陰転.
- 血尿を伴わない進行性腎炎.

Red Herring（めくらまし）
- 眼病変・肺病変の欠如.

Clincher（決め手）
- 皮膚・腎の病理標本で非乾酪性肉芽腫が多数証明された（図1，2）.

本症例の経過

初回入院時のプロブレムリストは，＃1糖尿病，＃2慢性発熱．
＃2については抗菌薬無効，ステロイドで軽快する疾患を念頭に置いた．ステロイドの効果が切れて症状が再度出現するのを待ち，生検の機会をうかがって外来フォローとした．この時は古典的結節性多発動脈炎を鑑別の第一にあげていた．

皮疹の出現と腎炎の進行を認めたため再入院とし，皮膚生検と腎生検を施行．皮疹はそれ以上の増加はなく，治療前に自然退色した．また，入院後，下腿および近位筋の筋力低下が再度出現した．皮膚生検・腎生検の双方で多数の非乾酪性肉芽腫が証明された．

生検結果をもって，プロブレムリストは次のように展開した．＃1糖尿病，＃2慢性発熱→サルコイドーシス，＃3肉芽腫性間質性腎炎（＃2）．

確定診断後，プレドニゾロン1 mg/kg/日を開始．速やかにクレアチニン値は正常化した．＃1は悪化しインスリン導入となった．ステロイドは初期投与量を1カ月継続後，漸減．プレドニゾロン30 mg/日となったところで退院となった．筋力低下は緩徐な改善を示した．

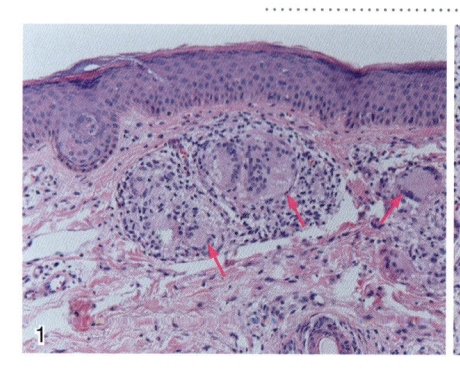

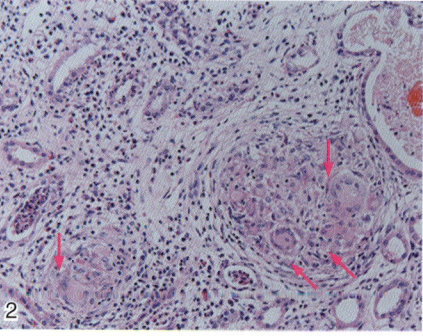

図1 皮膚生検
多核で大型の非乾酪性肉芽腫（矢印）が多数見える．

図2 腎生検
間質に多数の非乾酪性肉芽腫（矢印），右端に糸球体が確認できる．

サルコイドーシスについて

サルコイドーシスは原因不明の慢性多臓器疾患で，病理組織では非乾酪性肉芽腫が特徴的である．炎症メディエーターによる障害でなく，炎症細胞が罹患臓器の構造をゆがめた結果として，臓器障害が起こる．血清ACE上昇は，約2/3の症例でみられるのみである．罹患臓器の割合は，肺90％，リンパ節腫大75〜90％，眼病変と皮膚病変25％で，生検では，腎にも7〜25％で特異的な肉芽腫が確認される．このように肉芽腫は全身の至るところに認められるが，症状としてみると，咳・息切れ・痰30％，発熱・衰弱25％，筋・骨格系の訴え4〜30％（筋のみに限ると0.5〜2.5％），という割合でみられ，今回のような腎障害の出現は全症例の1％以下と非常にまれである．また，本症例のように急性から亜急性発症の場合，発熱や倦怠感，体重減少などの全身症状を呈することがある．

無症候性または軽症の場合，経過観察のみで50％は自然軽快するが，肺や心臓・腎臓・神経などの症状が重症の場合にはステロイド治療の適応となる[1]．

サルコイドーシスによる腎機能異常の原因は，3通りに分類できる．

①**高カルシウム尿症**：尿中カルシウムの増加により石灰化腎や腎結石が形成され腎障害が起こる．最も多い．

②**肉芽腫性血管炎**：細動脈のレベルでの血管炎によって引き起こされる．

③**肉芽腫性腎炎**：間質に肉芽腫が形成されることで腎機能障害が引き起こされるタイプ．本症例はこの③に該当する．

いずれの機序でも血尿陰性となりえ，糸球体腎炎となることは非常にまれである．腎不全が初発症状の例や，腎不全以外の症状・所見がない例も少数だが報告がある．いずれのタイプでもステロイド療法が速やかに効き，漸減してステロイド投与を終了できることが多い[2]．

サルコイドーシスの筋障害も，以下の3タイプに分類することができる．

①**近位筋力低下が潜行性に発症する**：最も多いタイプで，筋酵素は正常〜上昇を示す．ステロイドへの反応は乏しい．

②**筋酵素の上昇を伴い急性発症する**：女性に多く，ステロイドが比較的よく効く．

③**疼痛性の結節を伴うまれなタイプ**．

いずれの筋障害でもステロイドが有効だが，再発がよくみられ，ステロイドの増加でまた改善する，という経過を示す[3]．本症例は，末梢神経障害と①の筋症状が混在していると考えられた．

Clinical Pearls

- 発熱・腎障害の鑑別として，肺・眼病変がなくてもサルコイドーシスをあげる．
- 血尿陰性の進行性腎不全では間質性腎炎を念頭に置く．
- 待つことも大事．生検はやっぱり大事．

■文献
1) 福井次夫，他（監）：ハリソン内科学 第2版．pp2071-2077，メディカル・サイエンス・インターナショナル，2006．
2) Brause M : Renal involvement sarcoidosis — a report of 6 cases. Clin Nephrol 57 : 142-148, 2002.
3) Fayad F : Muscle involvement in sarcoidosis — a retrospective and follow up study. J Rheumatol 33 : 98-103, 2006.

（鈴木和歌子・脇坂達郎・三島信彦）

索引

欧文索引

14-3-3 蛋白　192
1 日おきの発熱　70

A

acute eosinophilic pneumonia　130
AGA　60
AIDS　64, 92, **119**, 138
ANCA　53, **60**, 92, **122**-124, 131, 179, 201, 205
ARDS　72, **138**, 139, 160
Argyll Robertson 瞳孔　115
ASLO　96

B

B 群連鎖球菌　41
B 型肝炎ウイルス抗原　179
Bethesda assay　110
blue toe syndrome　55
BSE（牛海綿状脳症，狂牛病）　191
btk（Bruton's tyrosine kinase）遺伝子　146

C

calcium pyrophosphate dihydrate（CPPD）　186
CD 毒素　**27**, 28
cheiro-oral syndrome（手口感覚症候群）　148
cholesterol cleft　54
chondrocalcinosis　187
CIDP　64
CJD　191
Clostridium difficile　**28**, 29
CNS lupus　148
CO_2 貯留　176
Cogan 症候群　**132**-134
CPM（橋中心髄鞘融解）　194
CPPD　187
Creutzfeldt-Jakob disease（CJD）　191
Crow-Fukase（クロウ·深瀬）症候群　**87**, 107
crowned dens syndrome　**186**, 187
CSS（churg-strauss syndrome）　60

D・E

DIC（播種性血管内凝固）　32, 138, **182**
EB ウイルス　**44**, 45
erythromeralgia　202

F・G

Faget 徴候（比較的徐脈）　79
Fusobacterium　33, 204
GAS　10

H

hemosuccus pancreaticus（膵管内出血）　88
hepatopulmonary syndrome　**199**, 200
HIV　24, 41, **64**, 102, **114**, 115, 117, 157
HLA-B27　56

I

immunofixation　86
internist's tumor　143
ischemic forearm exercise test　20

J

Janeway 病変　**6**, **40**-42
Jarisch-Herxheimer 反応　72
jaw claudication　**126**, 127, 129

K

Kayser-Fleischer 輪　**174**, 175
Kerley's B line　130

L

Lambert-Eaton myasthenic syndrome（LEMS）　**12**-14
Lemierre 症候群　**32**, 33
lupus profundus（深在性ループス）　30

M

MCLS（mucocutaneous lymphnode syndrome）　74
MEN-Ⅰ型（multiple endocrine neoplasia type-Ⅰ）　99

mixing test　110
M 蛋白　86, 87, **101**, 102

N

non-HIV 患者　119
numb chin syndrome　152

O

Ogilvie's syndrome　167
orthodeoxia　**199**, 200
Osler 結節　**4**-6, **40**-42

P

peliosis hepatis　92
periodic synchronous discharge（PSD）　190
Plasmodium vivax　70
platypnea　**199**, 200
POEMS 症候群　**86**, 87
Porphyromonas spp.　32, 33
potentially reversible dementia　**114**, 116
primary effusion lymphoma　26
PSD　**190**, 192
pyothorax-associated lymphoma　26, 45

R・S

RAEB　26
SAPHO 症候群　56
short trachea　176
SIADH　**117**, 119, 120, **194**, 196
SLE　**30**, 64, 110, 148, **161**, 162
Staphylococcus aureus　**25**, 91
stiff-person syndrome　104
Streptococcus agalactiae　**41**, 42
Streptococcus pyogenes　10, **24**, 25

T

toxic shock syndrome（TSS）　**8**, 9
trigeminal sensory neuropathy　152
TSST-1　8

V・W・X

Vibrio vulnificus　168
waxing 現象　14

209

Wernicke 脳症（症候群） 58, 59, 140
Westphal 徴候 115
Wilson 病 174, 175
X 連鎖無γグロブリン血症 146

和文索引

あ

アスピリン 18, 75, 96, 128, 202, 203
アメーバ抗体価 102
アメーバ赤痢 102, 103
アレルギー性肉芽腫性血管炎（AGA） 60
アンチトロンビンⅢ欠損症 62
亜急性進行性認知症 114, 191
曖気の悪臭 164
悪性高血圧症 16, 17
悪性リンパ腫 18, 45, 50, 124, 152, 154
足関節痛 39

い

イレウス 48, 49, 62, 194-196
インスリノーマ 98-100
胃-結腸瘻孔形成 164
異型リンパ球 70, 138
移動性関節痛 131
意識障害 3-6, 10, 40-42, 58, 59, 79, 80, 93, 95, 184, 193, 194
遺伝性凝固線溶系異常 63
苺舌 74
咽後膿瘍 186
咽頭痛 10, 31, 33, 73, 74, 96, 105, 125, 127, 129, 157, 181, 182

え

壊死性筋膜炎 25, 168
嚥下困難 65-68, 121, 123, 169-172
嚥下痛 67

お

黄色ブドウ球菌菌血症 155
黄疸 10, 15, 16, 53, 72, 138, 157, 173
横紋筋融解 21, 22, 78-80

か

カルシウムサイン 37
カンジダ肺炎 184
下咽頭癌 66
下顎反射表面筋電図 170, 172
下肢屈曲拘縮 104
下肢静脈血栓症 61-63
下肢脱力 35, 204
下肢浮腫，下腿浮腫 57, 85, 140
下腿疼痛 19
化膿性筋炎 24, 25
化膿性脊椎炎（椎体炎） 154, 204
仮性大動脈瘤 166, 167
過強陣痛 10
海産物 168
海水曝露 168
開眼失行 18
開脚歩行 57
開口障害 169, 170-172, 186
角膜炎 131
顎関節症 170
川崎病 74, 75
肝硬変 95, 107, 119, 168, 198-200
肝紫斑病 92
肝腫瘤 92, 181
肝性脳症 94, 95
肝膿瘍 102, 155, 204
肝肺症候群 198-200
肝脾腫 53, 112, 138, 173, 181
乾性咳嗽 32, 43, 65, 72, 125, 127, 129, 181
間欠性跛行 108, 201
間質性角膜炎 132, 133
間質性腎炎 53, 144, 207
感音性難聴 121
感染性胃腸炎 8
感染性心内膜炎 4-6, 40-42, 154-156, 178
感染性脳動脈瘤 41, 42
関節周囲炎 96
関節痛 7, 73, 74, 96, 125, 132, 133, 151, 158, 169, 171, 174, 177, 178, 179, 182
眼球運動障害 58, 59
眼球結膜充血 73
眼瞼下垂 11, 12, 14

眼瞼結膜の点状出血 40
眼瞼結膜点状出血 4, 6, 41
顔面紅潮 7-9, 174
顔面神経麻痺 121, 123

き

気管支血管束肥厚 197
気管支喘息 60
気腹症 162, 163
偽性腸管閉塞症 164
偽痛風 39, 186, 187
偽膜性腸炎 28, 29, 44, 45
喫煙期間 130
牛海綿状脳症 191
吸収不良症候群 57, 58, 164
急性肝炎 181-183
急性好酸球性肺炎 130
急性呼吸不全 130
急性糸球体腎炎 105-107
急性膵炎 46
急性肺炎 78
急速進行性糸球体腎炎 53, 54
巨大出血斑 110
狂牛病 191
狭窄 36, 44, 67, 108
強直性痙攣 171
胸背部痛 31, 45
胸膜痛 43, 44
橋中心髄鞘融解 194
近位筋力低下 207
筋アデニン酸脱アミノ酵素欠損症 20, 21
筋萎縮性側索硬化症 176
筋硬直 169-171
筋痛，筋肉痛 21, 65, 69, 72, 79, 89, 125-127, 131-133, 141, 177-179, 186, 205
筋力低下 11, 12, 14, 57, 58, 64, 65, 66, 76, 93, 113, 140, 161, 185, 206

く

クッシング症候群 188
クリプトコッカス抗原検査 119
クリプトコッカス髄膜脳炎 118-120
クロイツフェルト・ヤコブ病 190-192

繰り返す意識障害　94
空腸壁限局性肥厚　47

け

下血　28, 37, 63, 88, 112, 196
下痢酸臭　164
頸椎偽痛風　186, 187
頸部回旋時痛　186
頸部可動域制限　186
頸部痛　3, 31, 185-187
劇症型 A 群連鎖球菌(GAS)感染症　10
血圧左右差　37
血液塗抹標本　69-71
血管炎症候群　60, 179
血管雑音　15, 53, 54, 108, 141, 201
血管造影　95, 99, 100, 178-180
血球貪食症候群　159, 182
血腫　23, 25, 38, 111, 167
血小板減少　16, 69, 72, 138, 139, 148
血便　88
結核性髄膜炎　118, 120
結核性脊椎炎　34
結節性多発動脈炎　54, 133
結膜下出血　7-9
結膜の充血　72, 73, 173
見当識障害　57, 58
顕微鏡的多発性血管炎　54
原発性アルドステロン症　188

こ

古典的結節性多発動脈炎　178-180, 206
呼吸困難　10, 12, 15, 31, 43, 79, 85, 87, 88, 101, 105, 125, 130, 138, 157, 176, 198-200
口腔/咽頭性嚥下障害　67
口唇充血・腫脹　73
好塩基性斑点　76
好酸球増加　48, 49, 54, 55
抗アセチルコリン受容体抗体　11, 12
抗アニサキス IgE 抗体　48
抗アニサキス IgG・IgA 抗体　48
抗結核薬　34, 118, 119, 142, 143
抗セントロメア抗体　161, 162

後頸部痛　169, 172, 186, 187
後天性血友病 A　110
紅斑　73, 74, 96, 157-159, 178, 182, 197, 205
咬筋膿瘍　170
高アンモニア血症　95
高カルシウム尿症　207
高血圧　3, 15-17, 35, 53-55, 83, 85, 87, 105-108, 141, 148, 157, 159, 169, 171, 185, 188
高血圧性網膜症　16
高拍出性心不全　58, 140
項部硬直　3, 4, 117-119
膠原病　21, 56, 123, 124, 152, 162, 205
骨軟化症　144

さ

サーモンピンク　159, 182
サルコイドーシス　206
細菌性眼内炎　154, 156
細菌性筋膜炎　147
残胃空腸横行結腸瘻　164

し

シェーグレン症候群　124, 144
四肢脱力　11, 12
四肢末梢の浮腫　73
耳鳴　133
自律神経症状　13, 100, 171
肢端紅痛症　202, 203
脂肪織炎　30
紫斑　16, 77, 92, 109, 138
視力低下　153, 155, 156
色素沈着　76, 85, 86, 97, 151
軸索障害型ポリニューロパチー　140
湿性脚気　58
若年者における慢性肝炎　174
腫瘍随伴症候群　143
周期性同期性放電　190
重症筋無力症　11
重複症候群　162, 163
縦隔拡大　37
小脳症状　191
小脳テント肥厚　122
掌蹠膿疱症　56

猩紅熱　74
上強膜炎　132, 133
上大静脈系閉塞　44
上腸間膜静脈血栓症　62, 63
上腸間膜静脈・門脈血栓症　194-196
上腹部鈍痛　61
食道性嚥下障害　67
心因性多飲症　150
心タンポナーデ　37, 44, 45
神経梅毒　114-116
深在性ループス　30
真性赤血球増多症　202, 203
深部腱反射　11, 18, 64, 81, 93, 121, 140, 141, 205
進行性異常言動　189
進行性腎炎　206
進行麻痺　114-116
迅速 ACTH 負荷試験　150, 151
腎外症候性急性糸球体腎炎　106
腎機能障害　16, 53, 78, 79, 207
腎細胞癌　142, 143
腎性糖尿　144

す

ステロイド　7-9, 11, 13, 14, 19, 24, 30, 39, 60, 92, 104, 108, 118-120, 124, 128, 130, 132-134, 161, 162, 182, 187, 206, 207
頭痛　3, 4, 15, 17, 31, 41, 79, 113, 117-121, 123, 124, 125-127, 129, 131-134, 137, 148
水疱形成　168
水様性下痢　7, 12, 27, 39, 44, 101, 164
錐体外路症状　175, 190, 191
膵仮性囊胞　88
膵管内出血　88
膵腫瘍　88
髄液検査　3-6, 26, 40, 64, 72, 114, 117-119, 120, 123, 191, 192
髄液中 β_2MG　18
髄膜脳炎　4, 5, 40-42, 117, 119, 120

せ

生鮮魚介類摂取　48, 49
成人スチル病　158-160, 182, 183

211

成人発症型川崎病　74
脊髄虚血　37, 38
脊髄癆　115
脊椎椎間板炎　34
絶食負荷試験　98-100
仙腸関節　56
線維束攣縮　176
選択的カルシウム動脈内注入試験　99, 100
全身性硬化症　152, 162, 163
前房蓄膿　155

そ
僧帽弁置換術　41
僧帽弁閉鎖不全症　40
側頭動脈エコー　128
側頭動脈炎　126, 127, 129, 133
側頭動脈生検　126-128
粟粒結核　142, 143

た
タール便　88
打撲後大腿部痛　23
多発関節痛　10, 174
多発性硬化症　152
多発骨折　144
多発神経障害　60
多発性筋炎　19, 20, 124, 161-163
大腸閉塞　164
大動脈炎（症候群）　54, 108, 132, 133
大動脈解離　36-38
大量胸水　26
体重減少　55, 58, 67, 70, 101, 117, 121, 127, 141, 143, 149-152, 162, 164, 169, 173, 176, 178, 207
体重増加　105
第Ⅷ因子活性　110
蛋白細胞乖離　64
短腸症候群　57-59

ち
チャーグ-ストラウス症候群　60
知覚過敏　201
中枢性甲状腺機能低下症　150
中枢性尿崩症　150
注視方向性眼振　57

腸管アニサキス症　48, 49
腸管壊死　184, 194-196
腸管嚢腫様気腫　162, 163
腸チフス　112
腸腰筋膿瘍　154, 156, 204
直腸周囲膿瘍　204

つ・て
ツベルクリン反応陰転　206
テンシロンテスト　11, 12, 14
デスモプレシン　151
デング熱　112
手口感覚症候群　148
低IgG血症　146
低カリウム血症　188
低血糖　59, 97, 99, 100
低酸素血症　44, 130, 134, 137, 138, 198-200
低ナトリウム血症　79, 151, 194
低マグネシウム血症　187
低リン血症　144
定型の皮疹　159
鉄芽球性貧血　76
点状出血　40, 72, 83
転移性悪性腫瘍　152

と
トキシンA　28, 29
トキシンB　8, 28, 29
東南アジア　112, 137, 138
頭蓋内胚細胞腫　150
糖原病　21
糖尿病　10, 24, 41, 64, 82, 83, 87, 119, 121, 141, 142, 184, 185, 188, 206
糖尿病性舞踏病　82, 83
同性間性交渉　102
毒素ショック症候群　8, 74
特発性コレステロール塞栓症　54

な
内頸静脈血栓　32
内分泌異常　86, 87, 143
鉛縁　76
鉛仙痛　76
鉛蒼白　76
鉛中毒　76

軟骨石灰化症　187
難治性浮腫　58

に
二次性高血圧　108, 188
二次性多血症　198
二次性副腎機能不全　150
肉芽腫性間質性腎炎　206
肉芽腫性腎炎　207
尿中レジオネラ抗原　78-80
尿膜管遺残　90
認知症　114-116, 125, 190-192, 201

ね
熱帯熱マラリア　138, 139
粘血便　102

の
脳幹梗塞　148
脳原発悪性リンパ腫　18
脳神経麻痺　123
脳塞栓症　40-42
膿胸関連リンパ腫　44, 45

は
バトソン静脈叢　204
バリズム　83
播種性血管内凝固（DIC）　32, 138, 158, 182
破傷風　170-172, 186
肺小細胞癌　12, 13
肺真菌症　184
肺塞栓症　63, 158
肺動脈拡張　198, 199
拍動性腫瘤　166
発語障害　113, 114
反復性関節痛　174
反復性腹痛　174
汎下垂体機能不全症　150

ひ
ビタミンB_1欠乏症　58, 140
比較的徐脈　72, 79, 80, 112, 178
皮ト結節，皮ト硬結　30, 50
非乾酪性肉芽腫　206, 207
肥厚性硬膜炎　122

脾腫　30, 50, **85-87**, 145, 181, 197
微小血管性溶血性貧血　16

ふ

ファンコニ症候群　144, 175
フィブリノイド壊死　**16**, 17, 60
フェリチン　50, **158-160**, 182, 205
プラスミノゲン異常症　**195**, 196
プリオン病　**191**, 192
ぶどう膜炎　117, **133**, 153
不随意運動　**81-83**, 113
不明熱　25, 37, **50**, 56, 60, **126**, 127, 129, **159**, 160, 187
浮腫　16, 26, 27, **43**, 44, 53, **57-59**, 73, 74, 85, 87, 97, **105-108**, 140, 161, 164, **173**, 174, 177, 181, 194, 201, **205**
舞踏病　**83**, 84
副甲状腺機能亢進症　187
副腎皮質機能低下症　104
腹水　**46**, 48, 49, 90, 195, 196
腹水好酸球増加　48
腹痛　15, **27**, 28, 32, 39, **46**, 63, 65, 69, 74, **76**, **77**, 78, 89, 101, 112, 113, 117, 125, 151, 162, 164, 173, 193, 194
腹部血管動脈瘤　178
腹部膨満　85, 87, 101, **161**, 162, **193**

へ

ヘモクロマトーシス　187
閉塞性動脈硬化症　202
臍からの滲出液　**89**, 90
扁平上皮癌　66

扁桃周囲膿瘍　170

ほ

傍脊柱軟部組織ライン　34
墨汁染色　117-120

ま

マイクロバブルテスト　198-200
マラリア　**69-71**, 78, 112, 138, 139
麻痺性イレウス　119, **162**, 163, 194
慢性炎症性脱髄性多発ニューロパチー（CIDP）　64
慢性肝炎　175
慢性膿胸　**44**, 45

み

ミオクローヌス　190-192
ミオグロビン尿　22
三日熱マラリア　**70**, 71
味覚障害　18, **121**, 123
水中毒　194-196
脈拍左右差　37

む

無症候性糸球体性腎炎　106
無動性無言　**191**, 192

め

めまい　117, **131-133**
免疫固定法　**86**, 87

も

網状皮斑　**54**, 55
網膜微小塞栓　54

門脈-体循環（静脈）シャント　94

や・ゆ・よ

薬剤性嚥下障害　67
有痛性紅斑　177
誘発筋電図検査　**11**, 12
溶連菌感染後反応性関節炎　96

ら

ランバート・イートン筋無力症候群　12
落屑　8, **74**, 75

り

リウマチ熱　7, **96**
リンパ節腫大（腫脹）　34, 50, **73**, 74, **85-87**, 96, 115, 141, **157**, 181, 207
利尿薬投与　59
裏急後重　77
旅行者下痢症　**77**, 78, 112
両足の疼痛　201
両下肢麻痺　**37**, 165
両側性難聴　133

れ・ろ

レジオネラ症　**78-80**
レプトスピラ症　72
労作後の筋痛　19-22

わ

ワイル病　72